老年疾病诊疗与护理

主编 仲丽霞 高 杰 宋 晶 赵林飞
　　　郭丰霞 孟庆清 周生军

四川科学技术出版社

图书在版编目(CIP)数据

老年疾病诊疗与护理/仲丽霞等主编. —成都：
四川科学技术出版社，2023.7
ISBN 978-7-5727-1027-8

Ⅰ.①老…　Ⅱ.①仲…　Ⅲ.①老年病—诊疗②老年病
—护理　Ⅳ.①R592②R473

中国国家版本馆 CIP 数据核字(2023)第 116629 号

老年疾病诊疗与护理

LAONIAN JIBING ZHENLIAO YU HULI

主　　编　仲丽霞　高　杰　宋　晶　赵林飞　郭丰霞　孟庆清　周生军

出 品 人　程佳月
责任编辑　李迎军
封面设计　刘　蕊
责任出版　欧晓春
出版发行　四川科学技术出版社
　　　　　成都市锦江区三色路 238 号　邮政编码 610023
　　　　　官方微博：http://weibo.com/sckjcbs
　　　　　官方微信公众号：sckjcbs
　　　　　传真 028 - 86361756
成品尺寸　185mm×260mm
印　　张　20
字　　数　470 千
印　　刷　成都博众印务有限公司
版　　次　2023 年 7 月第 1 版
印　　次　2023 年 7 月第 1 次印刷
定　　价　88.00 元

ISBN 978-7-5727-1027-8

邮　　购：成都市锦江区三色路 238 号新华之星 A 座 25 层　邮政编码：610023
电　　话：028-86361770

本书编委会

主　编　仲丽霞　高　杰　宋　晶　赵林飞　郭丰霞
　　　　孟庆清　周生军
副主编　杨　颖　马秀丽　李　芹　黄冠南　韩春霞
编　委　(排名不分先后)
　　　　仲丽霞　泰安市中心医院
　　　　高　杰　山东省第二人民医院
　　　　宋　晶　新泰市中医医院
　　　　赵林飞　日照市人民医院
　　　　郭丰霞　滨州市第二人民医院
　　　　孟庆清　滨州市滨城区滨北街道社区卫生服务中心
　　　　周生军　东平保法综合医院
　　　　杨　颖　山东中医药大学第二附属医院
　　　　马秀丽　山东省公共卫生临床中心
　　　　李　芹　青岛市中心血站
　　　　黄冠南　天津医科大学第二医院
　　　　韩春霞　莱阳市河洛卫生院
　　　　姚　瑶　海军青岛特勤疗养中心

前　言

　　随着科学技术的进步，人类生活条件的改善，人类平均寿命不断延长，人口老龄化现象日益突出，老年医学也就得到了相应发展。为了适应老年医学的发展和社会老龄化的需求，我们组织了部分长期工作在临床第一线的医学专家学者，积多年临床经验，并参考众家学说，集体编写了《老年疾病诊疗与护理》一书，奉献给读者，以期对老年人的医疗保健有所帮助。

　　本书对老年人的生理、心理特征进行了较为详尽的分析。对各系统常见疾病的病因和发病机制、诊断、治疗和护理措施进行了详细阐述。本书简明扼要、重点突出、全面实用、条理清晰，适合临床医生和老年人阅读。

　　由于作者水平有限，在本书编写中，不妥之处在所难免，恳请同仁及读者不吝赐教和批评指正，以便不断修订完善。

编　者

2023 年 1 月

目　录

第一章　概　论

第一节 老年学

老年学是研究人类老化及其与老年有关的各种问题的一门综合性学科。它既是一门独立的学科，又与其他学科之间有密切交叉。老年学的内涵十分广泛，主要包括老年生物学、老年医学、老年社会学、老年心理学、老年护理学等。

一、老年生物学

老年生物学是研究人类和其他生物体成熟以后在其年龄增长过程中的生命现象变化特征，探讨老化的普遍规律和特殊规律，寻找老化的机制和原因，并进行延缓老化实验研究的一门学科。老年生物学的研究涉及多学科，主要包括组织胚胎学、解剖学、生理学、生物化学、细胞学、分子生物学及分子遗传学等。因此，老年生物学的主要任务包括：①老化现象的研究，从机体不同水平研究老化现象与老化过程；②老化机制的研究，从各方面探讨老化的原因和机制，是老年生物学最主要的任务；③延缓老化的实验研究，寻找延缓老化的方法。

二、老年医学

老年医学是老年学的组成部分，也是临床医学的一个重要分支。老年医学的发展与社会的进步和科学技术的发展有着密切的关系。目前，老年医学已发展成为具有自己专业特色的独立学科，从医学的角度探讨人体衰老的起因、发生机制和发展过程，研究影响衰老的有关因素，实施老年保健，防治老年性疾病，提高人类平均寿命和生活质量。老年医学主要涉及流行病学、预防医学、基础医学、临床医学、康复医学等内容。

（一）老年流行病学

老年流行病学包括调查人群中老年人的健康状况，常见老年病的发病情况，老年人致残病因和死亡原因以及相关因素的分析，从而为防治老年病提出并制订相应的规划和措施。此外，还应对老年人口统计指标、人口老化趋势和平均寿命的计算等加以研究。通过对长寿地区和长寿老人的实际调查资料，综合医学、心理学、营养学和社会学的多学科调查，进行纵向和横向比较，从中找出规律性论据，以充实老年医学的内容。

（二）老年预防医学

老年预防医学是研究如何预防老年人常见病以及保护老年人身心健康方法的学科。其主要任务是制订预防老年人常见病、多发病和保护老年人身心健康的措施，对疾病进行早期发现、早期诊断和早期治疗。开展宣传教育工作，普及预防老年人常见疾病的保健知识，如饮食卫生与营养、体育锻炼与健身、卫生习惯与健康、生活规律与长寿等。

（三）老年基础医学

老年基础医学是主要研究老年人各组织器官的解剖学和生理学特点，探索人类衰老的发生机制和延缓衰老措施的科学。衰老机制的研究涉及基础医学的许多方面，包括衰老与遗传、生理、生化、免疫、内分泌、微量元素等诸方面关系的研究。随着现代科学技术的进展，研究越来越深入，越来越精细，通过各种手段从细胞、基因和分子水平研究衰老的起因和发生机制，为临床医学奠定科学的理论基础。

（四）老年临床医学

老年临床医学涉及所有的临床学科，重点是研究导致老年人病残和过早死亡的常见病，也称为老年病学。老年人疾病的临床表现有一定特点，如一个脏器可同时有几种病理改变，患病后常不能以一种病来解释，对疼痛不敏感，患病后症状常不典型，并发症多，而且预后不同等。对这些特点都要加以研究才能避免漏诊。对老年病如何做到早期发现、早期诊断和早期治疗也是研究的内容。中医中药对老年人的保健和疾病的预防也是临床医学研究的范畴。此外，因老年人肝、肾功能可能有不同程度的减退，或有其他因素影响，故对老年人临床药理学的特殊问题也应当加以研究。

（五）老年康复医学

康复医学是一门新兴的综合性学科，在服务对象、治疗目标和使用手段等方面不同于预防医学和临床医学。因此，有人称之为"第三医学"。具体地说，康复医学是一门关于对伤病者和残疾者，在身体功能上、精神上进行康复的学科。目标是消除或减轻患者功能上的缺陷，帮助患者在身体条件许可的范围内，最大限度地恢复生活和劳动能力，使残疾、伤病者能够参与工作和社会生活，回归社会。

（六）老年医学发展概况

早在2 000多年前，祖国医学在抗衰老和延年益寿方面就有许多有价值的论述。现代老年学研究开始于20世纪20年代，1940年，美国国立心脏研究所成立了老年学研究室，在老年生物学、细胞生理学、人体生理学、人类行为学、心理学和老年病等方面进行研究，应用细胞培养方法研究人体胚胎成纤维细胞的寿命问题。1945年，英国牛津大学动物系成立了老年学研究组，苏联、罗马尼亚、法国、日本也相继成立了老年学研究机构。1958年，中国科学院动物研究所成立了老年学研究室，开始了老年生物学方面的研究。北京医院将老年病的防治工作作为全院的科研工作重点，并成立了老年医学研究所。武汉医学院和天津医学院等院校也开展了该方面的研究。1964年11月，中华医学会在北京召开了第一届全国老年学与老年医学学术会议，1981年10月，在桂林召开了第二届全国老年医学学术会议，正式成立了中华医学会老年医学分会，同年成立了老龄问题世界大会中国委员会，标志着我国老年医学研究进入了新的发展阶段。1982年7月，联合国大会以"老年人健康"为主题，在维也纳召开了"老龄问题世界大会"，通过了"老龄问题国际行动计划"，要求各成员国结合本国具体情况，提出相应的计划和措施。1990 年，世界卫生组织（WHO）首次提出"健康的老龄化"目标。1993 年，第 15 届国际老年学会议将"科学为健康老龄化服务"作为会议主题。1999 年，第 47 届联合国大会通过决议，确定 1999 年为国际老人年，WHO 将 1999 年的世界卫生日主题定为"积极健康的生活"。老龄问题已得到全球普遍的关注。

（七）老年医学的发展战略

20 世纪 90 年代初，人们开始改变过去"逢老必衰、逢老必病"的观点，提出了健康老龄化问题。21 世纪初，WHO 与国际老年学会又提出了积极老龄化的概念，并把积极老龄化的内涵写进了 2002 年 4 月第二届世界老龄化大会的政治宣言。积极老龄化是指在人的老化过程中，尽可能利用一切机会使人的躯体、社会和精神等各方面处于良好状态，从而将健康预期寿命、对社会的贡献和高质量的生活延伸到老年阶段。因此，老年医学的发展已成为全球医学发展的战略性问题。未来的老年医学必将在 WHO 统一领导和筹划下，世界各国密切合作，以区域人群为基础，从流行病学、预防医学、基础医学、临床医学、康复医学和社会医学多个学科，开展大规模的前瞻性研究，建立健全老年性疾病的三级防治网，对老年性疾病早期发现、早期诊断和早期治疗。基础研究应是全球多中心协作，破译人类基因密码及不同种族的差异，寻找控制人类衰老及与衰老有关的基因，从根本上解决人类衰老的发生机制，实现后基因组计划的目标，通过基因工程研制并开发防治人类衰老的有关技术和药物，如转基因技术、干细胞移植、器官克隆、基因药物等。临床医学将打破各学科的界限进行重组，出现诸如基因档案、基因治疗、人工器官、仿生医学等新兴学科。康复医学和社会医学将按照 WHO 生活质量研究的全球性方案（WHOQOL），开展全方位的医疗康复，不再是单纯地延长老年人的寿命，而应采取多种积极有效的措施，在躯体、精神和职业上最大限度地恢复生活能力，使老年人回归社会。

三、老年社会学

（一）老年的社会意义

在传统的社会中，老年人通常是受尊重的。在现代社会中，随着老年人从劳动队伍中退下来，社会地位、生活方式和生活水平的变化，与传统社会老年的整体社会意义形成强烈反差。

（二）老年期面临的社会问题

老年人除了需要面对自己生理、躯体和容貌上的变化，还伴随着个体在社会中相对地位、与他人相互关系和社会心理状态的重大改变，给老年人晚年生活带来较大影响。这些变化和影响包括：

1. 退休后经济状况的改变

退休后带来的收入水平下降、贫困、生活保障上的不安以及在社会和家庭中经济地位的改变，是老年人面临的重大问题。为避免和减轻退休后的社会心理问题，最常采用的办法是在退休前后参加退休生活准备计划，其中包括养老金和其他社会保险储蓄、保健计划及职业培训计划。

2. 生活安排和闲暇时间

老年人居住的房屋，大部分属于自己的房子，一些高龄老人也可能因生活或经济上的原因住进福利机构或迁至子女家中。另外，许多老年人的住房条件过于简陋陈旧，居住环境缺乏安全感和现代生活设施。交通不便是仅次于收入和住房的问题。尽管许多地区或国家的公共政策中给老年人利用公共交通以优待，但对于残障病弱老年人的日常交通及设施仍有待解决。

闲暇时间如何渡过是老年期社会心理学的重要课题。传统休闲活动包括钓鱼、园艺、绘画、阅读、旅游和一些轻松体育活动如高尔夫球、门球、网球、乒乓球或跑步等。已有研究表明：身心锻炼，加上集体活动交往中彼此分享获得的愉悦，将有助于老年人长寿和晚年幸福。

3. 健康与疾病

近年大量研究指出，长寿伴随一种及以上的慢性疾患或残障是许多老年人晚年的生活状态。长寿之后如何促进和保持良好或健康的状态是今后面临的重大挑战。老化使人对家庭和社会的信赖感和压力增大，对医疗保健及有关的服务设施、人员及其他投入需求增大。如何解决医疗费用与社会保障政策的关系及涉及的伦理问题，如何增强社会对赡养老人的家庭支持和社会支持等上述众多方面已成为个人、家庭和社会亟待解决的共同社会问题。

4. 犯罪与法律

老年人犯罪较少，但却常是受害者，如被虐待、谋杀、抢劫和诈骗。法律等社会措施是防范的利器。

四、老年心理学

老年是人生旅程的最后阶段，进入老年后，人体的各种生理功能都进入衰退阶段，这必将引起心身一系列变化，与此同时，老年人随之而来的是退休后社会角色的改变，也必然会引起其特有的心理变化，这些生理和社会因素给予老年人心理各种各样的影响，加上老年人又各有其不同的个人历史背景和生活方式，他们的世界观也不尽相同，因此，他们的心理状况比较复杂，使老年人的心理具有特殊性。

五、老年护理学

老年护理学是研究、诊断和处理老年人对自身现存的和潜在的健康问题的反映的学科。它既是护理学的一个分支，也是老年医学中的一个学科，同时又与社会科学、自然科学相互渗透。其研究对象是老年人这样一个特殊群体。由于老年人在生理、心理、社会适应能力等方面与其他年龄组的人群有不同之处，同时老年疾病也有其特殊性，因此，老年护理学有其自身的特殊规律。

（赵林飞）

第二节　老年护理学的发展

护理学创始于 19 世纪中叶，应该说，有了护理学就有了老年护理。老年护理学的发展与科学技术的发展和社会的进步密切相关。

一、国外老年护理学的发展

老年护理学作为一门学科最早出现于美国，而后对世界各国老年护理学的发展起了积极的推动作用。1904 年，美国开始有退休护士或未经正规老年护理学教育的护士办起了寄宿、收容照顾患病、残疾老年人的业务，这为日后发展老年护理之家打下了良好的基础。1900—1949 年，可以说是老年护理学发展的前期，从事老年护理的人尚未经过老年护理理论知识和技能的专业培训。1950—1965 年，老年护理学在美国开始受到重视，1950 年 Newon 出版了第一本老年护理学教科书，同时在护理专业杂志上涌现出了不少有关老年慢性病护理的论文。1961 年，美国护理协会设立老年护理专科小组，标志着老年护理学成为一门独立的学科，老年护理学又向前迈进了一步。1966 年，美国护理学会成立了"老年病护理分会"，老年护理专科委员会被确立，由此，老年护理学真正成为护理学中一个独立的分支。老年病护理分会于 1969 年制定了老年护理准则，并于 1970 年正式颁布。1975 年，开始颁发老年护理专科证书，同时创刊了《老年护理杂志》。"老年病护理分会"与此同时更名为"老年护理分会"，其服务范围由老年患者扩大至所有的老年人群。从此，许多的护理院校将老年护理学纳入大学护理课程设置以及设立以此为主修科目的老年护理学硕士、博士项目，每年有成千上万的护士接受美国护理协会颁发的老年护理专科证书。

二、我国老年护理学的发展

中国人口老龄化呈现出一定的阶段性。

进入老龄化社会后，高龄老人人数的较大增加，对社会服务的需求会越来越多，越来越迫切。他们的需求特点表现在：生活用品需要人代购，家务劳动需要人帮做，饮食起居需要人照料，求医购药离不开他人的陪送和护理。同时，高龄老人除了日常生活和身体需要照顾外，他们在精神生活方面也需要得到不断的填充，需要得到感情交流。

中国老年人从事医疗、强身、养生活动已有 3 000 多年历史，中国老年学与老年医学研究开始于 20 世纪 50 年代中期，比起国际老年学发展，我国起步并不算晚，但由于中国老年护理学长期以来被归为成人护理学范围，严重影响了老年护理学的发展。直到 1977 年后老年护理学才重获新生。尤其是 20 世纪 80 年代以来，中国政府对老年工作十分关注，在加强领导、人力配备、政策指引、机构发展、国内外交流、人才培养和科研等方面，卫生部（现卫生健康委员会，简称卫健委）、民政部、国家科委以及各级政府都给予了关心和支持，成立了中国老龄问题委员会，建立了老年学和老年医学研究机构。这促进了老年学的发展，老年护理学也随之被提到我国护理工作的正式议事日程。根据老年人的特点，运用老年生物学、心理学、社会学以及生活适应等科学知识来提供护理服务，以满足老人群体特殊需求。但是，目前我国老年护理学的发展还远远不能满足老年人护理的需求，老年护理学教育明显滞后，从事老年护理专业人员的数量和质量远远不够。面对老年学未来的发展方向和趋势，老年护理学应具备超前意识，注意加强相关方面基础理论研究和临床实践经验的总结，使护理工作能够及时适应新时期的变化，满足老年护理工作的需要，满足人民卫生事业的需求。

随着老年人口的不断增长，尤其是我国进入老年型人口国家的行列，对老年人护理服务的需求日益增加，加速老年护理学科的发展尤为重要，国家和社会对老年护理工作的空前重视。学科要发展，教育要先行。为了加速老年护理专业人才的培养，目前部分护理院校已相继开设老年护理学课程，但仍需继续争取各级教育机构的重视，将老年护理学全面纳入护理学专业课程设置，成为护理专业教育的一门必不可少的必修课之一。

（赵林飞）

第三节　老年人健康评估

由于老化和慢性疾病的影响，老年人听觉、视觉功能减退，认知水平及反应能力降低，所以进行老年人健康评估时，要求护士采用恰当的语言和非语言沟通技巧，通过健康史采集、护理体检、病情观察等方法，获取老年人正确的健康评估资料。

一、健康史的采集

健康史是老年人目前和过去的健康状况、影响健康状况的有关因素、老年人对健康的认识和反应、日常生活和社会活动能力等资料。对老年人健康史的采集是一项十分重要的工作，是老年护理的最基本环节。

（1）了解老年人肢体感觉和运动情况。

（2）有无感知觉障碍，包括视觉、听觉、嗅觉、触觉、味觉等，是否使用助听器。

（3）老年人的记忆力、思维能力、注意力、应答力、理解力、阅读和书写能力、分析综合能力以及心智的敏捷度如何。

（4）对高难度的快速学习能力及紧张状态下的智力反应如何；个体对环境的适应能力，动作协调能力和综合认知能力如何。

（5）评估老年人情绪的强度和紧张度，有无焦虑、抑郁、神志淡漠或烦躁不安，心神不宁，情绪低落或波动，伤感流泪，气愤发怒等表现。

（6）了解老年人的人格变化如何，有无爱静、孤僻、固执、离群、主观、自私、多疑、妒忌与懒散、焦躁、过度紧张、烦躁不安等现象。

（7）评估脑功能衰退情况及程度，平时的睡眠，有无易醒多梦现象，自控能力等。

（8）评估老年人对离退休的态度和适应能力。

（9）评估支持系统：是否独居；有无朋友、邻居、家人、亲戚或提供帮助的人；有无利用社会资源的能力。

二、体格检查

（一）一般状态

包括意识状态、步态、是否有活动障碍或丧失等。

（二）生命体征

测量体温、脉搏、呼吸、血压。老年人的体温会比青年人稍低，脉搏频率接近正常成人，呼吸频率比正常成人稍高，血压增高者多见。

（三）体表

皮肤因弹性组织丧失，常出现皱纹、老年表皮色素斑（老年斑）。由于汗腺、皮脂腺的萎缩和分泌减少，表皮粗糙而干燥。老年斑通常见于脸部、手背、前臂、小腿、足背等处，边缘清楚，呈圆形或椭圆形，稍隆起，淡褐色或黑色疣状物。头发稀少、白发、秃发，可由额或额顶部开始，逐渐扩展至颞和枕部。指甲变黄、变厚，足趾灰趾甲多见。

（四）头面部

眼部常出现老年环，结膜微黄，角膜敏感度降低，角膜反射迟钝。晶状体混浊，瞳孔缩小，视野缩小，视力减退。耳部外耳道萎缩，耳蜗纤毛细胞萎缩，听小骨萎缩出现老年性耳聋，听力减弱或丧失。嗅觉下降。口腔内牙齿缺损，或有义齿，味觉下降。

（五）胸部

1. 乳房

老年女性由于乳腺组织减少，乳房变得平坦、松弛。乳腺癌的高发年龄为 40 ~ 60 岁，如发现肿块，应警惕乳腺癌。男性如有乳房发育常是体内激素改变或药物的不良反应。

2. 胸膜和肺

视诊胸廓变形，前后径增大，横径缩小，多呈桶状胸；叩诊常呈过清音。胸廓顺应性下降和呼吸肌力量减弱，胸廓活动受限，导致通气功能减弱，听诊呼吸音强度减弱，胸式呼吸减弱，腹式呼吸增强。肺部检查重点是有无异常呼吸音和有无肺气肿等。

3. 心脏

老年人由于肩部变窄、脊柱后凸、心脏下移，因而心尖搏动可出现在锁骨中线旁；由于胸廓坚硬，使心尖搏动幅度减慢，听诊第一心音及第二心音减弱；心室顺应性减低可闻及第四心音。主动脉瓣和二尖瓣钙化、纤维化、脂质堆积，导致瓣膜僵硬和关闭不全，听诊时可闻及舒张期杂音，并可传播到颈动脉。检查重点是确定有无心脏杂音、心脏扩大、心肌肥厚等。

（六）腹部

老年人腹部隆起，腹肌松弛。由于肺扩张、膈肌下降等原因在肋缘下可触及肝脏。因膀胱肌肉收缩力减弱至膀胱容量减少，很难触及膨胀的膀胱。听诊肠鸣音可减少。腹部检查重点在胃肠道的听诊、脾脏的触诊、直肠的指诊，以确定有无腹部肿块、前列腺肥大等。

（七）会阴部

老年女性阴毛稀疏呈灰白色，阴唇皱襞增多，阴蒂变小，阴道黏膜变薄，阴道壁失去弹性，有皱襞的阴道萎缩变平，阴道变短、变窄，宫颈萎缩变小，子宫及卵巢缩小。男性外阴改变与激素水平降低有关，阴毛变稀，阴茎、睾丸变小，阴囊变得无皱襞。

（八）皮肤

老年人皮肤弹性减弱、厚度变薄、松弛、皱纹加深，皮肤表面失去光泽，干燥，出现色素沉着，有鳞屑等。皮肤的触觉、痛温觉减弱，皮肤表面的反应性衰减。异常改变可见皮脂腺角化过度、疣样损害、白癜风等。

（九）四肢

四肢的检查主要是注意各关节及其活动范围，有无疼痛、畸形、运动障碍等，检查方法以视诊和触诊为主。老年人关节退化，关节腔狭窄，关节活动范围随增龄而缩小，尤其是肩关节的后旋和外旋、肘关节的伸展、前臂的旋后、髋关节的旋转和膝关节的伸展等活动明显受限。随着年龄的增长，肌肉力量和肌肉工作能力逐渐减弱，表现为运动功能减退，调节能力减弱。常有失用性肌萎缩，长期不活动的肌肉、下肢骨骼肌萎缩明显。肌张力增高，肌肉和肌腱挛缩，使老年人活动受限。

（十）神经系统

运动神经和交感神经对神经冲动的传导随增龄而减慢，因而老年人对外界事物反应迟钝，动作协调能力下降；老年人交感神经和副交感神经随增龄而逐渐变性，乙酰胆碱、去甲肾上腺素等神经递质减少，致自主神经功能紊乱；老年人感觉功能逐渐减退，听、视、嗅、味、触、压痛、冷热感觉普遍降低；老年人深部反射一般偏弱，肱三头肌反射、肱二头肌反射仍灵活，而膝反射减退，不少老年人跟腱反射消失，约1/3的老年人踝反射消失；出现霍夫曼征阳性，不一定有临床意义；典型的巴宾斯基征阳性则是可靠的病理征。

三、评估过程中的注意事项

（一）时间

评估老人一般需要花费较长的时间，主要是因为老人的反应较慢，感官退化，行动缓慢，因此，护理人员要有足够的耐心。时间长短要根据老人的身体承受能力适当调整，必要时，将评估分几次完成，以免老人疲劳而影响评估结果。

（二）环境

创造安静环境，避免人员的频繁走动，且温度、湿度、通风、光线等适宜，保证老人在轻松、舒适的环境中自然地接受评估。

（三）态度

在评估的过程中，要注意尊重老人，语气温和，语速放慢，音调平缓，吐字清楚，必要时重复几次，并给予老人足够的反应时间，语句通俗易懂，用词简单，尊重老人的语言习惯，允许老人提问并耐心解答老人的问题等。

（四）评估对象

尽量由老人自己回答问题，向有认知功能障碍的老年人收集资料时，可以有主要照顾者或家人一起参加，但主要仍然是老人自己回答问题，可以向其他人核实资料的准确性，必要时，可以由主要照顾者或家人提供信息。

（五）目的

对老人的评估是全面完整的系统评估，除了发现其现存的健康问题之外，还要注意老人潜在的健康问题，重点放在问题预防上，而不是单纯处理易出现的问题。

四、实验室检查

老化引起一系列解剖、生理及代谢方面的改变，必然导致老年人的一些实验室检查参考值与中青年人不同。老年人的实验室检查参考值是判断老年人属于正常或异常的标准，是诊断和护理老年人的重要依据实验室检查。现有实验室检查参考值主要来源于青壮年，不能充分反映老年人的实际情况。制定老年人的参考值是一项艰巨的任务，一方面是健康老年人难以找到，另一方面是老年人虽各器官功能和代谢有所减退，但仍可维持内环境的相对稳定，很难确定一个结果是增龄引起的生理变化还是病理变化。

五、其他辅助检查

（一）心电图检查

心电图检查对老年人具有特殊意义，通过心电图可诊断心律失常、心肌缺血、心肌梗死等。老年人无论有无心脏病的症状，每半年至 1 年都应做一次心电图检查，以便及时发现无症状的心肌缺血、心肌梗死、心律失常等。

（二）影像学检查

1. X 线检查

X 线检查包括 X 线透视、照片、钡餐、断层摄影、血管造影等，广泛应用于老年病的诊断。钼靶 X 线对诊断乳腺肿块有较好的价值。

2. 超声检查

超声检查已广泛用于老年病的诊断，常用的检查方法有：B 超、多普勒超声、超声心动图等。

3. 电子计算机 X 线体层显像（CT）等检查

CT、磁共振成像（MRI）、放射性核素扫描（SPECT）检查对某些老年病的诊断具有十分重要的价值，如急性脑血管疾病、颅内肿瘤等。

（三）内镜检查

常用的内镜检查有胃镜、食管镜、结肠镜、腹腔镜、纤维支气管镜等，对老年人消化性溃疡、胃肠道肿瘤、泌尿系统疾病、呼吸系统疾病等的诊断具有重要的意义。

（赵林飞）

第四节　老年人生活护理

一、老年人生活环境的调整及安排

老年人的生活环境要从"健康、安全、便利、整洁"四个方面进行考虑。以老年人周边环境为出发点，从老年人的衣着、床、床单、室内、室外等方面去除妨碍生活行为的因素；或调整环境，使环境能补偿机体缺损的功能，促进生活功能的提高。

（一）衣着

老年人体温中枢调节功能降低，尤其对寒冷的抵抗力和适应力降低，因此，在寒冷时节，要特别注意衣着的保暖功效。另外，还要考虑衣着布料以及脏衣服上脱落表皮分解产物对皮肤的刺激等方面的因素。

（二）床

床的位置应靠窗边，同时要关心其人际关系的情况。污染的床单会严重影响老年人的身体清洁，床单的皱褶会成为卧床患者发生压疮的危险因素。在床上用取暖器具中，电热褥可以帮助老年人对抗寒冷，但在睡眠中常会引起出汗、虚脱等情况；使用以足部为中心的取暖器具对全身的影响较小，但要注意烫伤的危险。

（三）床单

由于老年人用的东西较多，且易健忘，老年病房里往往显得较为杂乱，因此，不仅要整理好床单，还要在其房间内放置如日历、时钟等；为减轻老人的孤独感，也可以在床旁放一些全家福照片及老人喜欢的物品等，让其有家的真实感觉。

（四）室内环境

适宜的室温是（22±4）℃；湿度是50%±10%；室内应有冷暖设备；采光适当，尤其要注意老年人的暗适应力低下，保持适当的夜间照明；室内物品收拾整齐，移去影响老年人活动的障碍物；室内应有供步态不稳老年人使用的扶手、拐杖等。

（五）房屋的出入口与走廊

床周围和房屋出入口等处是老年人身体经常变换姿势和方向的地方，要注意使用扶手、改造台阶、使用拐杖、增加照明等措施，以预防摔倒等意外的发生。

（六）厕所与浴室

厕所和浴室的设计一定要适合不同老年人的需要。如为老人提供可以加温的坐式便器，将厕所改造成适合老人个体需要的样式。

二、皮肤清洁与衣着卫生

老年人应注意保持良好的卫生习惯，保持身体清洁，做好皮肤护理，讲究衣着卫生，是日常生活护理不可缺少的内容。

（一）老年人的皮肤清洁

老年人皮下脂肪减少、萎缩，使皮肤松弛，弹性差，多沟纹，皮脂腺减少，表面干燥、粗糙，无光泽，不滑润，汗腺分泌减少，降低了皮肤排泄和调节体温功能，有色素沉着，可出现老年斑和老年痣等。

老年人皮肤的清洁与防护要注意适宜居室的环境与清洁，保持皮肤清洁，每天至少洗脸2次。常洗澡，如每天冲洗可不用浴皂，水温以35～40℃为宜。根据老年人皮肤特点选浴皂，以弱碱皂、硼酸皂、羊脂香皂为宜。干燥季节浴后趁皮肤湿润时擦上浴油或洗剂，使皮肤保留水分。皮肤瘙痒时尽量避免搔抓或烫洗等强刺激而损伤皮肤，贴身的内衣裤应选择柔软、光滑、吸湿性好的纯棉为宜，勤换勤洗。适当调节饮食，多食蔬菜水果，对皮肤有健美作用，根据季节及皮肤性质选用护肤品。

协助老年人保持头发的清洁卫生，定期洗头，皮脂分泌较多者可用温水及中性肥皂洗头。头皮和头发干燥者则清洁次数不宜过多，可用多脂皂清洗，发干后可涂以少许润滑油。

避免让老年人生活在高温和寒冷环境。夏季注意防暑,冬天注意保暖。这是由于老年人对环境的温度感受能力较差,故 60 岁以上老年人在高温环境下易患日射病。冬天老年人适宜的温度为 24~27℃。老年人短暂地暴露于寒冷环境即可导致体温过低,这与人体血液循环有关系。

(二) 老年人的衣着卫生

由于老年人皮肤的特点,关于衣着与健康的关系越来越受到老年护理人员的关注。对于老年人服装设计,要考虑他们是否能获得美的享受,实用则更为重要。

有些衣料如毛织品、化纤织品,穿起来轻松、柔软、舒适,一向受到老人们的喜爱。但它们对皮肤有一定的刺激性,如果用来制作贴身穿着的内衣,就有可能发生瘙痒、疼痛、红肿或水疱等。因此,在选料时要慎重考虑,如内衣以棉织品为好,外套可选用毛料、化纤织品等。

对老年人衣着的选择,要注意以下几点:①关心其衣着的社会性;②注意选择质地优良的布料做老年人衣服;③选择适合老年人个性的服饰打扮;④衣着色彩要注意选择柔和、不变色、容易观察到是否弄脏的色调;⑤注意衣着的安全性与舒适性;⑥注意对自理能力的促进,衣着要设计成老人自己能穿脱的样式。

三、饮食与营养

饮食与营养是维持生命的基本需要,是维持、恢复、促进健康的基本手段。同时,饮食对老年人来说还是一种精神上的满足和享受,与家人或亲朋好友同桌就餐,为增加交流提供了条件。在相对单调的老年生活中,饮食的制作过程和品尝过程对老年人来说应该是日常生活的一大乐事。因此,改善饮食营养以防止早老和老年多发病,维护老年人的健康,也是日常生活护理中的一个重要课题。

(一) 老年人的营养需求

老年人体质状况不同,活动量不同,所需热量亦完全不同。一般认为,老年人膳食中的热量供给应当减少,65 岁以上老年人每日摄入量可按每千克体重 32~36 kcal* 计算,即每日需 1 500~2 500 kcal 的热量。

如果老年人每日热量过盛,由于其活动减少,热量消耗少,很容易产生肥胖。肥胖既可增加心脏的负担,亦与高血脂、动脉硬化、冠心病、糖尿病等的发病有一定关系,所以热量过盛对老年人的健康是十分不利的。

老年人的营养亦主要是六大要素,即蛋白质、糖、脂肪、矿物质、维生素、水。

1. 蛋白质

老年人比青年人需要更多、更优质的蛋白质,老年人蛋白质摄入量不足或质量不高,极易使衰老加快,因老年人蛋白质代谢以分解代谢为主,加之老年人胃肠功能低下,吸收和利用障碍,所以补充量相对要大。一般认为,老年人每日需要优质蛋白质每

---

* 1 kcal = 4.186 kJ。

千克体重 0.5~0.6 g。若摄入量不足可能会发生负平衡，将会使衰老加快。所谓优质蛋白质即是含有必需氨基酸的蛋白质，如鱼类、乳类、肉类等，摄食时要与植物性蛋白（如豆类、食用菌类）结合调配，这样更有利于健康，延缓衰老。

2. 糖

即碳水化合物。它包括多糖、单糖及双糖。是我国膳食供给能量的主要来源，根据我国国人的生活习惯，热量供给主要来自面粉及大米等粮食中的淀粉。

老年人对糖类利用率较低，而蔗糖及葡萄糖容易转化成脂肪，对老年人健康不利，可在食物中增加一部分含有果糖的蜂蜜及某些糖果，因果糖容易吸收，能迅速转化成肝糖原，比葡萄糖转化为脂肪的机会要小。

3. 脂肪

老年人由于消耗减少而常出现脂肪沉积，所以膳食中应适当减少脂肪的摄入量，一般认为脂肪占提供热量的 17%~20% 为宜。饮食中适量的脂肪可促进胡萝卜素和维生素 A 的吸收。老年人应以植物油为主，少吃动物性油脂，减少饱和脂肪酸和胆固醇的摄入量，不饱和脂肪酸可加速胆固醇分解为胆酸，降低血中胆固醇的含量，这样有益于老年人的健康。植物油如菜籽油、花生油、豆油、玉米油均可。

4. 矿物质

老年人的矿物质需求主要是钙和铁。老年人体内合成维生素 D 的能力减弱，影响钙的吸收，经常导致血中钙的含量偏低，出现骨质疏松，容易造成骨折。所以食物中要求含钙丰富及容易吸收的制品，如鲜奶、豆制品等。

老年人铁的储备量降低，吸收及利用障碍，再加上慢性胃病等对铁的吸收的影响，极易引起贫血，所以补充铁质很有必要。老年人盐的摄入应适当加以控制，盐摄入过多会对血压造成影响，尤其是有高血压病的老年患者更应注意。为了有利于胃肠功能的健康运转及代谢废物的排泄，维持正常生理功能，老年人每日饮水不应少于 2 000 ml。

5. 维生素

维生素在人体代谢中起到非常重要的作用，是一些辅酶的主要成分，维生素缺乏可使代谢障碍，衰老加快。如维生素 B_6 在糖代谢中的作用，维生素 E 在抗氧化防衰老方面的作用。新鲜蔬菜及水果、肉类中含有丰富的维生素，应适当调配饮食，促进维生素的吸收和利用。食用菌是一种天然性营养价值极高的物品，其中含有丰富的维生素、矿物质及所有人体所需的必需氨基酸，其营养比肉类还丰富，其中多糖成分有很好的免疫增强作用，又有抗癌作用，老年人应多食用之，如香菇、平菇、草菇、银耳、黑木耳等。

6. 水

由于老年人结肠、直肠的肌肉萎缩，排便功能减退，再加上肠道中黏液分泌减少，以至于大便容易秘结。老年人每日饮水量一般为 2 000 ml，以保持尿量在 1 500 ml 左右。饮食中多喝些汤羹类食品，既补充营养，又补充相应的水分；还可养成饮淡茶的习惯，特别是早起饮一些淡茶，以排出夜晚体内的代谢废物。有心脏和肾脏疾患的老年人应注意，过多的水分可增加心脏和肾脏的负担。

（二）老年人的饮食原则

通过有目的的选择，促进对食物的消化和吸收，调节因器官老化造成的营养不足或过剩。

1. 保证足够的营养

保持营养的平衡，适当限制热量的摄入，保证足够的优质蛋白、低脂肪、低糖、低盐、高维生素和适量的含钙、铁食物。

2. 饮食应易于消化吸收

食物加工应细、软、松，烹调宜采取烩、蒸、煮、炖、煨等方式，同时应注意具有色、香、味，既易消化又促进食欲。

3. 食物的温度要适宜

老年人消化道对食物的温度较为敏感，饮食宜温偏热，两餐之间或入睡前可加用热饮料，以解除疲劳，增加温暖。

4. 养成良好的饮食习惯

根据老年人的生理特点，少吃多餐的饮食习惯较为适合，要避免暴饮暴食或过饥过饱，膳食内容的改变也不宜过快，要照顾到个人爱好。

5. 食量要合理分配

应遵循"早晨吃好，中午吃饱，晚上吃少"的原则，这是一个分配比较合理的原则。

6. 注意饮食卫生

把住病从口入关，注意饮食卫生，餐具卫生；不吃烟熏、烧焦、腌制、发霉或过烫的食物，以防疾病和癌症的发生。适当多食含纤维素多的食物，可防便秘，减少结肠癌的发生。

（三）老年人的饮食安排

1. 餐次

老年人每日适宜三餐或四餐，两餐之间间隔 4～6 小时，每餐不宜吃得过多。

2. 三餐的热量分配

要根据平时习惯和活动情况而定。通常以为晚餐宜少，但那是指晚上很早就寝的人说的。

3. 三餐的食物选择

表 1－1 列出供老年人选择的食物品种及用量。

表 1-1　供老年人选择的食物

食物种类	每日食用量
1. 谷类　米饭、馒头、面条、玉米面饼或小米粥等	原粮 300 ~ 400 g
2.（1）肉类　不带骨的瘦猪肉、牛羊肉或禽肉 或（2）鱼 或（3）蛋	50 g　三种轮换食用
3. 豆类（1）黄豆、干蚕豆、红小豆 　　或（2）豆腐 　　或（3）豆制品（如豆腐干）	30 g 100 g　三种可互相代替 50 g
4. 奶类　牛奶	250 g
5. 蔬菜（富含胡萝卜素的） 　　（1）胡萝卜、油菜、芹菜、菠菜、红心甜薯，其他叶类蔬菜 （富含维生素 C 的） 　　（2）柿子椒、番茄、菜花、苦瓜等其他蔬菜 　　（3）土豆、茄子、萝卜、黄瓜、洋葱、大白菜等	300 ~ 400 g（1）类菜应占一半
6. 水果（富含维生素 C 的） 　　（1）柑橘、草莓、山楂、鲜枣 　　（2）苹果、梨、香蕉等	100 ~ 200 g（1）（2）类轮换食用
7. 烹调用植物油	20 g

四、安全用药

（一）老年人药物动力学特点

临床医护人员必须具备老年人药物动力学变化的知识，和具备需用药物治疗的常见病的知识，才能对老年病进行合理的药物治疗。老年人常患有多种疾病，乐意接受多种药物治疗，仅就这一点来说，对各种药物之间的相互作用的了解，就显得更为重要。由于老年人机体组成及生理心理改变，药物的肝、肾代谢和排泄功能改变，药物的药效学及药物动力学不同于青壮年。

药物动力学大致包括下列项目：吸收、分布、代谢和排泄等。多种药物间的相互作用，几乎都会涉及上述各方面。

1. 药物吸收

口服是药物进入体内的最常用途径，影响药物吸收除机体本身的特点外，还取决于胃排空时间；被吸收物通过小肠时间；吸收面积；被吸收药物与肠黏膜接触的机会；胃肠道血液供应情况。老年人胃肠黏膜萎缩，胃肠血流量降低，胃壁细胞功能减退，胃酸分泌受损，胃 pH 值增加，胃排空、胃肠蠕动性降低等，均影响口服药物的吸收速度与吸收程度。

（1）胃酸减少：由于胃壁细胞功能降低，胃酸分泌量减少，胃内容物 pH 值升高，导致胃酸对某些药物的破坏随之减少，如青霉素；消化道对弱酸药物的吸收力下降，如水杨酸及巴比妥。

（2）胃排空减慢：胃排空减慢，使易引起黏膜溃疡的药物，如吲哚美辛、红霉素与黏膜有更充分的接触时间，从而增加了患溃疡的可能性。同时胃排空减慢使药物至小肠的时间延长，药物吸收延迟，增加胃酸对药物的破坏，血药浓度峰值降低，达峰时间延长，如地高辛。而核黄素等主要在近段小肠吸收的药物，则由于胃排空减慢而吸收增加。老年人因便秘而常用的通便药，如果导等，则缩短了药物在胃肠内的滞留时间，影响其他同时服用药物的溶解和吸收。

（3）胃液量减少：老年人胃液的减少使难溶性药物（如氨苄西林、地高辛、甲碘丁脲等）的吸收减慢，药物在消化道的长时间存在又易引起其他不良反应。

（4）小肠黏膜面积减少和肠管的吸收细胞数减少：小肠黏膜面积减少和肠管的吸收细胞数减少可使口服药物吸收的量有所减少。

（5）肝功能减弱：肝功能减弱可使经肝微粒体酶代谢的药物代谢清除变慢。

此外，通过主动转运而吸收的某些药物如糖类（葡萄糖、半乳糖）、硫胺、抗代谢药物、抗生素、营养药物等的吸收率随年龄的增长而降低，提示老年人主动转运吸收减弱。由于上述因素的影响，老年人药物的吸收会发生一定的变化。

2. 药物分布

药物吸收后，在血液中大多数与血浆蛋白相结合而被运输，这种结合的强度和重新分离的速度，决定了在一定时限内药物分布到作用部位的量。但是在人体内只有那些非结合（游离）的药物才能从血浆扩散到效应器官。老年人血浆蛋白含量减少，尤其在营养不良或患有某些疾病时，血清清蛋白降低，与清蛋白结合的酸性药物减少，游离药物浓度增加，如苯妥英钠，导致药物作用加强；α_1型酸性糖蛋白增加，以致与之结合的碱性药物减少，血药浓度增高，如利多卡因。

另外，药物与红细胞结合也随年龄的增长而变化，如哌替啶在年轻人体内与红细胞结合的量比老年人多得多，故老年人使用哌替啶后血浆游离药物的浓度较高。老年人体内组成成分的变化也会影响药物的浓度。如老年人脂肪比例增加（比年轻人增加10%~20%）和体内水分减少（比年轻人减少10%~15%），因此，水溶性药物，如对乙酰氨基酚、安替比林、乙醇在老年人组织中分布较少，而血中浓度较高。相反，脂溶性药物，如地西泮、硝西泮、去甲西泮、利多卡因在老年人组织中的分布较多，作用持续较久。以地西泮为例，对老年人来说，半衰期为80小时，而年轻人仅为20小时。老年人地西泮半衰期的增加与药物代谢率变化无关，而与组织结合增加有关。所以，此类药物老年人应用时要注意防止蓄积。此外，老年人血流动力学的改变，如心排血量降低，肝、肾和血流量的下降等，不但会影响药物的分布，而且易导致药物的蓄积引起药物的不良反应，甚至发生药物中毒或死亡。

3. 药物代谢

肝脏是药物在体内最重要的代谢、解毒器官，大部分药物在肝脏失活后，从肾脏直接排泄，但也有一部分从胆汁和肺部排出。所以，肝脏的功能直接影响药物在体内的代谢。老年人肝细胞数减少，肝血流量下降，肝细胞的微粒体内氧化酶活性降低，使肝脏对药物进行生物转化的能力降低，许多药物的半衰期明显延长。这种作用对肝脏摄取指数高的一些药物如普萘洛尔、咖啡因、利多卡因、安替比林、哌替啶、保泰松、异戊巴比妥、吗啡等尤其明显。由于药物在肝脏内的代谢速度减慢，在肝脏中代谢的或部分代谢的抗生素如四环素、红霉素、氯霉素等在老年人中呈现半衰期延长，因此，其肝脏毒性作用也相应增加。需要注意的是，一般肝功能检查难以预测老年人肝脏代谢药物能力的改变。正常的肝脏功能并不一定表示肝脏代谢药物的能力正常。老年人的肝脏对一些药物的代谢有影响，对另外一些药物则很少或根本无影响。因此，临床上应因人、因时制宜，制订个体化剂量方案。

4. 药物排泄

肾脏是药物在体内的主要排泄器官，老年人均有不同程度的肾功能下降，这是因年龄的增长而出现的肾单位减少，肾血流量下降，肾功能降低，从而影响了对药物的排泄能力，使主要经肾脏排泄的许多药物的清除率明显降低，血浆半衰期延长、血中浓度增高，为老年人用药易致毒性反应的另一重要原因。如地高辛，老年人给予普通成人剂量（每日 0.25 ~ 0.375 mg）极易引起蓄积中毒。老年人应用这类药物时应适当减少剂量，尤其是维持量。有条件时可进行血浓度监测，根据血浓度制订个体化剂量方案。此外，在应用主要经肾脏排泄的药物时，如青霉素、苯巴比妥、锂盐、四环素类、氨基苷类、头孢类、磺胺类抗生素等药物要慎重。

老年人应用大剂量青霉素、羧苄西林等，特别是肾功能减退或有尿毒症时，易发生青霉素脑病，故使用上述药物时其剂量应相应减少。另外，除肾脏排泄外，药物的一部分由肝脏排泄到胆汁内，随年龄的增长肝脏的排泄能力下降，普萘洛尔、利多卡因的清除率减少，血药浓度高。

（二）老年人体内组织对药物的敏感性

许多药物的物理作用是通过与组织中的被称为药物受体的特异性大分子的结合而起作用的。老年人体内药物受体的数目及受体的亲和力均有变化，故出现了一些药物在老年人体内的敏感性有所不同的情况，如老年人对地西泮类较敏感，而对异丙肾上腺素和普萘洛尔则较耐药。

1. 对中枢神经抑制药敏感性的改变

老年人对吗啡的反应比年轻人要敏感，同样剂量的吗啡对老年人的镇痛作用显著强于年轻人，可能是老年人感觉比年轻人迟钝之故。老年人对苯二氮䓬类药物（如地西泮）的敏感性增高，且老年对地西泮的清除减少，血浓度较高。地西泮在老年人产生醒后困倦、尿失禁等不良反应的比率明显高于年轻人。老年人对巴比妥类的敏感性增高，常规剂量也易引起精神症状，故此类药物宜减少或慎用。

2. 对强心苷敏感性的改变

由于老年人肾功能减低，由肾脏排泄的强心苷类（地高辛）药物量减少，半衰期延长，易发生中毒反应。因此，老年人使用强心苷类药物时剂量宜小。

3. 对噻嗪类利尿剂敏感性的改变

老年人肾、肝及周围血管疾病多，内环境稳定性差，应用噻嗪类利尿剂时易发生水、电解质及糖代谢紊乱。

4. 对 β 受体激动剂敏感性的改变

老年人由于 β 受体数目减少或亲和力减低，对 β 受体激动剂的敏感性下降，故应增加剂量。

5. 对抗高血压药物治疗的敏感性

老年人压力感受器的反应性差，静脉张力减低，心血管和自主神经功能减弱，用降压药易发生体位性低血压，利血平易导致老年人发生忧郁症。老年人重要脏器如心脏、大脑的血管多有动脉硬化、管腔狭窄、供血减少，如用降压药物致血压突然大幅度降低易导致心、脑供血不足，诱发心绞痛、晕厥，甚至脑血栓形成，所以老年人应选用作用缓和的降压药，使血压缓慢下降。

6. 对抗心律失常药物的敏感性

老年人对利多卡因较敏感，其原因是体内脂肪组织的增加，使脂溶性的利多卡因在体内储存量增加。此外，利多卡因对心房率的抑制随年龄增加而增加，故对窦房结功能不良者用药更应慎重，以防其毒性反应。

7. 对抗凝药物的敏感性

老年人肝脏合成凝血因子的能力衰退，对口服抗凝剂比青年人敏感，由于老年人血管系统的机械止血功能较差，加之往往有饮食中维生素 K 摄入不足或吸收不良，常造成维生素 K 相对缺乏，故易致出血。

总之，老年人由于器官功能发生退行性改变，受体及代谢酶的绝对数量、亲和力（活性）、敏感性均发生改变，药物发生的不良反应的可能性亦较高，应引起临床注意。

（三）老年人用药应注意的问题

老年人由于生理功能、代谢和形态方面随年龄的增加发生一定的改变，各器官渐趋老化，功能减退，各脏器血流量减少，药物在体内的吸收、分布、代谢和排泄都有改变，对药物反应则更为敏感，因而易出现各种不良反应。如用药不当易引起头晕、头痛、共济失调、智能障碍等症；也有的发生夜间不安、多梦、次日倦怠或步履蹒跚等；对乙酰氨基酚、复方阿司匹林（APC）、去痛片等用后导致出汗过多，造成虚脱；哌替啶用后可引起呼吸抑制；降压药用后因老年人的心输出量及血容量减少，压力感受器的反射调节功能减退，易引起低血压等，因此，老年人用药应特别慎重，必须合理用药，才能提高药物的疗效，避免或减少药物的不良反应。在老年人用药前以下问题要注意考虑。

1. 是否需要用药物治疗

老年人用药要全面考虑，如无充分理由，不可轻易使用任何药物。老年人不是所有病症都需要靠药物来解决，也不要多种慢性疾病同时用药治疗，要分清主次，可用可不用的药物坚决不用。例如患者入睡困难，不可轻易给患者服用镇静剂，应先找出失眠的原因，如让患者排空大小便，或把他安置在一间温暖的卧室和舒适的床铺上，嘱患者夜晚避免饮用咖啡或就寝前饮用大量液体等。又如抑郁的患者如能主动地安排访亲问友而不感到那样孤独的话，就不一定给予抗抑郁药服用。对于诊断明确的疾病，确实需要进行药物治疗，临床医生应根据病情选择适当的药物，作为患者应按医嘱服药，绝不可自作主张。自选药品进行治疗时，特别是不要偏信广告，滥用新药。即使有人推荐，也要经过周密调查了解，请示医生后再决定是否服用，应尽量避免对新药无知而发生药物的不良反应。总之，老年人需用药物治疗时，一定要严格掌握适应证。对偶尔发生消化不良等症状，往往通过饮食或生活、运动调理可取得满意的效果。

2. 药物的选择

老年人同时患多种疾病者较多，因而用药的种类偏多。对老年患者用药应选最熟悉的品种、尽可能少的药物，且首先要看药物对某种病的疗效怎样，还要考虑它的不良反应。如用药种类太多，药物之间常可发生相互作用（协同作用或拮抗作用），致使药物不良反应的发生率增加。此外，用药前要确切了解肾、肝功能和精神方面的情况，对肾功能有障碍者不宜选用四环素类、氨基苷类、氨苄西林等。对隐匿性疾病能使其明显化的药物应慎用，如类固醇药物可使血糖升高，从而使糖尿病恶化，肺结核复发。选用降压药时，不仅要考虑到降压效果，还要考虑降压药的不良反应，努力做到合理选择药物。

3. 药物的剂量

老年人由于肝脏代谢能力及肾脏清除功能减退，药物在体内的半衰期延长，而易于蓄积产生不良反应，因此，老年人用药剂量宜小。一般主张采用常用量的 $1/2 \sim 3/4$，有人认为，从 50 岁开始每增加 1 岁药量应减少 1%。鉴于老年人个体差异较大，因此，用药应尽可能个体化，根据每个患者的具体病情选择最适当的剂量。有条件时应测定血药浓度，指导临床用药。

4. 药物的相互作用

药物的相互作用是指同时或相隔一定时间先后使用超过一种（通常是两种）药物时，由于药物之间或药物—机体—药物之间的反应，改变了药物原来的体内过程、组织对药物的感受性或药物理化性质，而产生单种药物所没有的有益作用或不良作用。老年人年老多病，同时应用多种药物的机会增多，若配伍不当就可出现药物间相互拮抗、相互协同以致改变疗效或出现不良反应，甚至出现某些药源性疾病。特别是有些老年人滥用抗生素、解热镇痛药、激素类药、补药和中草药等药物，就会造成药物的相互作用，而增加药物不良反应的发生率。如庆大霉素和链霉素、洁霉素等药合用可加大耳毒性。胃酶合剂与颠茄合剂同时服用起不到药物作用。服硫酸亚铁时喝茶水或者四环素类与胃舒平和硫酸亚铁同时服用，可在胃肠道中形成难溶性的络合物。治疗帕金森病的药物左旋多巴和抑制胃肠道的抗胆碱能药物（阿托品、颠茄等）合用时，可使前者药效明显下降。药物相互作用中还有一种食物与药物相互作用，如牛奶与四环素同时服用，牛奶中的钙与四环素形成不溶解的复合物影响药物吸收；酸果汁和蔬菜汁可降低与其共服的不耐酸抗生素（氨苄西林、红霉素）的疗效。酒类与各种药物的相互作用亦值得注意，酒可增强巴比妥、氯丙嗪、三环类抗抑郁药、苯二氮䓬类的衍生药（氯氮平、地西泮、去甲西泮等）的抑制作用，乙醇可明显加强阿司匹林的不良反应。服用甲苯磺丁脲、氯磺丙脲、氯霉素、呋喃唑酮、甲硝唑等药若同时饮酒，可出现潮红、头痛、恶心、呕吐、胸痛、口中有金属味、呼吸困难和低血压等症状。因为这些药物能抑制乙醛脱氢酶，使乙醇在体内氧化的中间产物乙醛不能正常氧化，造成乙醛蓄积而产生上述症状。应用降血糖药合并饮酒可发生虚弱、精神错乱，甚至丧失知觉等低血糖反应。因为乙醇能增强降血糖作用，抑制肝糖原分解，导致血糖过低。饮酒可增强中枢神经抑制药（包括镇静催眠药、抗组胺药、抗惊厥药、镇痛药等）的作用，甚至引起中毒而死亡。总之，老年人在选择药物时，一定要注意药物之间、药物与食物之间的相互作用。

5. 用药时间与次数

人体的各种功能都有广泛的昼夜节律性，许多药物在体内的过程及其效应也有一定的时辰节律性。因此，为使药物获得疗效而不发生不良反应，要注意用药的时间与次数，此外，服药时还要注意药袋上所标明的是饭前服，还是饭后服。饭前服的药物大多对胃黏膜刺激不大，而是在胃肠道局部或全身发挥作用的药物如健胃药、止泻药等。饭后服的药物如阿司匹林等，大多对胃有刺激，饭后服可减少刺激，并可延缓药物的吸收时间。按规定服药，既可提高疗效，又可减少不良反应。但是部分老年人由于记忆力差，视力、听力减退，常听不懂或记不清医生的嘱咐，经常不能按医生处方所规定的用药时间与次数服药，作为家人及护理人员应进行核对，多给予关心及照顾。

6. 给药剂型和方法

有不少老年人有吞咽困难，而给服的各种药物的体积又常常较大，有时由于这个小小的困难会造成治疗的失败。一般来说，选用液体剂型较为适宜。多数老年人肌肉薄弱，对药物吸收较差，应避免采用较长期的肌内注射，如注射部位有硬结或疼痛时，要及时告诉医护人员进行处理。一般情况下，选用口服给药方法为佳，若发生严重急性细菌感染，则需静脉使用抗生素，其效果明显，但不良反应也较大，还会引起输液反应或静脉炎。此外，为得到患者很好的配合，给药的剂量应以小量为宜，治疗的方案也应尽可能地简单。住院患者的治疗药物要经常地、定期地予以调整。

7. 停药时间

关于用药，有一种众所周知的倾向，就是一旦服用后就持续不停，由于药物时间过长，超过疗程或剂量过大，都可发生医源性疾病，造成严重的后果。因此，当病情好转或治愈后，或用药达到疗程时，应给予及时减药或停药。当然如类固醇药、治疗帕金森病及控制癫痫的药物都不能骤然停用。对于其他疾病，当病情好转之后，在仔细观察之下，老年人停止药物治疗是安全的。

五、排泄

排泄主要涉及消化系统和泌尿系统，大小便通畅，特别是如何保持排便顺利，对老年人来说有时也是一项日常生活中要解决的重大问题。此外，大小便失禁也是老年人存在的重要的排泄问题，它对老年人的身心健康都会产生极大的影响，因此，大小便失禁的护理也是老年人日常生活护理的重要内容。

（一）排泄的一般护理

1. 排大便的护理

与中青年比较，老年人更易出现便秘。对于便秘的老年人，应适量多食新鲜蔬菜和水果。可养成清晨饮一杯白水或蜂蜜水的习惯。每日适当活动，自我按摩腹部，自右向左反复按摩，以促进胃肠蠕动，鼓励老年人在有便意的时候排便，避免造成便秘或肠内形成粪块使排泄物滞留。如果便秘严重，可采取辅助排便措施，如开塞露塞肛、灌肠液灌肠刺激局部润滑粪便，促进排便。如果因粪便干硬阻塞直肠下部，靠近肛门口处，应用手挖出。

2. 排尿的护理

对于排尿困难的老年人，应针对疾病做相应处理，同时要消除老年人紧张和忧虑情绪。如手术前练习床上大小便。排尿时，尽可能让无关人员避开，夜间要在床边放置便器，以减少顾虑。老年人排尿时，等候者不要催促，以免影响排尿。对于尿潴留患者，首先采用诱导、热敷、针灸等方法；尽量避免留置导尿，以预防泌尿道感染。

（二）大小便失禁的一般护理

1. 大便失禁的护理

（1）进食营养丰富，容易消化、吸收，少渣、少油的食物。腹泻严重时，可短期禁食或吃清淡流质，如米汤、面汤、果汁等；恢复期吃少渣、少油的半流质，如精细汤面、稀粥等；止泻后，吃软食，如蛋羹、菜泥、瘦肉末、软饭等。

（2）适当休息，必要时观察血压和皮肤弹性，注意有无脱水及电解质失衡现象。

（3）观察大便色、性、味、量，尽早采集标本送验（大便标本要选送新鲜、异样的，如有脓血、黏液的部分），帮助诊断，及时治疗。

（4）补充水分，饮水量不够时，可以补液，保持水、电解质平衡。

（5）保护会阴部及肛门周围皮肤干燥以防破溃；肛门周围的皮肤常因频繁的稀便刺激发红，可涂搽氧化锌软膏。严重者每日两次用烤灯照射，每次 20~30 分钟，以保持皮肤干燥；稀便常流不止者，为利于皮肤完好和治疗的方便，可暂用纱球堵塞肛门口以防大便流出。

（6）掌握卧床老人排便的规律，及时给予便盆，保持被单整洁，脏、湿后及时更换。

（7）被疑为传染病腹泻的老人，应进行消化道隔离。

2. 小便失禁的护理

（1）查明原因，对症治疗和护理。

（2）保持皮肤清洁、干燥，以防长时间潮湿或尿液刺激引起皮肤糜烂，发生压疮；神志清楚的男性老人用便壶接尿，便壶口与皮肤接触处垫以质地较软的手纸或布类，以防便壶口长期刺激局部皮肤引起不适；每次尿后及时倾倒，冲洗便壶，干后再用；神志不清、躁动不安的老人，可选用大小合适的尿具固定在阴茎上，保持管道通畅，防止引流不畅，造成尿液浸泡龟头，引起糜烂。翻身时应防尿具脱落，每日取下清洁、晾干后再用。发现局部有过敏反应时停用。

（3）女性老人若肥胖、生育多胎、膀胱颈部括约肌无力闭合，当大笑、咳嗽时而致腹压增高，易出现压迫性尿失禁。尿失禁时要做好局部皮肤的清洁、保持干燥，并可指导这类老人做膀胱肌肉收缩练习。即取站立姿态，一手按压下腹部，一手放骶部，先收腹屏气，数一、二、三、四，再呼气放松，再收腹屏气，再放松，反复练习 10 ~ 15 分钟，然后排尿，经常练习有显著效果。

（4）对顽固的尿失禁老人，应给予留置导尿管。导尿操作及留置尿管的处置应严格无菌操作，防止泌尿道感染。掌握老人的排尿规律，接近排尿时间时，协助、等待排尿；保持被褥整洁、干燥，必要时垫油布、中单、尿垫，湿后及时更换；用温水清洗会阴及肛门周围每日 1 ~ 2 次。每次排尿后也应清洗。

（5）指导老人有尿意即应及时排尿，不应憋尿。

（6）当需要较长时间的检查治疗，或外出活动时，应事先排尿。到新环境时首先了解厕所的位置，以便及时排尿。

六、老年人的性需求

性是人类生理和心理活动的本能，性爱和性行为不单是为了繁衍后代，也是人类感情的需要。人到老年，虽然随着衰老而有各器官功能的减退和生育能力的下降或丧失，但并不意味着老年人性欲的必然减退及获得性高潮能力的丧失。老年人仍需要性爱和性活动，老年人适度的性生活既可避免生殖器官失用性萎缩，又可使老年人心身健康、精神焕发，并使大脑延缓老化。

（一）影响老年人性生活的因素

1. 老年人的生理因素

1）生理功能的逐步衰退：性能力以良好的生理心理状态为基础，老年人年事渐高，各器官都有萎缩退化的现象，性腺亦受影响，性激素的分泌一旦减少，性欲自然会降低，性交器官的退化，如阴道变小、变短，分泌液减少，也势必影响性交的顺利进行。此外，部分有骨质疏松症的女性性交常会引起背痛、失眠，这些均会让人感到沮丧而影响享受性生活的动机。男性老人因神经传导速度减慢，需要较长时间才能达到勃起，而勃起的持续时间也会比年轻时短，而阴茎勃起的角度、睾丸上提的状况均有降低的现象。

2）慢性疾病的潜在影响：老年人常为慢性疾病缠身所苦。因妻子或丈夫长期患病，性行为不得不中断，性紧张度也很快消失，性欲降低程度也就与日俱增。由于长期未受到性刺激，他们的性反应能力也可能丧失殆尽。但是，许多疾病虽然对性功能产生影响，但不像人们一般想象的那么严重，只要经过良好的安排与准备，仍可享有性生活。

3）年事渐高的血管变化：老年男性随着年龄的增加，阴茎内静脉分支增多，这可能是影响阴茎勃起的最主要原因。勃起现象是靠阴茎动脉血流增加，静脉回流减少，甚至完全暂时停止所造成。静脉分支一旦增多，回流就加快，动脉压降低，勃起减弱或不能勃起，就会造成器质性阳痿的现象。老年人因血管问题引起的阳痿占 75% ~ 80%。

4）脑力或体力过度疲劳：疲劳是导致性欲衰退的重要因素，临床所见又分脑力疲劳和体力疲劳两种。

（1）脑力疲劳：过度紧张的脑力劳动，可导致性能力下降。中医认为，思虑过度，呕心沥血，能损伤心脾气血，使不能营养宗筋，支持勃起，导致阳痿。此外，精神疲劳，使大脑皮质中的"性兴奋"中枢处于抑制状态，对外界的"性刺激"不能起积极的应答反应，因此性欲淡漠，性能力下降。

（2）体力疲劳：体力疲劳能使心肺负担加重，能量消耗增加，肌肉疲乏无力。中医认为，劳倦伤脾，中气不足。能量亏乏，阴茎勃起就难以持久有力。

5）体型过分肥胖：正常男子体内存有极少量雌激素，其中大部分由雄激素转化而来。肥胖者由于体脂量增加，使雄激素较多地转化成雌激素，其在血中浓度可增加 1 倍或更多。较高的雌激素浓度可抑制垂体促性腺激素分泌，进而使睾丸的睾酮分泌减少，性功能可有不同程度的降低。女性肥胖者造成的性功能障碍，主要表现为性欲普遍低下，更年期提前出现及闭经过早到来，这也与促性腺激素分泌减少有关。

2. 老年人的心理因素

（1）性观念的陈旧和偏见：不少老年人性观念陈旧，如有的认为，"儿孙大了，还干那事没啥意思"或"年纪大了，性交会伤身体"。因此，对性生活缺乏兴趣。性偏见主要表现对性生活期望十全十美，期望夫妻都能达到性高潮，否则就难以满足或内疚、自责。其实，性生活就像吃饭一样，并不是每顿饭都会味美肴佳，回味无穷。过高期望性快感，可给自己的心理上套上一道精神枷锁，反而会导致失望。

（2）不良情绪的影响：日常生活当中，心理刺激而产生的悲伤、忧郁、愁苦等消极、急剧的情绪变化，可使大脑皮质的活动改变，影响内分泌激素的正常分泌，从而影响机体全身的生理功能，如抑制雄性激素的分泌，导致男女性欲低下。

（3）夫妻感情的淡化：如胶似漆的夫妻感情是性生活和谐的基础，高质量的性生活又是夫妻感情的添加剂。许多老年夫妇不懂得爱情需要更新，需要在日常生活的细枝末节中或相互厮守的日日夜夜，奉献给对方一片爱心，却认为老夫老妻，哪能像青年人那样，亲亲热热，搂搂抱抱。于是对性爱的热情在时间流逝中降温，感情在不知不觉中淡化。

（4）对性能力缺乏自信心：调查结果表明，约有 18% 的老年人，对自己的性能力丧失自信心，一些刚进花甲之年的老人，甚至还有刚过不惑之年的未老先衰者，偶因性生活的挫折，便感叹自己"老了，不中用了"，由此产生自卑心理，性交之前便害怕失败，诚惶诚恐，唯恐到时难堪，逐渐撤离性生活。其实，这是一种衰败心理在作怪，也是一种不良的消极的自我暗示。它能抑制正常性能力的发挥，加速失用性萎缩的进程。

3. 不良生活方式和习惯

（1）不良饮食结构和习惯：研究表明，营养不良、营养过剩、晚餐过饱、不食早餐等不合理的饮食结构和习惯，也能对性欲、性行为等产生不利影响。

（2）烟酒过度：研究表明，吸烟会增加阳痿发生的概率，吸烟与阴茎血液供应障碍有明显的关系。华盛顿大学的研究人员对 353 名阳痿患者进行了 12 次无伤害检查，结果表明：除明显大型血管疾病之外，流经阴茎的血液不足，与吸烟有关。此外，长期吸烟可导致动脉硬化，进入阴茎海绵体的血管只要有 25% 被阻塞时，阴茎勃起即可消失。

过度饮酒，日久可形成酒癖，对性功能影响也十分明显。乙醇对神经系统有麻痹作用，饮酒过量的人，乙醇抑制了中枢神经系统，干扰了正常的性兴奋神经通路，无法建立正常的性反射，因而阳痿不举。国外研究表明，50 岁前后男性的继发性阳痿与过度饮酒有直接关系者所占百分率比其他任何一种因素的影响都要高得多。

4. 部分药物的不良影响

药物的不良反应往往更易干扰或损害老年人的性功能，特别是抗高血压药和抗精神病及抗抑郁药。

（1）抗高血压药：如可乐定、甲基多巴、喷托铵、咪噻芬，都能引起阳痿。利血平不仅可降低性欲，也可产生射精障碍。胍乙啶、肼屈嗪的应用，也可使男性患者性欲减退或伴阳痿。利尿降压药如氢氯噻嗪、呋塞米、螺内酯都可引起性欲减退、阳痿。

（2）抗精神失常药：抗精神分裂症药物氯丙嗪、氟奋乃静、三氟拉嗪、布他哌嗪、氟哌啶醇等都可引起性欲降低。三环类抗抑郁药丙咪嗪、氯丙咪嗪、阿米替林、多虑平等，常引起性欲减退和性功能损害。不过上述抗精神病类药物所引起的性功能障碍绝大多数都是可逆性的和一过性的，停药或换药后，可迅速消退，不必忧虑。

（3）抗焦虑和失眠药：抗焦虑药、镇静催眠药，如氯氮平、地西泮、苯巴比妥、司可巴比妥等，大剂量使用时，可抑制垂体促性腺激素的释放，出现性欲减退、阳痿或性欲高潮缺乏等现象。

（4）其他类药物：如抗癫痫的苯妥英钠，抗胃肠痉挛的颠茄、阿托品、溴丙胺太林、山莨菪碱等，治疗消化性溃疡的西咪替丁，抗组胺药物苯海拉明、氯苯那敏等以及谷维素、氯贝丁酯等，均可抑制性欲，导致阳痿或性高潮缺乏等。

（二）相关护理措施

1. 沟通

沟通的主角是老年人与其性伴侣，护理中应不可忽略两者间的沟通是否良好。唯有良好的关系，其他各项措施才可产生效果。

2. 与药物、辅助器、手术相关的护理措施

当男性老年人因身体疾病造成勃起困难时，可用以下方法协助，并做好相应的护理措施。

（1）真空吸引器：此方法需经专业人员协助与指导才可使用。每次使用不可超过30 分钟，以免造成异常勃起。

（2）使用前列腺素 E 注射：此方法是将前列腺素 E 由男性老年人或其性伴侣，自行注射到海绵体内。注射后 5～10 分钟开始生效，持续时间 30～40 分钟，在时间的掌握上若较佳，较易达到彼此满意的状态。

（3）人工阴茎植入：将人工阴茎用手术方式植入，在手术后应有必要的护理措施，如一般手术后患者护理，需在专业人员的指导下练习正确的操作技术，才能正式地使用，一般在 6 周后方可恢复性生活。

（4）药物使用：需确认老年人对药物有无正确的认识，且在服药上能确实执行，避免错误地认为吃药愈多，能使勃起硬度加大或勃起时间更持久，造成不必要的伤害。

上述这些方法并非适合每个人，需尊重老年人及其性伴侣的选择及意愿。

3. 评估环境

除了温度、湿度的测量外，基本的环境要求要具有隐私性和自我控制的条件，如门窗的隐私性、床的高度以及适用性等；在此过程当中也不应被干扰，在时间上应充裕，避免造成压力，营造轻松舒适的环境。此外，若能依个人的喜好或习惯做其他的修饰如女性使用香水、戴饰物等，男性使用古龙水、刮胡子、穿喜爱的衣服等，更能表达属于自我的意义。

4. 适当的指导

（1）对有疾病老年人的指导：对患有心脏病的老年人，可用一般的心肺检测来决定患者是否能承受性交的活动量（相当于爬楼梯达到心跳 174 次/分钟的程度），避免在疲劳的时候或饱餐饮酒之后进行，最好在经过休息后，或与医生的用药取得协调，在性活动前 15～30 分钟服用硝酸甘油，以达到预防心脏病发作的效果。

对前列腺肥大的老年人，应告之逆向射精是无害的，不要恐惧；患有糖尿病的老年人可以通过药物或润滑剂等的适当使用而使阴道疼痛获得改善；关节炎患者可由改变姿势或服用止痛药等方法来减轻不适的程度，或在事前 30 分钟泡热水澡，可使关节肌肉达到放松舒适的状况。

对呼吸功能不良的老年患者，应配合呼吸的技巧，利用上下楼梯来练习，活动时吐气，静止时吸气。时间上可选择使用蒸汽吸入治疗后，以提高患者的安全感。在姿势安排上，可采用侧卧或面对背的姿势以减轻负担，或进行中以侧卧方式达到休息的效果，以降低耗氧量。要告诉老人，每变换一种姿势或一种方法应多做尝试，需经过多次的练习才会较放松，感受其美好的一面。同时需强调的是能克服生理性的问题并不表示就有美满的性生活，双方有效的"沟通"应为性生活的核心。

（2）其他问题的处理：在时间的选择上以休息后为佳，据研究男性激素在清晨时浓度最高，对男性而言每天清晨是最佳的时间选择。

饮食上可采用低脂饮食，以保持较佳的性活动，因高脂饮食易引起心脏及阴茎的血管阻塞而造成阳痿。

女性停经后雌激素水平下降、阴道黏膜较干，可指导其使用润滑剂解决。停经后没有怀孕的忧虑，这更是有利的心理状态，可以尽情享受美好的性生活。

5. 性安全

在享受美好的性生活时，应提醒老年人安全性生活的重要性。因此，必要的安全措施仍不可缺少，如保险套的正确使用等，这也是护理人员指导或教育的部分。

6. 指导防止性老化的方法

要享受美好的性生活，最积极的方法是防止性的老化，下列是具有身体保健功能的七点性保健诀窍：

（1）防止肥胖，保持理想体型、标准体重。

（2）避免心理狂躁或郁闷，维持愉快的生活。

（3）有规律地从事活动，保持良好的体能。

（4）戒除烟酒。

（5）禁止药物成瘾，因为这是性能力的慢性杀手。

（6）少吃白砂糖与白面制的面包，多食用新鲜蔬菜、水果、牛奶、酵母乳、燕麦、少量人参、芝麻、小麦胚芽等。

（7）养成和医生讨论的习惯，以便早日发现疾病及时治疗。

（仲丽霞）

第二章 老年期的生理变化与心理变化

第一节 老年期的生理学特征

人到老年，会产生不少生理变化。除了外在的容貌出现须发斑白、皱纹满布、褐斑点点、牙齿脱落、步态缓慢、弯腰驼背外，主要是各脏腑系统的衰老及萎缩，进而出现功能变化。

中医在古代即有对人体生长发育及衰老较详细的描述，认为肾在人的一生中的重要地位，如《素问·上古天真论》描述："女子七岁，肾气盛，齿更发长。二七而天癸至，任脉通，太冲脉盛，月事以时下，故有子。三七，肾气平均，故真牙生而长极。四七，筋骨坚，发长极，身体盛壮。五七，阳明脉衰，面始焦，发始堕。六七，三阳脉衰于上，面皆焦，发始白。七七，任脉虚，太冲脉衰少，天癸竭，地道不通，故形坏而无子也。丈夫八岁，肾气实，发长齿更。二八，肾气盛，天癸至，精气溢泻，阴阳和，故能有子。三八，肾气平均，筋骨劲强，故真牙生而长极。四八，筋骨隆盛，肌肉满壮。五八，肾气衰，发堕齿槁。六八，阳气衰竭于上，面焦，发鬓颁白。七八，肝气衰，筋不能动。天癸竭，精少，肾脏衰，形体皆极。八八，则齿发去。肾者主水，受五脏六腑之精而藏之，故五脏盛，乃能泻。今五脏皆衰，筋骨解堕，天癸尽矣。故发鬓白，身体重，行步不正，而无子耳。"说明人体的衰老不但外表特征有变化，更重要的是五脏六腑功能衰退，不能供给肾脏封藏精气，则人体逐渐衰老。

一、老年人的外貌特征

老年人皮肤由于失水、皮下脂肪与弹性组织逐渐减少以及受到肌肉牵拉而产生皱纹，皱纹最早在脸的额部，以后在眼角、耳前颞部及口角两边出现，一些老年人的面部皮肤呈暗灰色，有的呈油灰色、无光泽，有的阴郁发白。由于皮肤弹性丧失，皮肤松弛可有眼睑、耳及颏下垂，较胖的老年人颈部组织下垂并有脂肪沉积，可出现双下颌样。

老年人以眼睑肿胀为特征，可出现睑下袋，80岁以后由于脂肪减少可造成眼球凹陷，眼球常出现"老人环"。这是由于角膜周边轮状混浊的缘故。

老年人由于椎间盘萎缩变薄，脊柱变短且弯曲，因此可出现驼背或身高降低，我国学者研究表明，70岁左右的男性老年人平均身高降低3.7 cm，女性老年人平均身高降低3.9 cm。

老年人的体重一般会逐渐减轻，男性较女性明显，随年龄增加皮下脂肪的分布有显著变化。有学者研究认为，男性65～79岁脂肪从平均1.2 cm减少到1.0 cm，80岁以上其平均为0.9 cm；女性皮下脂肪厚度变化较少，80岁以上其平均厚度为1.4 cm。

毛发脱落是衰老的又一现象，影响男性秃发的主要因素是由于母亲的遗传特征，随年龄的增长毛发逐渐变稀、变白或变黄且易断裂，指甲变厚且脆。

二、消化系统

（一）咀嚼

老年人由于口腔卫生不良及保护不当等原因，出现牙龈萎缩，牙齿松动脱落，这样可影响食物的磨碎，妨碍消化吸收。

（二）味觉和嗅觉

老年人由于舌乳头味蕾细胞随着年龄的增长而逐渐萎缩，导致味觉和嗅觉功能下降，闻知及感知食物气味能力下降而影响食欲。

（三）胃肠道

老年人由于肠黏膜变薄，腺体绒毛萎缩，平滑肌弹性降低，功能减弱，腺体分泌量不足，导致胃肠蠕动减弱，各种消化酶及消化液分泌减少，使消化功能下降。

（四）肝胆胰

肝细胞减少，纤维组织增多，蛋白质合成及解毒功能下降。胆囊收缩力下降，胆汁淤积，容易形成胆囊炎及结石。胆汁及胰液分泌减少，影响消化吸收。

三、心血管系统

心血管系统的老化一般从 30 岁开始。随增龄心脏重量逐渐增加，由 30~90 岁，平均重量每年增加 1.0~1.5 g，30 岁为 240 g 左右，60 岁可增至 300 g。左心室壁亦随增龄而肥厚，动脉内膜厚度 40 岁为 0.25 mm，70 岁时可增至 0.5 mm。部分老人的心脏可萎缩或保持不变，年龄大于 70 岁者，近 50% 可查出心脏淀粉样变性。

（一）心肌

典型的老化表现是脂褐质在心肌纤维中聚积而造成褐色萎缩，心肌细胞核内出现染色质凝集块，色泽加深或碎裂溶解，有的核内包涵体增多，线粒体减少，肌节老化。肌原纤维缩短，使心肌舒缩功能下降，心脏顺应性降低。由于心肌钙、镁离子活性降低，线粒体供应三磷酸腺苷（ATP）减少，心脏储备功能下降。

（二）心瓣膜等

心内膜、瓣膜、瓣环逐渐发生淀粉样变性和脂肪沉积，以及纤维化、钙化，使瓣膜呈弥漫性不均匀增厚、变硬，特别是二尖瓣和主动脉瓣变形，造成瓣膜关闭不全，血液反流，产生心脏杂音。

（三）心传导系统

窦房结的起搏细胞数量减少，弹力纤维或胶原纤维则逐渐增多。结间束与房室束的正常组织明显减少，房室结纤维增生或脂肪浸润。房室束、左右束支及其远端直达浦肯野纤维发生脂质浸润。因此，老年人窦性心率随增龄而下降，异常节律或心律失常（包括传导阻滞）的发生率随增龄而增加。

（四）血管

随增龄冠状动脉粥样硬化逐渐显著，冠状动脉狭窄，出现冠状动脉缺血症状。冠状动脉管壁增厚、硬化、弹性减弱，左心室后负荷增加致使收缩期血压升高、舒张压略降低，脉压增大，称为单纯收缩期高血压。微循环的微血管纤细、迂曲，乳头下静脉丛扩张、瘀血，血流缓慢，流态异常，偶可见微血管结构改变和微血栓形成。

四、呼吸系统

（一）鼻

老年人鼻气流阻力增加，呼吸道防御功能减弱，嗅区黏膜萎缩退变，嗅觉的察觉阈、辨别阈和强度的感知阈均下降。鼻黏膜内血管、腺体较少，色稍苍白。下鼻道后方近鼻咽处表浅静脉扩张成丛状，称吴氏鼻—鼻咽静脉丛，是鼻出血的好发部位。

（二）咽和喉

咽和喉部黏膜角化，黏膜下腺体萎缩、分泌减少，咽淋巴环萎缩，常口干、咽干。咽部肌肉萎缩，吞咽功能减退，神经末梢感觉减退，进流质时易被呛到，甚至将大块食物团块吸入气管导致窒息。喉部软骨逐渐骨化，脆性增加，环杓关节滑膜囊下纤维化，周围肌肉萎缩及纤维化，加之声带肌肉萎缩，使声带振动不良。

（三）气管和支气管

气管和支气管黏膜上皮和黏液腺退行性变，纤毛运动减弱，防御能力降低，易患支气管炎。细支气管黏膜萎缩折叠，黏液分泌增加，导致管腔狭窄，增加内在气流阻力；细支气管在呼吸时阻力增高，肺残气量增加，并影响分泌物的排出，易致感染。

（四）肺

肺萎缩变小、变轻，肺内胶原纤维交联增多，肺的硬度加大，弹性降低。由于长期粉尘沉着，肺组织变黑。肺泡数量减少和剩余肺泡扩大，有肺气肿倾向。胸膜变薄、干燥、粘连、不透明，可有钙化。

（五）胸廓

胸廓前后径增大，横径减小，呈桶状胸。肋软骨钙化；弹性降低和肋骨脱钙，致肋活动度减小，胸廓僵硬。呼吸肌萎缩和脂肪增加，收缩力减弱。肺活量减小，残气量增加，影响新鲜空气的吸入。同时，咳嗽的力量差，肺内分泌物滞留，易致感染。

五、神经系统

（一）大体形态改变

青年期脑重量平均为 1 400 g，30 岁以后就开始下降，但 60 岁以后才出现明显的脑萎缩，重量约减轻 10%。脑萎缩主要发生在大脑皮质，皮质变薄、脑回变窄、脑沟加宽加深，皮质下灰质和小脑也可发生萎缩。以额叶、颞叶最显著，基底核和丘脑的体积也有所减少，顶、枕叶一般不受累。

（二）组织学变化

主要是神经元丧失，脑神经细胞数从 40 岁开始减少，每增长 1 岁丧失成年初期的 0.8%，至 70 岁以上，颞上回将丧失 30%～50%，运动皮质与黑质的神经元减少 20%～50%，小脑普肯野细胞下降 25%，而其他部位（如脑干、Meynert 基底核）的神经元丧失不多。轴突和树突也伴随神经元的变性而减少，突触联系势必减少。

（三）生物化学改变

脑内蛋白质和酶含量随增龄而降低，脑蛋白质含量减少 25%～33%。但神经元纤维缠结和老年斑内的异常蛋白质逐渐增加，使神经递质失活的酶活性增强。脂含量 50 岁以后开始下降，60～90 岁髓磷脂以一种相当恒定的速率下降，其他脂质及胆固醇等也降低。神经元内 DNA 含量很少变动，但海马下脚区的神经元内 RNA 增加 50% 以上，皮质区神经元内 RNA 降低。乙酰胆碱及胆碱能受体均减少，易患健忘症；多巴胺减少导致肌肉运动障碍、动作缓慢、震颤麻痹等；去甲肾上腺素减少，导致睡眠不佳、精神抑郁；5－羟色胺减少，导致失眠、痛阈降低、智力减退等。

（四）生理学改变

上述形态和生化方面的变化，以及脑动脉硬化引起脑部循环阻力增大，血液流速减慢，脑血流量与氧代谢率降低，神经生理功能减退，表现为记忆衰退、思维迟钝、神经传导速度减慢、行动不敏捷等。

六、内分泌系统

（一）下丘脑—垂体轴

经 MRI 检查，50 岁以上垂体明显变小，组织结构纤维化和囊状改变，从而引起相应的内分泌功能变化。另外，腺垂体的激素分泌受下丘脑相应的释放激素（RH）和释放抑制激素（IH）的调控。当下丘脑神经递质随增龄而减少时，由于多巴胺和去甲肾上腺素等减少，也可直接影响腺垂体的正常分泌。

（二）垂体—甲状腺轴

成年人甲状腺平均重 20～30 g，50 岁以后即有所减轻。老年人甲状腺表现为吸碘率降低、同化碘（碘化作用）的能力下降和甲状腺素分泌减少。一般健康老年人三碘甲状腺原氨酸（T_3）含量男性降低约20%，女性降低约10%。

（三）垂体—肾上腺皮质轴

老年人垂体—肾上腺皮质轴功能变化较小，血浆基础皮质醇水平正常，昼夜分泌节律完整，但总的皮质醇和盐皮质激素分泌率略低，血清促肾上腺皮质激素（ACTH）正常或轻度升高。

（四）垂体—性腺轴

我国女性自然绝经年龄平均（49.0±3.7）岁。一般在绝经前10年卵泡即开始加速退化，至围绝经期卵泡数量不断减少，雌二醇随之减少，使尿促卵泡素（FSH）增加10～15倍，黄体生成素（LH）增加3～4倍。LH的增高可延至绝经后15年才明显降低。女性绝经后最主要的改变是卵巢雌激素分泌减少，引起女性更年期症候群。

（五）胃肠系统激素

胃肠系统激素多为肽类，这种肽类物质及其内分泌细胞普遍存在于胃肠道和整个神经系统，在胃肠道不同部位有各种内分泌器官组织释放不同的激素。老年其激素水平下降，易出现相关病症。

（六）心血管系统激素

心血管系统调节肽有10余种，分布在支配心脏和血管的神经中，相互联系、相互制约，随着年龄的增长，这一调节系统功能下降将引起心血管系统功能紊乱或疾病。

（七）松果体

随年龄增长，松果体产生的胺类和肽类激素也减少。有人认为，老年人下丘脑敏感阈值增高，对应激反应迟缓，可能部分与松果体功能减退有关。

七、泌尿系统

老年人肾脏逐渐萎缩，重量约减少20%。肾血流量也较青年人减少30%～40%，肾皮质变薄，血流减少比肾髓质明显。肾单位从50岁开始逐渐减少，70岁时为青年人的1/2～2/3。由于肾实质减少，肾功能减退，如有脱水、感染、休克等原因，易致肾衰竭。

肾血管发生粥样硬化改变，波及肾入球小动脉和出球小动脉，导致肾小球和肾小管周围毛细血管床缩小。肾小球滤过率降低，尿素清除率、肌酐清除率下降。肾小管功能减退，尿浓缩能力下降。血浆肾素活性降低，可减少30%～50%。血和尿中醛固酮水平约降低50%。氨的产生减少，排泄酸的能力也较年轻人缓慢。肾糖阈值升高，又兼有肾小球滤过率下降，因而即使血糖较高而尿糖也可以阴性，或较预期的少。

膀胱的变化主要是肌肉萎缩，肌层变薄，纤维组织增生。由于膀胱容量减小而出现尿频、夜尿和残余尿量增多。尿道纤维化、变硬，尿流速度减慢，男性常有尿急，女性常有排尿困难或尿失禁。患尿失禁的妇女中约有2/3的人有尿道外口黏膜脱垂。患排尿困难的妇女由于尿潴留，加上膀胱抵抗细菌的能力减弱，泌尿系统感染的发生率增加。

八、生殖系统

（一）男性生殖系统

睾丸逐渐萎缩，生精上皮外面的基膜和固有膜增厚，生精上皮变薄，曲精小管的管腔变窄，最后导致阻塞，小管间质纤维化。精子数量减少，间质细胞数目略有减少，但脂褐素的含量明显增加，分泌雄性激素的能力下降，睾酮分泌量减少。

前列腺逐渐出现腺体皱缩、腺泡塌陷、上皮细胞变矮等退行性变。前列腺的血液供应减少，前列腺肥大，严重时可压迫尿道引起排尿困难，甚至尿潴留。尿道海绵体内的小梁有纤维组织增生，动脉和静脉逐渐硬化，阴茎海绵体也发生硬化，表现为阴茎勃起不坚或不能勃起，性功能逐渐降低，但个体差异很大。

（二）女性生殖系统

绝经期后卵巢内的卵泡不再成熟和排卵，几乎全部由结缔组织代替，卵巢可缩小到原体积的一半。输卵管黏膜上皮萎缩，管腔狭窄或闭锁。子宫体和子宫颈等长，子宫萎缩如拇指大小。子宫内膜变薄，腺体稀少，分泌物减少，结缔组织增多，螺旋动脉几乎消失。子宫肌层中的间质呈纤维样变，其间的血管壁硬化增厚。

外阴显著萎缩，阴毛稀疏、灰白，大阴唇皮下脂肪减少，小阴唇和阴蒂变小。阴道黏膜下结缔组织增多，变窄和缩短，黏膜苍白、干燥、皱襞消失，上皮层变薄，上皮细胞中的糖原减少，阴道杆菌不能产生足够的乳酸，抗感染能力下降，易发生阴道炎。

九、造血系统

正常人骨髓约1 500 ml，老年人造血组织逐渐减少，被脂肪组织和结缔组织所代替，这种老化在长骨出现较早，扁骨发展较慢，椎骨最晚。正常人骨髓造血细胞约为10万/mm^3，60岁以后减少一半。另外，老年人在应急状态下黄骨髓转变为具有造血功能的红骨髓的能力明显降低。骨髓干细胞的增生能力有一定的限度，随年龄的增长而明显减低。男性老年人血红蛋白有所降低，可能与雄性激素减少有关，女性老年人血红蛋白降低不多或不降低。血中白细胞数无明显改变，但功能降低。感染和肿瘤的发生率与严重程度增加。淋巴细胞主要是T淋巴细胞减少，有人提出，淋巴细胞减少是老年人血象的特征。血小板数量正常或稍有增多，但其凝集、释放功能明显增强，使血液凝固性增强，抗凝活性减弱，纤溶能力降低，血液呈持续渐进性高凝状态，易于血管内血栓形成。

十、免疫系统

胸腺的退化和萎缩过程是免疫系统功能衰老的关键因素。胸腺淋巴组织随增龄而减少，主要是胸腺皮质萎缩。动物和人都是到达性成熟年龄时胸腺开始退化，随后上皮细胞萎缩和激素分泌水平降低。随着年龄增长，干细胞在体内虽然不丧失分化淋巴细胞的能力，但分化免疫活性细胞的反应常受影响，表现在产生 B 细胞转化率下降。脾脏和淋巴结中 B 细胞数目不随增龄而改变，血中 IgG 和 IgA 增多，IgM 大致正常，但 κ 链 λ 链的比例不平衡。所以，体液免疫反应性降低，主要不是 B 细胞减少，而是抗体的产生和质量功能低下。T 细胞通过其介导产生多种淋巴因子而完成其免疫功能。研究表明，从中年开始血液中 T 细胞数即逐渐降低，细胞免疫功能也逐渐衰退。巨噬细胞处理抗原、吞噬能力、发动免疫应答的能力均不随增龄而减退，但其免疫监视能力下降。

十一、运动系统

老年人骨密质萎缩变薄、骨小梁稀疏、骨密度减低，骨质重量减轻，出现骨质疏松、脆性增加，易发生骨折。骨质疏松的轻重程度受性激素的影响，多见于脊柱，表现为背痛、易发生自发性压缩性骨折，导致老年性驼背。软骨变性多出现在关节软骨的中心带，骨质增生出现在关节软骨的四周。由于软骨变硬失去弹性和骨刺的形成，关节囊周围韧带退变，使关节的灵活性降低，影响关节的运动。关节囊滑膜萎缩变薄，表面的皱襞和绒毛增多，滑液分泌减少、软骨素基质减少，代谢功能减弱。肌肉表现为弹性消失，肌纤维逐渐萎缩，肌肉变硬，肌力减退，动作迟缓、笨拙，易于疲劳和发生腰酸腿痛。面部、颈部和背部肌肉的紧张度减低，腹肌变厚、腰围增大，手肌萎缩、消瘦，以手背显著。此外，因结缔组织增生可出现假性肌肉肥大。

十二、微量元素

自然界存在 100 余种化学元素，构成人体的元素有 60 余种，较为清楚的有 25 种，分为常量元素和微量元素。常量元素是构成机体组织和起电解质作用的化学元素，占体重的 99.99%，包括氢、氧、氮、碳、硫、钾、钠、氯、钙、磷、镁等 11 种；微量元素是机体合成酶、激素、核酸等调节生命代谢必需的化学元素，占体重的 0.01%，包括铁、碘、铜、锰、锌、钴、钼、硒、铬、锡、钒、氟、硅、镍等 14 种。

必需微量元素是维持生物生命、发育、繁殖所必需，在体内的含量与铁等量或等量以下，含量极少，每日摄取量低于 100 mg 的元素。目前，对某些必需微量元素的人体需要量尚不很清楚，缺乏某些微量元素所引起的疾病尚未完全了解。一般情况下，人体内的必需微量元素随增龄而逐渐减低，非必需微量元素和有害微量元素却逐渐增加。而且，微量元素导致衰老的发生不仅取决于含量的多少，还与微量元素之间的相互作用有关。

十三、物质代谢和能量代谢

随着生物体的衰老，机体处理糖的能力逐渐下降，糖代谢障碍发生率上升，因而糖尿病发病率明显升高。由于总胆固醇增加，血清脂质水平显著增加。血浆脂蛋白如极低密度脂蛋白和低密度脂蛋白增加，40～50 岁达高峰，以后逐渐下降。血清清蛋白含量降低（总球蛋白增高），各种蛋白质的量和质趋于降低。蛋白质轻度缺乏时，可出现易疲劳、体重减轻、抵抗力下降等症状。动物实验发现，随年龄增长，细胞 DNA 合成能力和细胞中 DNA 的修复功能下降。人类自 20～90 岁，平均每增加 10 岁基础代谢率降低 3%。成年期以后，随着增龄机体内脂肪的储备量（能量储备库）超过蛋白质的储备量，蛋白质和糖到达一定量后均转变为脂肪而储存起来。机体储存脂肪的能力几乎没有限制，所以，部分老年人由于进食量大于维持能量平衡的需要量，结果使体内脂肪明显增加而导致肥胖。

十四、感觉系统

老年人视力敏锐度随年龄增长而降低，昏暗时能见度更差，视野可缩小，晶体呈淡黄色，水分含量也逐渐减少，晶状体囊膜加厚，晶体皮质部分变小，故调节能力差或完全丧失。角膜变得更趋圆形，加之晶体倾斜，而致老年人眼出现散光。

听力与年龄相关，老年人听力减退是因为内耳、中耳的神经退化，鼓膜增厚所致。老年人双耳听力阈值差很少超过 10 dB，对高频声波阈值差明显增加，因而与老年人交谈声音要低而缓慢，大声喊叫反而听不清，老人主要是神经性耳聋，原因在于耳蜗与听神经的变性。出现耳鸣为听觉传导途径被损坏的指征。

鼻黏膜萎缩和血管减少，有学者认为，有 3/4 的 80 岁以上老人嗅神经纤维消失。

（杨颖）

第二节　老年期的心理学特征

人的心理现象是指人的心理活动过程（心理过程）与个性心理特征的总称。心理过程包括认知过程、情绪过程和意志过程。心理学是指研究人的心理现象的科学。老年心理学研究的对象不只是局限于老年人，而是涉及从机体成熟直到老年期的整个心理活动变化过程，当然研究的重点是人生的后半部分，即老年心理的特点。

老年人的心理特点包括认知特征、情感特征及个性特征。心理状况不仅仅反映并且影响着人的生理及其所处的社会环境。许多老年疾病不仅与器官组织的病变有关，而且与心理因素有关，如老年人高血压、胃溃疡，均与长期紧张焦虑情绪有关。此外，老年人心理对其老化过程、健康长寿、疾病的治疗都有很大的影响。

一、认知

认知包括感觉、知觉、记忆、思维、注意等，与青年人相比均有不同程度的变化。

（一）感觉衰老及补偿心理

1. 视觉和听觉

视听器官随着增龄而发生功能衰退现象，其中听力减退比视力减退更为明显。一般对高频听力丧失较多。由于视听功能的减退，老年人的活动受限，交往减少，逐渐局限在家庭的小天地中，易产生孤独、焦虑和抑郁等不良心理反应。当视听功能严重降低时，容易产生否认心理，而出现猜忌、怀疑，甚至人格偏执的现象。

2. 味觉和嗅觉

随增龄味蕾不断减少，75 岁以上老年人的味蕾比 30 岁的年轻人少 1/3，因而味觉迟钝；嗅黏膜萎缩致嗅觉功能减退，易出现食欲减退。所以，应重视老年人饮食的色、香、味，并进行适当调配。

3. 皮肤感觉

皮肤感觉包括触觉、冷热觉和痛觉，均有所减退，因之易于产生碰伤和烫伤。由于痛觉阈的升高，往往造成疾病诊断及治疗的延误。

4. 平衡觉

平衡觉明显减退，容易发生跌倒等意外伤害，应注意增加适当的保护措施。

（二）心理运动反应能力

老年人因感觉减退，反应迟钝和动作变慢，心理运动的反应时间随老化而延长，但失误较少，反应准确。老年人的简单反应速度与青年人相差不大，反应速度变慢主要表现在对复杂问题需要进行识别并做出相应选择时，反复审视刺激，最后做出反应，因而延误了决策时间。因此，老年人不适宜从事节奏太快、限时和对速度做出迅速反应的工作。如驾驶车辆或操纵机器时容易发生事故。

（三）认知功能

认知功能包括记忆、语言和思维三方面。

1. 记忆

（1）初级记忆和次级记忆：对刚看过或听过的、当时在脑子里留下印象的事物记忆较好（即初级记忆），而将初级记忆的内容变成保持时间长的、储存的信息，加工组织（次级记忆）的能力差，因为老年人进行加工、编码、储存的能力较差，而影响次级记忆。

（2）再认和回忆：当学过的事物再次出现在眼前时需要你辨认出来即为再认，如刺激不在眼前需要你再现出来即为回忆。老年人再认能力较好，但回忆能力较差。如久未见面的朋友意外相会时，非常熟悉对方的面貌，但就是记不起对方的姓名。

（3）机械记忆和意义记忆：老年人机械记忆能力较差，一般 40 岁开始减退，60 岁以后减退明显。对有逻辑联系和有意义的内容记忆较好，尤其是一些与自己工作和生活有关的重要事情记忆保持较好。意识记忆一般 60 岁才开始减退。

2. 语言

由于记忆减退和反应缓慢等原因，说话、阅读和书写的速度减慢，词语流畅性减低，往往说话不利落，话到嘴边说不出来，说话或写字时找词困难及提笔忘字等。语言的流畅性是语言能力的一种表现，随增龄而受明显影响，可作为老化的指标。

3. 思维

一般来说,思维的老化出现的时间较晚,与自己熟悉的专业有关的思维能力在年老时仍能保持。但是老年人在概念学习、逻辑推理和解决问题方面的能力也有所减退,尤其是思维的敏捷度、灵活性、流畅性和变通性均下降。

4. 学习能力及适应能力

由于器官系统及精神的老化,老年人学习新的知识和接触新事物的能力较年轻时有所降低,社会适应能力也有所降低。值得提出的是,老年人普遍缺乏柔韧性,对事物往往不能进行准确的评判。

有人把认知功能、学习能力、社会适应能力等定义为智力。总的来说,与年轻人比较,老年人各方面的能力均有所下降。但老年人的智力不能以成年期为依据往后类推,也不是从量上的衰退过程,应看成是一个变化过程,更应该理解为一个生长过程。其中,性别、经历、身体条件、职业等都有影响。如实际生活中有许多老科学家和政治家,在晚年仍然记忆良好、言语流畅、思维敏捷、反应迅速,这是因为他们在长期实践中形成的思维能力和技巧保持较好,丰富的经验补偿了思维灵活性等方面的不足。

二、情感

所谓情感是人们对于周围事物、自身及自己活动的态度的体验,即人们对客观事物态度的一种体验。它是意识的一种外部表现。其体验于内的称为感情,如爱、恨、亲、疏等;表露于外的称为表情,如喜、怒、哀、乐等;体现于实践活动中的兴奋状态称为情绪,如兴奋、颓丧、激动、平静等。

情感与人的需要密切相关,人的需要得到满足时,便产生正性情绪,如高兴、欢乐、愉快等;如果需要得不到满足,则易产生负性情绪,如忧郁、焦虑、恐怖、愤怒等。一般说来,正性情绪对人的健康有利,而负性情绪易促发疾病,导致病情恶化。

情绪变化导致疾病如首先引起生理变化的,称"心身反应"。如果情绪继续不良,则易导致"心身紊乱",此时表现为"自主神经功能紊乱"。如果不良情绪继续存在较长时间,则可导致躯体疾病——即心身疾病。情绪变化最易产生的疾病是各种精神病、神经症、各个系统均有的心身疾病,如高血压、冠心病、消化性溃疡、慢性溃疡性结肠炎、甲状腺功能亢进(简称甲亢)、糖尿病、青光眼、癌症等。

传统观念认为,老年人的情感趋于保守、僵化、迟钝,并逐渐趋于情感活动贫乏、消极,这大多是来自对疗养院、住院老人的调查结果,或是由于老年人晚年生活条件差,对离退休生活不太适应的反映。随着社会经济的发展,生活条件的改善,对离退休生活的快速适应,老年人的情感活动与中青年的差别会越来越小。老年过程的情感活动是相对稳定的,即使有些变化,也是生活条件、社会地位变化所造成的,并不是年龄本身所决定的。

由于老年人常有高血压、动脉硬化、脑组织萎缩,加上离退休后社会地位下降、不被人尊重、过去的社会关系逐渐隔绝、社交减少,往往会产生诸如忧郁、自卑、愤怒及不安等消极情绪。如果再有疾病、丧偶等不幸,便会产生孤独、悲伤,甚至绝望情绪。因此,老年人必须重视培养积极的情感,控制和克服消极情感,以增进健康。

三、个性

个性是指一个人比较稳定的、影响他整个行为并使之与他人有所区别的心理特征的总和。个性的内涵是很丰富的，既包括一个人的理想信念、道德品质、荣誉感、责任心，又包括兴趣、爱好、能力、气质、性格等。一般认为，其主要内容是兴趣、能力、气质及性格。性格是人的个性的核心内容，在一般人群中，气质一般分为胆汁型、多血质、黏液质、抑郁质四类。性格从不同角度，可分为理智型、情绪型、意志型，或分为内倾型、外倾型，或分为独立型、顺从型。

个性的分类，古今中外至今没有统一的描述。传统观念认为，老年人由老年过程中，欲望和要求日益减少，驱力及精神能量日益减退，出现退缩、孤独，从外向性格向内向性格转变，从主动变为被动。近年来研究发现，老年人的个性与中青年人相比是稳定的，而且是继续发展的。当然，老年人性格从经验上看，的确与中青年有不同的特点，但这些特点往往是由于面对离退休、丧偶、生活困难、社交减少、疾病、死亡威胁等诸多生理、心理、社会问题困扰时产生的心理不适应造成的，这要与正常老年人的人格状态加以区别。

（姚瑶）

第三节 老年疾病的临床特征

老年人和年轻人可以患同一种疾病，但其临床表现不一定相同。这是因为人到了老年，身体各器官组织在结构和功能方面都发生了一系列变化，机体的抗病能力和对疾病的反应性也随之发生变化。因此，了解老年人疾病的临床特点，就可以在疾病的初始阶段做到早期诊断和早期防治，否则很容易造成误诊和漏诊，从而延误治疗。

近年来，我国老年人心、脑血管疾病和恶性肿瘤的发病率呈明显上升趋势，这三类疾病占老年人全部死亡病因的 70% 以上。传染病引起的死亡占总死亡的比例由 1957 年的 7.9% 下降到 1996 年的 1.4%，而心脏和脑血管病在死亡原因中所占的比例，则分别由 6.6% 和 5.5% 上升到 16.4% 和 22.3%。

一、一般临床特征

（一）起病隐匿，病程缓慢

起病隐匿是许多老年性疾病的主要临床特征。当疾病发生时，患者并无任何不适感觉，可以像正常人一样生活和工作。如高脂血症和动脉粥样硬化是老年人最常见的病症，是在不知不觉的情况下发生的，只有在血液生化检查时才被发现。它们往往在中青年时期即开始发病，因此具有一个漫长的发病过程。原发性骨质疏松症是老年妇女的多发病，但骨质丢失往往始于 35~40 岁，部分患者在绝经后才表现出临床症状，也经历了很长的慢性过程。

（二）病史不明

老年人听觉功能减退、近记忆力降低、语言表达困难，故采集病史较困难。另外，老年人对疾病的敏感性、反应性差，而家属、亲友或看护者提供的情况不够全面及确切，甚至相互矛盾，因而不易获得完整、可靠的病史。因此，在采集老年人的病史时宜耐心细致，也要与家属或看护者反复核对自述及他述病历的可靠性。

（三）症状及体征不典型

由于老年人的应激能力下降，对疾病的感受性和反应性降低，往往疾病发展已很严重，但无明显自觉症状或症状不典型。如急性心肌梗死，有 35%~80% 的患者无疼痛或疼痛不剧烈，常呈无痛性心肌梗死而漏诊；老年人肺炎常无症状，或仅表现食欲差、乏力、意识障碍，无发热、咳嗽、胸痛等典型症状。

（四）多种疾病同时存在

老年人患病常为多发性，因而造成症状错综复杂。据报道，65 岁以上老年人平均患 7 种疾病，最多可高达 25 种。一方面表现为多个系统的器官同时患病，如老年人可以在动脉硬化的基础上患有高血压病、冠心病、脑血管病、糖尿病、白内障等相互关联的疾病。另一方面表现为同一个脏器可有多种病变，如心脏可同时发生冠状动脉粥样硬化、心肌肥大、心脏传导系统的退行性变等。

（五）多器官处于临界功能状态

老年人组织器官的功能一般随增龄而减退，常处于临界功能状态，在一般情况下尚可维持正常功能，一旦增加负荷，则可表现为某种疾病的临床症状。例如，老年人的心脏储备功能降低，当剧烈体力活动或受到精神打击时，可诱发心功能不全。多器官临界功能状态极易受到内、外不良因素的影响，进而导致多器官功能受损，加之多种疾病的相互作用，严重时可诱发老年人多器官功能衰竭。

（六）易出现药物不良反应

老年人由于肝、肾功能低下，对药物的吸收、代谢、解毒和排泄的能力与年轻人不同，易引起药物的毒性反应。如老年人对洋地黄敏感，治疗量和中毒量相当接近，洋地黄药物只需用年轻人的 1/2 或 1/4 量即可获得治疗效果。发生洋地黄中毒的死亡人数高于年轻人。有资料表明，接受一种药物治疗的不良反应发生率为 10.8%，同时接受 6 种不同的药物治疗时，不良反应发生率可高达 27%。

（七）并发症多、易发生危象

老年人患急性疾病或慢性疾病急性发作时，由于器官的储备功能和代偿能力下降，易出现并发症，发生危象。如肝硬化失代偿期出现门脉高压时容易并发上消化道大出血，出现严重腹水时易发生水、电解质紊乱，急性原发性腹膜炎，肝功能严重衰竭时则并发肝性脑病、肝肾综合征等。甲亢患者易发生甲状腺危象等。

（八）预后不良

老年性疾病的死亡率高、治愈率低、致残率高。如心、脑血管病和肿瘤是老年人的常见病和多发病，由于其病因和发病机制复杂，缺乏有效的治疗措施，因而治愈率低，加之老年人心、脑血管功能及全身器官功能处于衰退状态，使疾病的死亡率增高，即使存活的患者，往往留有不同程度的残疾，甚至是严重的终生残疾。

二、常见症状和体征

老年患者最常见的症状和体征有头痛、头晕、四肢无力、嗜睡、发热、易疲劳、跌倒、急性精神错乱、睡眠障碍、下肢水肿、呼吸困难、尿失禁、便秘等。这些症状和体征的临床意义与中青年患者不尽相同，应全面检查、综合分析，以做出准确诊断。因此，在老年疾病的临床诊断中，要时刻注意老年患者临床表现的不典型性和复杂性，一种症状可以发生在不同的疾病，同一疾病也可表现为不同的症状和体征。

三、常见并发症

（一）意识障碍

老年人脑动脉硬化所致脑供血不足、脑萎缩、神经功能减退，常使老年人患病时易发生意识障碍。任何急性病引起的高热、脱水、电解质紊乱、低血糖、休克都可导致意识障碍；脑卒中、败血症、肾衰竭等疾病也可引起意识障碍；某些作用于中枢神经系统的药物如镇静剂等也可造成意识障碍。

（二）水、电解质紊乱及酸碱平衡失调

老年人组织器官萎缩，细胞内液绝对量及所占的比例明显减少，加之中枢神经系统和肺、肾等器官功能减退，对体液及酸碱平衡的调节和代偿能力降低。如发生呕吐、腹泻、胃肠引流、出血、烧伤、滥用利尿剂等，很容易造成水、电解质紊乱及酸碱平衡失调，特别容易发生低血钾和代谢性酸中毒。

（三）多器官功能衰竭

老年人在应急状态下易发生多器官功能衰竭，死亡率极高。这与老年人各器官功能衰退和原有慢性疾病的严重程度有关。最常见的慢性疾病是心血管疾病和呼吸系统疾病，其次是糖尿病合并肾功能障碍，再后是脑血管疾病和帕金森病。

（四）运动障碍

老年人易患骨性关节炎（如膝关节及其他关节退行性病变），出现韧带和肌肉的老化及各种骨关节疾病（如类风湿、痛风），可引起运动障碍。

（五）大、小便失禁

老年人肛门括约肌功能减退、膀胱括约肌肌力减低，易出现大、小便失禁。常见于某些疾病，如脑血管意外的急性期及恢复期和各种疾病的终末期。

（六）压疮

压疮多见于长期卧床，活动能力极度低下的老年人。

四、检测和诊断

由于老年性疾病在分类、病因、诱发因素、病理生理和临床表现等方面与中青年不同，因而应在一般诊断原则的基础上，注意其某些特征。

（一）病史采集

老年人的视力、听力、语言表达能力、反应能力、逻辑思维能力等均有不同程度的减退，因此，在采集病史时会遇到许多困难。在具体工作中，医护人员必须通过患者本人、亲属或看护者，耐心、细致、全面地询问对诊断有价值的一切信息资料，包括主诉、现病史、过去史、家族史、用药史、过敏史等。

（二）体格检查

老年人体格检查与中青年无大差别，应根据其特点有所侧重。

1. 体重

体重是预测某些老年性疾病的一项简单而敏感的指标，应每3个月测一次，如超过理想体重，则可能患心、脑血管疾病，糖尿病，胰岛素抵抗综合征等。

2. 血压

血压是老年人体检的必查项目之一。对无高血压的老年人，每3个月测一次血压，对高血压患者应每天测量血压，及时调整治疗方案。必要时做动态血压检测。

3. 体温

老年人对体温变化不敏感，但并不等于体温检测不重要，反而说明体温变化在老年性疾病的检测和诊断中是一项不容忽视的项目。

4. 神经精神状态

应特别注意老年人的意识状态、心理状态、逻辑思维、反应能力、语言功能、行走步态、动作协调等，以指导进一步的检查。

5. 心肺功能

在体检中该项检查占有十分重要的地位，应重点检查心率、心律、心音、心界、呼吸、啰音等。

6. 腹部和盆部

腹部和盆部是老年人发病较高的部位，应特别注意胃肠道、肝、胆、胰、脾、肾、膀胱、前列腺、子宫、卵巢等器官和腹盆部肿块的检查，有时简单的触诊可能发现重要的疾病，如直肠指诊对直肠、前列腺疾病有十分重要的诊断价值。

7. 浅表淋巴结

浅表淋巴结检查对老年性疾病的诊断有一定价值，应注意颌下、颈部、锁骨上、腋窝和腹股沟区的淋巴结，女性还要注意乳房结节或肿块。

8. 视力和听力

视力和听力对眼科和耳鼻喉科疾病有一定的诊断价值。

9. 皮肤和黏膜

皮肤和黏膜检查应注意黄疸、皮疹、出血、结节、舌苔等变化。

10. 骨关节

骨关节应注意骨关节的形态、运动、压痛等体征。

（三）实验室检查

实验室检查对老年性疾病诊断非常重要，许多疾病主要依靠实验室检查确诊。

1. 三大常规

血、尿、粪三大常规检查，大便潜血试验等。

2. 血脂

老年人血脂增高较为常见，血脂增高可引起多种疾病。因此，健康老年人应定期（0.5～1 年）检测血脂。高脂血症患者应根据病情及时检测，以指导用药。

3. 血糖

健康老年人应定期（0.5～1 年）检测空腹血糖，必要时应检测餐后 2 小时血糖和糖耐量试验，以确定糖尿病。对糖尿病患者应根据具体情况及时检测，以指导用药。

4. 血液流变学

血液流变学检测对检测心、脑血管疾病具有一定的意义，应列为老年人体检的常规指标，一般以 0.5～1 年检测 1 次为宜。

5. 肝肾功能

了解肝肾功能状态，一般以 0.5～1 年检测 1 次为宜。

6. 免疫学指标

根据需要检测细胞免疫和体液免疫功能。

7. 内分泌功能

针对有关疾病进行检测。

8. 细菌培养、骨髓涂片

根据需要而定。

（四）特殊检查

特殊检查应遵从循证医学的原则，根据疾病的具体需要而定。

1. 心电图

心电图为常规检查项目，必要时可做动态心电图和心功能检测。

2. X 线检查

X 线检查包括 X 线透视、平片、钡餐、钡灌肠、血管造影、钼靶 X 线等。

3. 超声检查

超声检查包括腹部 B 超、心脏多普勒超声、经颅多普勒超声检查等。

4. 内镜检查

内镜检查包括胃镜、结肠镜、腹腔镜、膀胱镜、支气管镜、关节镜等。

5. CT、MRI、DSA、SPECT、PET

以上检查价格较昂贵，应根据需要选择。

（杨颖）

第三章　老年人的健康保健

第一节　老年保健的任务和策略

　　老年保健是以维持和促进老年人健康为目的，为老年人提供疾病的预防、治疗、功能锻炼等综合性服务。WHO 老年卫生规划项目认为，老年保健是指在平等享用卫生资源的基础上，充分利用现有人力、物力，以维持和促进老年人健康为目的，发展老年保健事业，使老年人得到基本的医疗、康复、保健、护理等服务。

　　老年保健最初起源于美国，当时发现在综合医院内住院的一部分高龄老年人，同时患有多系统疾病，常伴有精神障碍，又有一些社会问题或经济问题，如贫困等。这些患者住院时间长、需要的护理多，治疗上也有其特殊性，其中有些患者反复入院或不能出院，于是开始兴建专门的老年病医院。由于这类医院多远离市区和老年人家庭，这种脱离社会的状况不利于老年人心理健康和对患者的管理，因此，大多数国家又开始采取以社区一级医院为中心的社区老年保健服务等办法。如在欧洲、美洲和亚洲的日本等经济发达地区和国家，近些年来，为老年人不断扩大保健设施及福利设施，如老人公寓、老人院、日间护理中心、老年人社会活动站和老人日托门诊等。老年人患病的家庭护理也由本地区医护人员负责。

　　中国老年学和老年医学研究开始于 20 世纪 50 年代中期。比起国际老年学发展，我国起步并不算晚，20 世纪 80 年代以来，我国政府对老年工作更加关注，成立了中国老龄问题委员会，建立了老年学和老年医学研究机构，老年心理学、老年社会学等应运而生，老年保健的观念也开始改变。

一、老年保健的任务

（一）老年保健的重点人群

1. 高龄老人

高龄老人系指 75 岁以上的老年人。高龄老人是体质脆弱的人群，对医疗保健的需求量大，同时多患有几种疾病，易出现多系统功能衰竭，住院时间也较其他人群长。

2. 独居老人

独居老人外出看病较难，应定期巡诊、送医药上门，为老人提供健康咨询等。

3. 丧偶老人

据世界卫生组织报告，丧偶老人的孤独感和心理问题发生率均高于有配偶者，因此，丧偶老人应作为重点保健人群。

4. 新近出院的老年人

新近出院的老年人由于疾病未完全康复，身体状况往往较差，常需要继续治疗和及时调整治疗方案，如遇到经济困难等不利因素，疾病极易复发甚至导致死亡。因此，从事社区医疗保健的人员，特别是乡、村级医疗保健人员应掌握本区域内近期出院的老年人员，并根据具体情况定期随访。

5. 老年精神障碍者

老年人中的精神障碍者主要是阿尔茨海默病患者。随着老年人的增多和高龄老人增多，阿尔茨海默病老人也会增加。重度阿尔茨海默病的老年人，生活失去规律，常伴有营养障碍，从而加重原有的躯体疾患。因此，阿尔茨海默病老人需要的医疗和护理服务明显高于其他人群，应当引起全社会的重视。

（二）老年保健的基本任务

老年保健工作的目的是要运用老年医学知识，开展老年病的防治工作，指导老年人的日常生活和健身锻炼，延长老年人的健康预期寿命，提高老年人的生活质量。因此，老年保健任务的完成需要依赖以下老年医疗保健体系：

1. 医院内老年保健护理

医院内老年保健护理对象主要是指老年患者，是针对其患病特点进行的护理。

1）老年疾病的临床特征，老年人患病的临床表现与一般成人比较，存在以下特点：①病史采取困难；②症状及体征不典型；③多种疾病同时存在；④易发生意识障碍；⑤易出现并发症等。

2）医院内老年患者护理形式：①老年病院；②综合医院设立老年病科。

3）医院内老年患者的护理特点

（1）老年患者因神经反应迟钝，常缺乏典型症状和体征。如老年人发生心肌梗死，据统计，有35%～80%无痛感。所以护理人员不但要掌握老年人发病的一般规律，还要注意观察细微的病情变化，及时做出正确的判断和处理。

（2）老年患者尤其是高龄患病老人，常因伴有脑动脉硬化而使理解力、表达力减退，表现为主诉不清、症状不明，或表现出忧郁、焦虑或惊恐不安。护理人员在与其交谈时，应面对患者，表情自然而亲切；倾听主诉时，应耐心等其说完再继续提问；提问时，应语气舒缓，用词简单明了。还应敦促家属按时探视，必要时留人陪住，发展与老年患者之间的友谊，避免不利于老年患者医治、恢复的行为。

（3）患者痊愈出院，并不意味着护理工作的结束，应有针对性地做好老年患者出院的健康指导。

2. 中间服务设施中的老年保健护理

中间服务设施中的老年保健护理是指介于医院与社区家庭的中间设施，如老人护理院、老人疗养院、日间老人护理站、敬（养）老院、老年公寓等，这些中间服务设施的老年保健护理，可以增进老年人对所面临的健康问题的了解和调节能力。

3. 社区家庭中的老年医疗保健护理

社区家庭医疗服务是老年保健护理的重要工作内容之一，是方便老年人的医疗服务形式。理想的社区家庭访视护理范围包括：护理服务、物理治疗、心理治疗、语言治疗、社会工作、营养咨询、医疗卫生器材租用、搬运患者的服务等。可见要有成功的家庭访视护理还需要有多学科结合。此外，医疗保险制度、医疗费用制度的配合也是一大关键所在。

4. 临终关怀护理

临终关怀的组织形式有：①专门机构，人员配备俱全，设备先进，较专业化的临终患者服务机构，如天津临终关怀病房、上海南汇护理院等；②综合医院中建立的临终关怀病房；③家庭临终关怀病床。

临终关怀机构工作人员分工和要求：工作人员配备有医生、护士、医技和后勤人员、义务工作者。工作人员要求：

（1）必须医德高尚，具有同情心、爱心、耐心。

（2）热爱本职工作，具有献身精神。

（3）具有丰富的医护知识和精湛的技术。

（4）具有心理学知识，必须取得患者和家属的信任。

5. 重视长期保健护理的需要

即使是在老年人保健和老年人福利已经相当完善的一些国家如美国、日本，仍然认为老年人的长期照顾是最欠缺的一个环节。随着老龄化社会的到来，我国老年人群中需要照顾和援助的人也在不断增加。为此，应该采取的对策是将一部分急性医疗护理的经费加以重组并转到慢性照顾护理上。此外，老年人福利制度也是老年人政策中重要的一个环节。

6. 充分利用社会资源

首先要考虑到老年人自身资源的充分利用，因此，要对老年人进行健康教育：

1）合理安排休息：老年人的衣食住行，对健康长寿影响很大，要注意劳逸结合，保持充足的睡眠，冬天要防寒保暖，夏天要防止中暑。外出要注意交通安全。此外，还应注意合理饮食，原则上，老年人一天所需的总热能一般 1 500～2 500 kcal 为宜，蛋白质 1～1.28 g/kg 为宜，其中优质蛋白质应占蛋白质总量的 50% 以上。脂肪所提供的热量占总热量的 20%～25%，宜多选用含不饱和脂肪酸丰富的植物油。还应注意补充足够的维生素 C、维生素 A、维生素 B、维生素 E、维生素 D 和叶酸。同时补充钙、铁、镁、锌、铜等无机盐及微量元素。食盐摄入量每天应控制在 4～8 g，饮食要清淡、易消化，忌暴饮暴食，戒烟戒酒，少食或不食油腻、油炸、辛辣食物。米面与杂粮合理搭配，以提高主食中蛋白质的利用率。每天适量摄入新鲜蔬菜、水果，预防便秘。

2）了解自己的健康情况：老年人要定期到医院进行全面体格检查，及时了解自己的健康状况。健康检查主要项目包括：

（1）一般情况检查：包括身高、体重、脉搏、呼吸和血压等。

（2）临床各科检查：包括内科、神经科、外科、妇科、眼科、耳鼻喉科、口腔科等。

（3）实验室检查：包括血、尿、粪、痰常规及血沉检查，必要时进行尿、痰的病理细胞学检查。

（4）心电图检查：如心电图不正常或心脏听诊检查有异常时，应做 24 小时动态心电图或超声心动图检查。

（5）X 线检查：包括胸腹部透视及 X 线拍片。

（6）腹部 B 超检查：包括肝、脾、胰腺、胆囊、肾上腺、肾、前列腺等。

（7）肺功能检查：如肺容积、肺通气等。

（8）血生化检查：包括血糖和各种酶谱的检查，血脂测定，肝功能、肾功能以及免疫方面的检查。总之，健康检查是保护老年人健康，促进健康长寿的一种重要的预防性措施。

（3）自我保健与自我急救：老年人应了解一些必要的自我保健和自我急救知识。遇到特殊情况可以及时处理，避免耽搁时间，加重病情。

（4）体育运动与文化娱乐：生命在于运动，老年人进行适度的体育活动是保持健康的要素，如老年人早晨起床后可进行一些散步或慢跑等活动，但要根据自己的健康情况量力而行，不能过量。此外，要注意老年人心理精神卫生，克服不良心理。

二、中国特色的老年保健策略

针对老年人的特点和权益，我国的老年保健策略可归纳为四个"有所"，即"老有所养""老有所医""老有所乐""老有所为"，前两个提法关系到老年人的生存和健康问题，后两个则关系到老年人的发展和成就。

（杨颖）

第二节　老年保健的护理实践

一、老年人的主要护理问题

根据老年保健的特点，老年人的主要护理问题如下：

（1）劳逸结合调整能力不足。

（2）健康管理能力异常。

（3）身体损伤的潜在危险性。

二、老年人的护理目标

由于老年人多患慢性疾病，疾病难以康复，医疗护理重点在于有效处理疾病过程出现的主要问题，而并非治愈疾病。因此，针对老年人应制定以下护理目标：

（1）增强自我照顾能力。

（2）延缓恶化及衰退。

（3）提高生活质量。

（4）支持濒危患者并保持其舒适及尊严。

三、老年护理的道德准则

1）尊老爱老，扶病解困。

2）护理老年患者的道德准则

（1）老年患者具有特殊的生理心理特点，护理工作中要始终贯穿诚心、爱心、细心的原则，尊重并体谅老年患者，使他们有安全感、舒适感和信任感。

（2）对职务、地位、文化、年龄、性别、性格和经济状况不同的老年患者，护理工作中均应一视同仁，和善对待，真诚相处，尊重人格，并提供个性化护理。

（3）老年患者易掩盖很多疾病的症状及体征，护理工作中要加强责任心，仔细、审慎、周密，不放过任何一点细小的病情变化。

（杨颖）

第四章　呼吸系统疾病

第一节 上呼吸道感染

上呼吸道感染是老年人常见病之一，由于老年人防御功能低下，呼吸肌无力，全身其他器官功能减退，特别是易将口、咽及上消化道内的容物吸入气管，因此，老年人易患上呼吸道感染。

一、病因和发病机制

本病大多由于病毒感染引起，常见有鼻病毒、副流感病毒、柯萨奇病毒、腺病毒等；少数是由细菌感染引起，可以直接感染或继发于病毒感染之后。一般可通过含有病原体的飞沫或被污染的用具传播。病毒引起的传染性强，全年皆可发病，以春、冬季多见。上述病毒和细菌常寄生于人体的鼻、咽部。当气候变化、寒温失常，往往因衣被增减失宜，或浴后受凉，甚至脱帽更衣或呼吸道慢性炎症等，使全身或呼吸道局部防御功能低下，则寄生于呼吸道或由外界入侵的病毒、细菌迅速繁殖，引起本病。

二、诊断

（一）临床表现

1. 症状

上呼吸道包括鼻及咽喉，一般普通感冒为病毒性感染，常先侵犯上呼吸道，临床表现为上呼吸道局部症状较突出，如打喷嚏、鼻塞、流涕、咽喉痛及声音嘶哑等，相对来说全身症状如畏寒、发热以及引起全身衰竭的情况较轻，对脑神经、心、肾、肺功能影响较小。但研究表明，如上呼吸道感染不能得到及时有效的控制，上呼吸道感染常逐步向下呼吸道蔓延，造成下呼吸道感染，甚至引起多器官功能衰竭，导致死亡。因此，老年人需要及时防治上呼吸道感染。

2. 体征

检查鼻黏膜及咽部充血，扁桃体红肿，有的病侧有脓性分泌物，可有颌下淋巴结肿大、压痛。肺部一般无异常体征。

3. 并发症

（1）急性中耳炎和急性鼻窦炎：急性中耳炎和急性鼻窦炎为感冒常见的并发症。患者可有耳痛、耳鸣、听力减退、头痛等症状。如高热、耳鼓膜穿孔、流脓性分泌物，为急性化脓性中耳炎；如鼻窦口肿胀、引流不畅，可有发热、头痛、鼻窦压痛、流脓涕，提示急性鼻窦炎。流感亦可有以上并发症。

（2）急性细菌性支气管炎和支气管肺炎：其临床表现与一般支气管炎和支气管肺炎相似。

（二）实验室及其他检查

1. 病毒感染

病毒感染白细胞计数正常或偏低，淋巴细胞比例升高。

2. 细菌感染

细菌感染白细胞计数常增多，有中性粒细胞增多和核左移现象。

三、治疗

目前尚无特殊抗病毒药物，上呼吸道病毒感染以对症处理、休息、戒烟、多饮水、保持室内空气流通和防治继发细菌感染为主。

可选用含有解热镇痛及减少鼻咽充血和分泌物的抗感冒复合剂或中成药，如对乙酰氨基酚（扑热息痛）、双酚伪麻片、银翘解毒片等。

如有细菌感染，可根据病原菌选用敏感的抗感染药物。经验用药，常选青霉素类、大环内酯类或喹诺酮类等。

早期应用抗病毒药有一定疗效。利巴韦林有较广的抗病毒谱，对流感病毒、副流感病毒和呼吸道合胞病毒等有较强的抑制作用。奥司他韦对甲、乙型流感病毒神经氨酸酶有强效的抑制作用，可缩短病程。金刚烷胺、吗啉胍和抗病毒中成药也可选用。

四、护理措施

（1）全身症状较重，应适当卧床休息，注意保暖。室内应安静，空气新鲜，阳光充足。

（2）进清淡易消化食物。鼓励患者多饮水。高热患者，每日进水量应保持在 2 500～3 000 ml。

（3）注意皮肤卫生，高热患者出汗过多时，除勤换洗内衣、内裤外，应经常用温水擦洗。

（4）急性上呼吸道感染易于传染，应进行呼吸道隔离，避免交叉感染。

（5）密切观察病情变化，有发热及伴有其他症状时，应按时测量体温。如体温过高伴有全身不适、头痛等，按发热护理给予物理降温或酌情药物降温。应用退热药物时，老年人应注意适当减量，以免体温骤降或因出汗过多而引起脱水或虚脱。服用该药物时，应嘱患者多饮水。

（6）发现患者鼻涕为黄色脓样，鼻塞，前额或两面颊部疼痛、发热等，则应考虑为鼻窦炎，应及时报告医生，按医嘱应用抗生素治疗。

（7）发现患者退热后又复升，呈不规则热、咳嗽、气急、全身乏力，脉搏快而弱或不规则，检查有心律不规则，第一心音降低，应注意心肌炎的发生。应及时报告医生并协助进行详细检查，给予相应处理。护士应嘱患者卧床休息，及时测量血压、脉搏、呼吸及心电图变化等。

五、健康教育

（1）平时应加强体育锻炼，增强体质，提高抗病能力。

（2）避免受凉、淋雨及与感冒患者接触。感冒流行期间，外出要戴口罩，少去公共场所，防止交叉感染。室内应经常开窗通风及进行空气消毒。

（3）室内用食醋 5～10 ml/m³ 加等量水稀释，关闭门窗加热熏蒸，每日 1 次，连用 3 次。

（4）流感疫苗行鼻腔喷雾；也可用贯众、板蓝根、野菊花、桑叶等中草药熬汤饮用。

（5）恢复期若出现眼睑水肿、心悸、关节痛等症状，应及时诊治。

本病经治疗后症状消失，预后良好，不留后遗症。若并发鼻窦炎，常成为慢性呼吸道炎症的病灶。溶血性链球菌感染可并发心内膜炎、心肌炎或肾小球肾炎，预后较差。

（马秀丽）

第二节 慢性支气管炎

慢性支气管炎是气管、支气管及其周围组织的慢性非特异性炎症。多见于老年人，患病率高，达3.2%。中医称之为"久咳"，指咳嗽时日已久，反复发作，多由暴咳迁延不愈而成，以长期咳嗽、咳痰为主症。本病常演变为阻塞性肺气肿、慢性肺源性心脏病。

一、病因和病理

（一）病因

慢性支气管炎的病因尚不完全清楚，但与下列因素有关：

1. 大气污染

大气中的刺激性烟雾、有害气体如二氧化硫、二氧化氮、氯气、臭氧等对支气管黏膜的慢性刺激，常为慢性支气管炎发病的诱发因素之一。

2. 吸烟

国内外大量科学研究证明，吸烟是慢性支气管炎的主要病因。吸烟能使气道纤毛运动功能降低，肺泡巨噬细胞功能异常，分泌黏液的腺体增生，蛋白酶—抗蛋白酶失衡，刺激支气管平滑肌收缩等。

3. 感染

急性呼吸道感染治疗不当或延误治疗，常是形成慢性支气管炎的重要原因。主要病因多为病毒和细菌，病毒中流感病毒及鼻病毒是主要的致病原。常见细菌有肺炎链球菌、流感嗜血杆菌等。

4. 过敏因素

喘息性慢性支气管炎往往有过敏史，对多种抗原激发的皮肤试验阳性率较高，在患者痰液中嗜酸性粒细胞数量与组胺含量都有增高。过敏反应可使支气管收缩或痉挛、组织损害和炎症反应，继而发生慢性支气管炎。

5. 其他

除上述主要因素外，尚有机体内在因素参与慢性支气管炎的发生。①自主神经功能失调，气道反应性比正常人高。②老年人由于呼吸道防御功能下降，慢性支气管炎的发病率增加。③营养因素与慢性支气管炎的发病也有一定关系。④遗传因素也可能是慢性支气管炎的易患因素。

（二）病理

1. 早期

早期上皮细胞的纤毛发生粘连、倒伏、脱失，上皮细胞空泡变性、坏死、增生、鳞状上皮化生；杯状细胞和黏液腺肥大和增生，分泌旺盛；浆细胞发生黏液性变；黏液和黏液下层充血，浆细胞、淋巴细胞浸润及轻度纤维增生。病情较重和病程较久者，炎症由支气管壁向其周围组织扩散，黏膜下层平滑肌束增生、肥大，管腔狭窄，有时管壁软骨可发生退行性变、纤维化、钙化或骨化。病变发展至晚期，黏膜有萎缩性改变，支气管周围纤维组织增生，造成管腔的僵硬或塌陷。病变蔓延至细支气管和肺泡壁，形成肺组织结构的破坏和纤维组织增生，进而发生阻塞性肺气肿和肺间质纤维化。

2. 中期

中期呼吸功能无明显影响。

3. 晚期

晚期支气管管腔变狭窄，细小支气管闭塞、塌陷或有痰液积聚堵塞，影响通气功能时，则可发生程度不等的气道阻力增加，引起阻塞性通气功能障碍。

慢性支气管炎在早期，一般反映大气道功能的检查如第一秒用力呼气量（FEV_1）、最大通气量、最大呼气中期流速多为正常。但有些患者小气道（小于 2 mm 直径的气道）功能已发生异常。随着病情加重，气道狭窄，阻力增加，常规通气功能检查可有不同程度异常。缓解期大多恢复正常。疾病发展，气道阻力增加成为不可逆性气道阻塞。

二、诊断

（一）病史

询问有无吸烟、感染、理化刺激、过敏等相关发病因素；有无自主神经功能失调、呼吸道防御功能降低、营养因素缺乏、遗传等易患因素。有无过劳、感冒、接触有害气体等诱发因素。

（二）临床表现

缓慢起病，病程长，反复急性发作而病情加重。

1. 主要症状

主要症状为咳嗽、咳痰，或伴有喘息。

（1）咳嗽：一般以晨起咳嗽为主，晚间睡前有阵咳或排痰。咳嗽严重程度视病情而不同。

（2）咳痰：多与咳嗽同时出现，一般为白色泡沫痰或黏痰；合并感染时，痰量增多、色黄而黏，或出现脓痰。

（3）喘息：喘息性慢性支气管炎的患者在咳嗽、咳痰的同时，伴有不同程度的气短、喘息，甚至呼吸困难。

2. 体征

平时缺乏明显体征。急性发作期可出现肺部干、湿性啰音或伴有哮鸣音，并发肺气肿、肺心病时，可出现相应体征。

3. 分型及分期

1）分型：①单纯性，以咳嗽、咳痰为主。②喘息性，除单纯性支气管炎症状外还具有喘息症状，并伴有哮鸣音。

2）分期：根据病情可分为三期。

（1）急性发作期：指在1周内出现脓性或黏液脓性痰，痰量明显增多，伴有发热等炎症表现，或咳嗽、痰量等明显增多，伴有发热等炎症表现，或咳嗽、吐痰、喘息症状任何一项明显加剧。

（2）慢性迁延期：咳嗽、吐痰、喘息症状迁延1个月以上。

（3）临床缓解期：症状基本消失或偶有轻咳和少量痰液保持2个月以上。

（三）实验室及其他检查

1. X线检查

病变反复发作者，可有肺纹理增多、增粗、模糊，呈网状或条索状，延伸至肺野周围。继发感染时，可出现不规则斑点阴影，以下肺野较明显。

2. 呼吸功能检查

常规检查多无异常，闭合气量可增加，病情发展出现阻塞性通气功能障碍时，表现为 FEV_1 占用力肺活量的比值减少（<70%），最大通气量（MVV）减少（<预计值的80%）；最大呼气流速—容量曲线图形异常，流速降低明显。

3. 血液检查

急性发作期或并发感染时，白细胞计数及中性粒细胞增多。喘息性慢性支气管炎患者，嗜酸性粒细胞可增多。

4. 痰液检查

痰液涂片或培养可见肺炎链球菌、流感嗜血杆菌等，涂片还可见大量中性粒细胞、已破坏的杯状细胞。

5. 支气管镜检查

根据病情轻重、病程长短，可见支气管黏膜呈不同程度的充血、发红、肥厚、分泌物增多。

三、治疗

针对慢性支气管炎的不同病因、病期分型和反复发作特点，采取防治结合的综合措施，目的在于消除症状，防止呼吸功能进一步恶化，促进康复。教育患者自觉戒烟，避免或减少各种诱发因素，提高与慢性疾病做斗争的信心。

（一）急性发作期的治疗

应以控制感染和祛痰、镇咳为主。伴发喘息时加用解痉平喘药物。

1. 控制感染

控制感染是慢性支气管炎急性发作期治疗的关键，应根据致病菌的性质及药物敏感程度选择抗菌药物。在未确定病原菌之前，则需按经验用药，较轻患者，多选择口服及肌内注射抗菌药，而对于较重患者，多选用静脉注射抗菌谱较广的抗菌药物。常用的药物包括青霉素类、头孢菌素类、大环内酯类、氨基糖苷类和喹诺酮类。

2. 祛痰、止咳

常用的药物如复方氯化铵合剂、溴己新（必嗽平）、乙酰半胱氨酸（痰易净）等，也可使用中药化痰、止咳。对老人、体弱者及痰多者，不应使用强镇咳剂，如可卡因等。

3. 解痉、平喘

茶碱类如氨茶碱；β 受体兴奋剂如沙丁胺醇（舒喘灵）；抗胆碱能药物如异丙托溴铵（溴化异丙托品）等，可缓解支气管痉挛。必要时可应用糖皮质激素。

4. 雾化吸入

对痰液黏稠者可采用生理盐水气雾湿化吸入，并可在湿化液中加入抗生素及痰液稀释剂，有利于排痰。

（二）缓解期治疗

缓解期主要是加强体质的锻炼，提高自身抗病能力。也可试用免疫调节剂如百令（冬虫夏草）胶囊 2 片，每日 3 次；刺五加黄芪片，4 片，每日 3 次；气管炎疫苗，每周皮下注射 1 次，0.1 ml，逐渐增至 0.5 ~ 1 ml，可坚持使用 1 ~ 2 年；唯尔本或斯奇康注射液 1 mg，肌内注射，每周 2 - 3 次，连用 3 个月。其他中医中药也可试用，在部分人中可见效。

四、护理措施

（一）一般护理

（1）病情重、病程长或年老体弱者，应鼓励患者动静结合，避免长期卧床，以利痰的排出。由于慢性支气管炎病程长，常影响食欲、睡眠等，而使患者产生忧虑、焦急等心理，护士应热情、耐心安慰患者，向患者及其家属介绍慢性支气管炎的防治知识，并给予患者心理支持，以增加其治疗信心。

（2）饮食上给予营养丰富、高蛋白、多种维生素、易消化而清淡食物，食物应多样化。

（3）室内应注意卫生，阳光充足，空气新鲜。天冷时，应注意按时开窗通风。室内温度应适宜。一般室内温度保持在 18 ~ 20℃，湿度在 50% ~ 60%，并定时用 0.05% 苯扎溴铵或 0.01% ~ 0.05% 过氧乙酸溶液进行空气消毒，每周一次。

（4）慢性支气管炎急性发作患者常有通气功能损伤，因此，要注意保持呼吸道通畅。痰多咳嗽者，应鼓励患者将痰咳出，有助于疾病的好转。痰多者，可让患者取健侧卧位，经常更换体位，使痰易于咳出。痰液黏稠者可给予雾化吸入，使痰液稀释，利于排出。呼吸困难者，让患者取半坐位，必要时给氧。痰多、咳嗽无力者，要注意防止呼吸道堵塞而发生窒息，随时准备好吸痰器，以备急用。

（5）缓解期的患者应加强体质锻炼，增强呼吸肌的代偿能力，指导患者行腹式呼吸。因腹式呼吸可使膈肌的活动度增加，肺的舒缩力增强，肺组织可以得到充分松弛，肺泡的膨胀度也可以恢复，使气体交换量增加，残气量减少，同时也促进了心脏的血液循环，从而改善了心肺功能。

（二）病情观察与护理

1. 观察咳嗽、咳痰量及性质变化

频繁咳嗽可影响休息与睡眠，剧烈咳嗽对人体有害，当发现患者剧烈咳嗽，咳痰量不多，痰黏稠时，可按医嘱给服祛痰剂，如效果不佳，可根据医嘱给予超声雾化吸入治疗。如发现患者咳痰量增多，呈黄色脓性，伴发热，则应考虑有继发感染。应及时报告医生进行处理。同时护理人员应详细准确记录痰量和颜色变化，以判断治疗效果并及时留取痰液做培养。

2. 观察是否有呼吸困难

包括呼吸频率、节律、深度和用力情况，若发现患者突然一侧剧烈胸痛，出现呼吸困难、刺激性咳嗽，不敢呼吸，不能平卧，患侧有气胸体征，要警惕有自发性气胸的发生，应立即报告医生，并协助医生进行抢救治疗。若呼吸浅慢，伴神志不清，常提示肺性脑病，应及时处理。

3. 观察神志情况

本病尤其是重症伴有呼吸衰竭的患者，观察神志情况极为重要，早期表现为睡眠形态紊乱，白天嗜睡，夜间兴奋，谵妄，神志恍惚，后期表现为嗜睡、昏迷。呼吸衰竭的早期兴奋与血中氧浓度降低，二氧化碳浓度增高有关，易与普通的睡眠障碍相混淆，应注意观察。

4. 观察发绀情况

重症患者由于缺氧致血中还原血红蛋白增多，使皮肤、黏膜呈现弥漫性青紫色，口唇、甲床、鼻尖、耳垂、颊部等处易观察。但应注意，贫血患者由于血红蛋白过低，可使还原血红蛋白达不到产生发绀的浓度而不出现发绀。

（三）控制性氧疗的护理

1. 吸氧装置

为防止医源性感染，湿化瓶每天应进行消毒，更换无菌蒸馏水。吸氧导管采用一次性的，专人专用。

2. 氧浓度

氧流量应调节为 1~2 L/min，必须坚持 24 小时持续吸入，氧浓度必须小于 35%，氧疗疗程不少于 3 周。应注意向患者及其家属解释低流量吸氧的意义及高浓度吸氧的危害，嘱切勿自行调节流量。

3. 氧疗撤离

当患者神志、精神好转，呼吸平稳，发绀消失，$PaO_2 > 8$ kPa，$PaCO_2 < 6.67$ kPa，即可考虑撤氧。撤氧前应间断吸氧 7~8 天，每日吸氧 12~18 小时，并注意观察血气变化。

五、健康教育

（1）向患者宣传慢性支气管炎治疗是一个长期过程，要树立治疗信心，主动配合，坚持治疗，并督促患者按医嘱服药。

（2）指导患者适当休息，避免过度疲劳，注意营养的摄入，与患者及家属共同制订休息和营养摄入计划。

（3）鼓励患者，特别是缓解期患者坚持锻炼以加强耐寒能力与机体抵抗力，注意保暖，避免受凉，预防感冒。

（4）向吸烟者宣传吸烟易引起支气管黏膜纤毛上皮鳞状化生，纤毛运动减弱，局部抵抗力下降，易于感染和发病，应积极戒烟。同时注意改善环境卫生，做好个人劳动保护，消除及避免烟雾、粉尘和刺激性气体等诱发因素对呼吸道的影响。

去除慢性鼻窦炎、扁桃体炎等原发病灶，重视急性支气管炎的及时有效的彻底治疗，对预防慢性支气管炎具有积极意义。慢性支气管炎如无并发症，预后良好。如病因持续存在，迁延不愈或反复发作，易并发阻塞性肺气肿，甚至肺心病而危及生命。

（马秀丽）

第五章　循环系统疾病

第一节 心力衰竭

心力衰竭是一种复杂的临床症状群，为各种心脏病的严重阶段，发病率高，5 年存活率与恶性肿瘤相仿。老年人常同时并存多系统、多器官疾病，机体内环境稳定性发生改变，各器官储备功能显著下降，因此，老年人心力衰竭临床表现错综复杂，治疗矛盾多，预后差。随着我国人口老龄化的快速增长，心血管病危险人群基数巨大，心力衰竭已成为危害老年人群健康的重大问题。

一、病因和发病机制

（一）多病因性

冠状动脉硬化性心脏病（简称冠心病）、高血压病是老年人心力衰竭最常见的原因。Framingham 心脏研究显示，老年人心力衰竭患者中 70% 以上为高血压和（或）冠心病引起。老年人往往同时患有多种疾病，如冠心病、高血压性心脏病、肺源性心脏病（简称肺心病）、退行性心脏瓣膜病、贫血性心脏病等。老年人心力衰竭也可以是两种或两种以上心脏病共同作用的结果，以其中一种心脏病为主要原因，其他的心脏病参与并加重心力衰竭，使病情复杂化。

（二）左室射血分数正常的心力衰竭多

左室射血分数（LVEF）正常或接近正常（LVEF > 45% 或 50%），但有症状和（或）体征的心力衰竭，临床主要指舒张性心力衰竭，由于左室松弛缓慢及僵硬度增加导致舒张功能不全引起。

（三）医源性心力衰竭发生率高

老年人心脏储备能力下降，因快速大量输液，摄取钠过量等因素可突然诱发心力衰竭。

（四）诱因多样化

老年人心力衰竭常见诱因与其他年龄组相同，但由于老年人心脏储备功能差，更易诱发心力衰竭。其中以呼吸道感染（尤其是肺炎），急性心肌缺血最为常见；其次为心律失常，如快速心房颤动，阵发性室上性心动过速等；其他诱因包括劳累、情绪激动、饱餐、肺栓塞、肾衰竭等。

二、诊断

(一) 病史

老年人心力衰竭的基本病因不同于中青年,多见于冠心病、高血压性心脏病,也见于老年人退行性心瓣膜病、心肌病及肺心病等,而且可同时存在于同一患者而构成多病病因。

老年人急性心力衰竭最常见的诱因是呼吸道感染,尤其是上呼吸道感染及肺炎,其次是情绪激动或过度体力劳动、心律失常、过量或过速输液、钠盐摄入过多、高血压、药物使用不当(如洋地黄中毒或骤然停药、利尿剂过量、β受体阻滞剂及抗心律失常药等有负性肌力作用的药物抑制心肌收缩力),均能诱发或加重心力衰竭。甲状腺功能亢进虽非老年人多发病,但因发病比较隐蔽,临床不典型,易被忽略,所以,对心力衰竭不易控制的患者应注意甲状腺功能亢进的相关检查。

(二) 临床表现

1. 症状不典型

由于老年人反应较差,往往合并肝、肺、肾、甲状腺等疾病,并伴随有认知功能的下降,使得部分患者已处于中度心力衰竭,但是可以完全无症状,而一旦受到某种因素诱发,即可发生重度心力衰竭,危及生命。老年人发生急性左心衰竭时,由于心输出量下降,造成脑供血不足,可出现神经精神症状,如意识障碍、失眠等。老年人心力衰竭还可表现为呼吸系统症状如慢性咳嗽,消化系统症状如腹胀、恶心、呕吐等。有些老年人白天进食或活动后出现阵发性呼吸困难,与夜间阵发性呼吸困难具有相同的临床意义。

2. 体征特异性差

肺部湿啰音、体位性水肿、第三心音或第四心音奔马律是老年人心力衰竭的常见体征。由于老年人常有多种疾病并存,心力衰竭体征的敏感性及特异性均有不同程度下降,应加强综合判断。老年人重度肺气肿可导致心浊音界缩小、杂音强度减弱、不易听到奔马律及肝下移造成肝大的假象。老年人可能因伴有窦房结功能低下或病态窦房结综合征,发生心力衰竭时心率不快,甚至表现为心动过缓。老年人心力衰竭时易合并肺部感染,肺部湿啰音不能视为心力衰竭的体征。老年人踝部水肿还见于活动少、慢性下肢静脉功能不全、低蛋白血症、药物的使用(特别是钙拮抗剂)等。

3. 常有多种疾病并存

各种疾病间的相互影响可掩盖或加重心脏病的症状与体征,或产生与心衰类似的临床表现,导致诊断上的困难。例如,气促、呼吸困难、咳嗽是心功能不全的最常见症状,但易被误诊为慢性支气管炎、肺气肿等慢性肺部疾患。

4. 易并发多器官衰竭

由于老年人各脏器储备功能明显下降,心力衰竭时易合并其他脏器功能障碍,如心律失常、肾衰竭、水与电解质及酸碱失衡、脑供血不足、认知功能障碍等。

（三）实验室及其他检查

1. 左心衰竭

X 线检查可见心影增大，肺静脉充血期仅见肺上叶静脉扩张，支气管、血管阴影增粗、模糊，出现 Kerley B 线或 A 线；肺门云雾状、蝶状阴影。肺毛细血管楔压增高，以漂浮导管测定，正常者在 1.6 kPa 以下。循环时间测定，臂—舌时间延长，臂—肺时间正常。

2. 右心衰竭

X 线检查右心房和右心室增大，上腔静脉增宽。周围静脉压测定明显增高。循环时间测定，臂—肺时间延长，臂—舌时间亦延长。

左心衰竭和右心衰竭行心电图检查，可见各种类型的心律失常、心肌缺血、心脏肥大、心肌梗死等基础心脏病变的心电图改变及低钾等电解质紊乱。有条件可经超声心动图、核心脏学检查来诊断。

根据上述症状特点和有心脏病病史，结合实验室检查、X 线检查、心电图检查、肺功能测定、血流动力学检查、心功能测定等可做出诊断。

根据体力活动的限度，心脏功能可分为四级。一级：体力活动不受限制，一般性体力活动不引起症状；二级：体力活动稍受限，不能胜任一般的体力活动，可引起呼吸困难、心悸等症状；三级：体力活动大受限制，不能胜任较轻的体力活动，可引起心力衰竭的症状和体征；四级：体力活动能力完全丧失，休息时仍有心力衰竭的症状及体征。

三、鉴别诊断

左心衰竭早期的劳力性气促和阵发性夜间呼吸困难需与肺部疾患引起的呼吸困难和非心源性肺水肿相鉴别；右心衰竭主要与心包积液、缩窄性心包炎、肾炎、肝硬化等引起的水肿鉴别。

四、治疗

（一）病因治疗

去除和限制基本病因，消除诱因。如采用药物、介入或手术治疗改善冠心病心肌缺血；高血压性心脏病的降压治疗；慢性心瓣膜病的介入或手术治疗；先天性心脏病的手术矫治等可使部分心力衰竭解除或根治。消除诱因如控制呼吸道感染、抗心律失常、避免过劳及情绪激动等有助于防止心力衰竭的发生或加重。

（二）减轻心脏负荷

1. 休息

休息是减轻心脏负担的有效措施之一，且必须是身、心两方面的休息。安慰、解释以及帮助患者解决一些生活上的困难，使患者感到安心和舒适。严重者需绝对卧床 1～2 周。根据病情的需要，给予适量的镇静药和安眠药，使脑力休息和保证充分的睡眠。

2. 供氧

鼻导管和面罩给氧。一般为低流量持续吸氧。

3. 饮食管理

限制钠盐摄入，每日食盐量不宜超过 2 g，轻者可适当增加，相当于正常人的半量。鼓励患者多吃新鲜水果、蔬菜、蘑菇及大枣等，一方面补充维生素，有利于心肌代谢，同时又可以防止应用利尿剂后排尿过多引起低血钾。此外，饮食上避免胃的过度充盈，以减轻腹胀、呼吸困难及心脏负担。由于患者长期卧床，活动量减少，使肠蠕动减慢，因此要注意患者的排便情况，除饮食中增加粗纤维食物外，可服些轻泻剂如镁乳、液状石蜡，或用开塞露等。

4. 利尿剂的应用

利尿剂是心力衰竭治疗中最常用的药物，通过排钠排水对缓解瘀血症状，减轻水肿有十分显著的效果。但是它并不能提高心肌的收缩力，不能使心排血量增加，在左室充盈压不太高的情况下，大量利尿可使心排血量下降。常用的利尿剂有：

（1）噻嗪类：如氢氯噻嗪 25 mg，每日 2 ~ 3 次。环戊噻嗪 0.25 ~ 0.5 mg，每日 2 ~ 3 次。和噻嗪类作用相似的氯噻酮 0.1 g，每日 1 次。上述药物常和潴钾利尿剂交替使用，糖尿病和痛风患者忌用。

（2）襻利尿剂：如呋塞米 20 ~ 40 mg，每日 1 ~ 2 次，或肌内、静脉注射 20 ~ 40 mg，每日 1 ~ 2 次。依他尼酸 25 ~ 50 mg，每日 1 ~ 2 次，或依他尼酸钠 25 ~ 50 mg，肌内或静脉注射，每日 1 次。由于不良反应较多而日趋少用。布美他尼 0.5 ~ 1 mg 口服或静脉注射，每日 1 ~ 2 次。

（3）保钾利尿剂

螺内酯（安体舒通）：作用于肾远曲小管，干扰醛固酮的作用，使钾离子吸收增加，同时排钠利尿，但利尿效果不强。在与噻嗪类或襻利尿剂合用时能加强利尿作用并减少钾的丢失，一般用 20 mg，每日 3 次。

氨苯蝶啶：直接作用于肾远曲小管，排钠保钾，利尿作用不强。常与排钾利尿剂合用，起到保钾作用，一般 50 ~ 100 mg，每日 2 次。

阿米诺利：作用机制与氨苯蝶啶相似，利尿作用较强而保钾作用较弱，可单独用于轻型心衰的患者，5 ~ 10 mg，每日 2 次。

保钾利尿剂可能产生高钾血症。与排钾利尿剂联合应用时，发生高血钾的可能性不大，但不宜同时服用钾盐。

5. 血管扩张剂

血管扩张药物近年来发展很快，有很多新药问世，按其作用机制可分为：

（1）直接作用于血管平滑肌：如硝酸酯、硝普钠、肼屈嗪、米诺地尔，新药有恩哒嗪、羟胺肼哒嗪、垂匹地尔、潘钠西地尔。

（2）交感神经阻滞剂：如哌唑嗪、酚妥拉明、妥拉唑啉、酚苄明、双苄胺，新药有三甲唑嗪、多塞唑嗪、吲哚拉明、乌拉哌地尔。

（3）血管紧张素转换酶抑制剂：如卡托普利（巯甲丙脯酸）、苯脂丙脯酸。

（4）钙通道阻滞剂：如硝苯地平。

按其作用部位分为：主要扩张动脉的药，如硝苯地平、肼屈嗪、敏尔定；主要扩张静脉的药，如硝酸酯；均衡扩张动脉和静脉的药，如硝普钠、哌唑嗪、三甲唑嗪、卡托普利和依那普利。

（三）加强心肌收缩力

洋地黄类药物可加强心肌收缩力和减慢心率。

1. 洋地黄类正性肌力药物

常用的洋地黄制剂为地高辛、洋地黄毒苷及毛花苷 C、毒毛花苷 K 等。

（1）洋地黄中毒：洋地黄的应用应个体化。因其中毒量与治疗量接近，易出现中毒反应，故用药中要注意观察中毒征象，一旦发生，立即停药治疗中毒。

（2）洋地黄中毒的处理：立即停药，有室性期前收缩、室上性心动过速或合并低钾者，可用钾盐和苯妥英钠治疗；出现缓慢性心律失常时，阿托品常能显效，个别严重者，常需安装临时起搏器。近年来发现，镁离子不但可以兴奋受洋地黄抑制的 Na^+ - K^+ - ATP 酶，还可改善心肌的代谢，防止钾的丢失，纠正严重的心律失常以及降低心脏前后负荷等作用。这样既能防治洋地黄中毒，又可治疗心力衰竭。一般剂量为 25% 硫酸镁 10 ml 加入液体中静脉滴注，每日 1 次，连用 3~5 天多能显效，低血钾严重者可同时补充钾盐。

2. 非洋地黄类正性肌力药物

非洋地黄类正性肌力药物可用于洋地黄治疗无效或不能耐受洋地黄的患者。现试用于临床的药物如下。

1）β 受体激动剂

（1）多巴胺：主要兴奋 β_1 受体和多巴胺受体。可使心肌收缩力增加，心排血量增多，尿量增多，而体循环血管阻力不变或略降低。剂量：静脉滴注，每分钟 1~5 μg/kg。

（2）多巴酚丁胺：是多巴胺的衍生物，它具有增强心肌收缩力的作用，而增快心率的作用比多巴胺小，对周围血管的作用比多巴胺弱。因而总的来看，多巴酚丁胺更宜于心力衰竭的治疗。剂量：静脉滴注，每分钟 2.5~10 μg/kg。

（3）左旋多巴：近年来，文献报告左旋多巴（L-dopa）为多巴胺的前体，是一种口服儿茶酚胺类药物，口服后可转化为多巴胺。有人用 L-dopa 伍用维生素 B_6 治疗 34 例心力衰竭，总有效率达 85%。未发现心律失常等其他不良反应。剂量：开始 250 mg/次，2~4 次/日，每隔 3~7 日增加一次剂量，直至最理想的疗效。

（4）对羟苯心胺（PNL）：PNL 系一新的 β_1 受体激动剂，有强大的正性肌力作用，可口服也可静脉给药。业已发现本药治疗心力衰竭安全有效，适于各种心力衰竭，可作为洋地黄的替代药或辅助药。加之能改善窦房结及房室传导功能，故对心动过缓的心力衰竭尤为适用。对急性心力衰竭及休克相对较差。剂量：口服 10~20 mg，每日 3 次，最大剂量每日 200 mg。可长期应用。静脉注射：每分钟 25~100 μg/kg，通常 2.5~5 mg 稀释后缓慢注射。静脉滴注每分钟 15 μg/kg，控制心率在每分钟 100 次以内。本药治疗难治性心力衰竭可收到良好效果，与洋地黄合用有协同作用而不增加心律失常的发生。一般无明显不良反应，偶有心率增快，多于 1 小时内恢复，个别有室性期前收缩、胸闷、精神紧张，尚有大剂量使用导致心肌缺血的报道。

2）磷酸二酯酶抑制剂：这类药物是近年来新开发出来的一组正性肌力药物，其正性肌力效应是通过对心肌磷酸二酯酶活性的抑制，减少 cAMP 水解，使进入细胞内 Ca^{2+} 增加所致。其扩血管效应也与平滑肌内 cAMP 浓度增加相关。

（1）氨力农（氨联吡啶酮）：氨力农优点是正性肌力作用明显增强而心肌耗氧量则显著降低（-30%），但对心肌有急性缺血性损害而非衰竭心肌，用药后心外膜心电图示 ST 段抬高，因而不宜应用。伴有心力衰竭时则不加重心脏缺血，其作用优于洋地黄及多巴酚丁胺。剂量：25~150 mg，每 6 小时 1 次口服；静脉注射每分钟 6~10 μg/kg；静脉滴注每次 0.75~0.76 mg/kg。不良反应少。

（2）米力农（二联吡啶酮）：米力农其正性肌力作用为氨力农的 10~15 倍，不良反应小，耐受性好。是目前此类药物中最有希望的药物。适用于急性、慢性、顽固性充血性心力衰竭。剂量：2.5~7.5 mg 口服，每日 1 次；静脉注射按 1.0 mg/kg 给药。与卡托普利、硝普钠合用疗效更佳，亦可联用洋地黄、多巴酚丁胺等。

（3）依诺昔酮：依诺昔酮系咪唑衍生物，静脉注射速度为每分钟 1.25 mg，首次量为 0.5 mg/kg，每 15~20 分钟 1 次，每次递增 0.5 mg/kg 直至 1.5~3.0 mg/kg，作用持续 4.5~14（平均 10.8）小时。但本药并不降低病死率，且有一定不良反应。

3）具有多种作用机制的正性肌力药物：这类药物通过两种或多种生化途径增强心肌收缩力。氟司喹南、匹莫苯和维司力农是临床研究较集中的具代表性的药物。

（四）抗肾素—血管紧张素系统相关药物的应用

1. 血管紧张素转换酶抑制剂（ACEI）

ACEI 目前种类很多，根据其半衰期的长短确定用药剂量及每天用药次数。应从小剂量开始，如能耐受则每隔 3~7 天剂量加倍，直至目标剂量。根据临床实验（ATLAS）结果，推荐应用大剂量。ACEI 的目标剂量或最大耐受量应根据患者治疗反应来决定，只要患者能耐受，可一直增加到最大耐受量或目标剂量，即可长期维持应用。但应注意，剂量调整的快慢取决于每个患者的临床状况，有低血压史、低钠血症、糖尿病、氮质血症以及服用保钾利尿剂者，递增速度宜慢。

ACEI 的良好治疗反应通常要到 1~2 个月或更长时间才能显示出来，但即使症状改善并不明显，ACEI 仍可减少疾病进展的危险性，仍应长期维持治疗，以降低死亡率或再住院率。撤除 ACEI 可能导致临床状况恶化，应避免。

2. 血管紧张素 II 受体拮抗剂（ARB）

ARB 如氯沙坦、缬沙坦等，其长期疗效尚待评估。

3. 抗醛固酮制剂

螺内酯等抗醛固酮制剂小剂量（螺内酯 20 mg，每天 1~2 次）对抑制心血管的重构、改善慢性心力衰竭的远期预后有很好的作用。

（五）β受体阻滞剂的应用

1. 阿替洛尔

阿替洛尔口服起始量 6.25 mg，2 次/天，无不良反应时，每周加量 1 次，增加量每次 6.25 mg，直至 25 mg，2 次/天。

2. 美托洛尔

美托洛尔口服起始量 12.5 mg，1~2 次/天，无不良反应时，每周增加 12.5 mg/d，至 50 mg，2 次/天。

3. 卡维地洛

近年的研究证实，兼有非选择性 β 受体和 α 受体阻滞作用的卡维地洛同样可改善心力衰竭患者的预后。

（六）舒张性心力衰竭的治疗

舒张性心力衰竭多见于高血压和冠状动脉粥样硬化性心脏病，主要侧重于病因治疗。长期治疗是应用 β 受体阻滞剂、钙拮抗剂、ACEI。尽量维持窦性心律，保持房室顺序传导，保证心室舒张期充分的容量。对肺瘀血症状较明显者，可适量应用静脉扩张剂（硝酸盐制剂）或利尿剂降低前负荷；无收缩功能障碍者禁用正性肌力药物。

（七）顽固性心力衰竭的治疗

经常规强心、利尿、扩血管治疗无效的心力衰竭，称为顽固性心力衰竭，又称难治性心力衰竭。治疗包括：

（1）重新评价心脏病及心力衰竭的诊断是否正确。

（2）寻找心血管病的并发症及心外因素，如风湿活动、感染性心内膜炎等。

（3）评价以往的治疗是否合理、恰当，包括利尿剂、血管扩张剂的应用，以及有否洋地黄用量不足或中毒等。

（4）进行心力衰竭的强化治疗，包括调整洋地黄类药物的剂量、用法，选用非洋地黄类强心药与作用部位不同的利尿剂联合应用，根据血流动力学特点，合理选用血管扩张剂及应用 ACEI 治疗。对高度顽固性水肿也可使用血液透析疗法，晚期病例可考虑行心脏移植。

五、护理措施

（一）一般护理

1. 休息

让患者取半卧或端坐位安静休息，鼓励患者多翻身、咳嗽，尽量做缓慢的呼吸。避免长期卧床休息，以防发生静脉血栓、肺栓塞、压疮等问题。注意心理护理，使患者身体、心理都得到放松。

2. 饮食

心力衰竭患者均有不同程度的水钠潴留,控制水钠摄入对治疗心力衰竭十分重要。一般患者每日限制钠盐在 5 g 以下,严重者应少于 2 g,但不宜限制过久,服利尿剂者可适当放宽,以防低钠血症的发生。应告知患者及家属下列药物和食物含钠量高,宜加以限制:①碳酸氢钠、溴化钠;②发酵面食、点心,如苏打饼干、油条、皮蛋、碱面包、汽水等。食物宜清淡、易消化且富含维生素类,避免饱食及进辛辣有刺激的饮食。

3. 防治便秘

防止大便干燥,避免大便用力,如有便秘,可服用缓泻剂或应用开塞露等,并劝告患者禁用烟酒。

4. 环境

病室内保持温暖、安静,阳光充足,空气流通,但要避免使患者受凉而并发呼吸道感染。

(二)病情观察与护理

对心力衰竭住院的患者,需每日按时测量体温、呼吸、心率、脉搏及血压。在测量心率、脉搏时,不应少于 1 分钟。本病需注意观察以下几点:

1)观察患者的呼吸状态,必须加强夜间巡视,发现患者不能入眠、烦躁、不能平卧、呼吸短促、伴有咳嗽或有阵发性夜间呼吸困难,提示患者的病情尚未控制,应给予取半卧位、吸氧,同时报告医生,按医嘱给予用药。

出现急性肺水肿时护理应注意:

(1)协助患者采取端坐位,两腿下垂。

(2)四肢轮流结扎止血带。

(3)鼻导管持续高流量吸氧 4~6 L/min,必要时给予 50% 乙醇湿化吸氧,氧流量 6~8 L/min。

(4)遵医嘱给予镇静剂,皮下注射吗啡或哌替啶。安慰患者不要紧张、恐惧,以消除顾虑。

(5)遵医嘱迅速给予强心、利尿及血管扩张剂、激素治疗,并密切观察患者的面色、心率、心律、血压、神志等变化并准确记录。

(6)症状缓解后,仍需继续密切观察病情,以免病情反复。

2)对于有大咯血者,应注意安定患者情绪,测量血压,记录咯血的时间、量及颜色,及时报告医生,按医嘱给予治疗措施。

3)注意观察水肿的消长情况,每日测量体重,准确记录出入量。遵医嘱正确使用利尿剂,在应用快速利尿剂时,最好在上午注射,以使患者在白天利尿,有利于夜间休息;如尿量过多,必要时可建议医生减量或停用利尿剂。对严重水肿的患者,应按时翻身,保持床铺平整干燥。大量利尿者应测血压、脉搏和抽血查电解质,观察有无利尿过度引起的脱水、低血容量和电解质紊乱的表现,尤其是应用排钾利尿剂后有无乏力、恶心、呕吐、腹胀等低钾表现。对于利尿反应差者,应找出利尿不佳的原因,如了解肾脏功能情况,是否存在低血压、低血钾、低血镁或稀释性低钠血症,以及用药是否合理等。

4）遵医嘱给予扩血管药物时，应注意观察和预防药物的不良反应，应用血管扩张药物前测血压、心率，调整静脉滴数，如出现胸闷、出汗、气急、脉速、恶心、呕吐等不良反应时，应通知医生，立即停止注射。口服血管扩张剂时，应从小剂量开始，防止患者出现体位性低血压。

5）应用洋地黄类药物应注意

（1）使用洋地黄前，应先测心率（律），如心率<60次/分或出现室性早搏，应暂缓给药并及时与医生联系。

（2）由于洋地黄治疗量和中毒量接近，而且个体对洋地黄的反应有差异，使用时应注意观察有无恶心、呕吐、食欲缺乏或头昏、头痛、嗜睡、视物模糊、黄视等洋地黄毒性反应。如有上述情况，应停用洋地黄及利尿剂，并报告医生，协助处理。

（3）在应用洋地黄药物期间，不宜同时服用钙剂，以免与洋地黄起协同作用而导致中毒。

（4）老年人、肺心病、心肌炎及心肌梗死并发心力衰竭需用洋地黄药物时，由于其敏感性较强，易造成中毒，故剂量宜适当减少，不宜长期应用。

（5）静脉给药时应用5%～20%的葡萄糖溶液稀释，混匀后缓慢静推，一般不少于10分钟，用药时注意听诊心率及节律的变化。

6）注意休克的临床表现，观察患者面色、神志、呼吸、血压、心率、心律及尿量的变化，测心率至少1分钟。

7）对必须静脉输液、输血的患者，应注意每天输液量不宜过多。输液量原则是量出为入，入量略少于出量。成人每天以750～1 000 ml为宜，以糖液为主，糖盐比例一般是2:1，同时补充钾盐，以防因糖的氧化及利尿作用而发生低钾血症。应严格掌握静脉滴注速度，一般每分钟20～30滴。也不宜过慢，以免影响用药目的及影响患者休息，使患者过于劳累，而使心力衰竭加重。输血量应掌握为少量多次，滴注速度不应超过每分钟20滴。

8）患者突然胸痛、呼吸急促、发绀，且有咯血时，需考虑可能因下肢静脉血栓或右心室内附壁血栓脱落，随血流进入肺内而并发肺栓塞或肺梗死，应立即给予吸氧，测血压，同时做好X线检查准备，协助医生进行处理。

六、健康教育

心力衰竭往往反复发作，而且随着病程延长而加重，原发病又难以根治。因此，心力衰竭防治效果的好坏，在很大程度上，取决于患者自我防护意识及护理质量的好坏。应教育患者纠正不良的生活方式，保持正确的疾病观及稳定的心理状态，注意避免可导致心力衰竭的诱发因素，如感染，尤其是呼吸道感染；过度劳累；情绪过激；钠盐摄入过多等。在药物治疗上应有连贯性，并注意严格遵医嘱服用药物，随意减量可使心力衰竭复发或加重；随意加量可导致药物中毒。应告知患者常用药物的不良反应，尤其是洋地黄类药物的不良反应，以便患者自我监测。患者应定期门诊随访，由医生对治疗做出必要的调整。

（仲丽霞）

第二节　高血压

高血压是老年人最常见的疾病之一，世界卫生组织报告 70 岁以上的老年人中 50% 患有高血压。我国 20 世纪 50 年代以后的统计资料表明，高血压始终是老年患者首要的死因。

关于高血压的诊断标准，目前，世界卫生组织所制定的同时也为我国所采纳的高血压诊断标准是：收缩压≥140 mmHg*，舒张压≥90 mmHg。此外，按主要器官有无功能性或器质性改变或伴并发症进行三级分期。美国"高血压诊查、评估和治疗联合委员会"还提出：可按舒张压程度分为轻度 90～104 mmHg、中度 105～114 mmHg、重度≥ 115 mmHg 三级，以此作为临床研究的依据。老年人高血压还可分为经典型高血压（即收缩压与舒张压均升高）、单纯舒张压升高、单纯收缩压升高 3 种。

高血压在老年人群中相当普遍，过去曾认为它是老年人自然老化过程的表现，现在则认识到它的严重性和危害性，证明它既不是生理活动的自然发展，也不是机体老化的自然现象。采取相应的控制措施，能降低老年高血压的患病率和病死率。

一、病因和发病机制

（一）病因

老年人高血压病因与年轻人高血压病因并无太大差别，其发病因素主要有以下几点：

1. 家族倾向

调查发现半数高血压患者有家族史，提示本病有遗传因素存在。

2. 职业和环境

长期高度精神紧张而体力活动又较少的职业，可使交感神经肾上腺素能系统活动增高，使血压升高。

3. 肥胖

有人调查肥胖者高血压的患病率是体重正常者的 2～6 倍。肥胖之所以能导致血压升高，可能与肥胖者交感神经肾上腺素能系统的活动性增强和血容量增加有关。

4. 食盐

每日食盐量 7 g 以上者患病率高，体内钠盐过多可增加血容量，提高交感神经活性，从而使血压升高。

＊　1 mmHg = 0.133 kPa。

5. 饮酒

研究发现过度饮酒者高血压患病率升高,其机制可能与血中儿茶酚胺浓度升高有关。

6. 其他

吸烟的人群中,本病患病率较高。血脂增高和尿酸增高者亦较多。水中微量元素镉或饮用软水可能促使血压升高。

(二)发病机制

老年人高血压的发病原理与年轻人高血压不完全相同。老年人高血压的主要原因是由于外周血管阻力的增加,而血容量增加者不多见。外周血管阻力增加的原因主要有:动脉粥样硬化;动脉血管对交感神经系统收缩血管的反应性增强;老年人血浆中儿茶酚胺的浓度增加使动脉血管收缩等。因此,老年人高血压多以收缩压升高为主,舒张压往往不高或偏低。这种单纯的收缩压增高与老年人动脉顺应性降低所致的大小动脉血管扩张度减退有关。此外,周围血管阻力的增加可加重心脏的后负荷,因而逐渐发生心肌向心性肥大,使心肌需氧更多,从而导致冠状动脉供氧不足,引发心绞痛。长期血压升高也可造成脑、肾等重要器官的损害。

二、诊断

(一)病史

应了解有无明显的家族史,注意发病年龄(40岁以后发病率明显增多,尤其是收缩压增高明显)、饮食量及盐和脂类摄入量,是否从事注意力高度集中的职业,是否长期处于对视觉、听觉形成慢性刺激的环境,有无长期精神紧张、忧郁和心理应激的情况,有无烟酒嗜好,是否超重等。

(二)临床表现

高血压临床上有原发性与继发性之分。继发性常见于肾性高血压、嗜铬细胞瘤等,多有原发疾病表现,老年人少见。原发性高血压即高血压病,约占高血压90%。其病程进展缓慢,早期症状较少,有的在查体时发现血压增高。也可有头晕、头痛、头胀、颈部发紧、面色红、耳鸣口苦、失眠、注意力不集中、容易疲倦、脚步轻飘等。在血压增高的基础上,由于全身细小动脉一时性强烈痉挛,血压急剧增高,可出现剧烈头痛、头晕、恶心、呕吐、心悸、出汗、视物模糊等,即高血压危象。部分老年人因脑血管严重而持久痉挛,脑血循环急性障碍,血压突然升高,并伴有剧烈头痛、呕吐、烦躁、抽搐、昏迷、视盘水肿等,即高血压脑病。长期高血压还可造成心、脑、肾等重要器官的损害,如长期高血压使心脏后负荷加重,心肌代偿性肥厚,成为高血压心脏病;脑部损害可发生脑卒中;长期高血压也可引起肾小动脉硬化,出现肾功能不良,肾损害早期可表现有蛋白尿,晚期可出现肾衰竭。高血压患者眼底可见视网膜动脉痉挛、变细,动脉和静脉交叉压迹,渗出、出血或有视盘水肿。

高血压可分为Ⅲ期。

Ⅰ期高血压：血压达到确诊高血压水平，临床无心、脑、肾并发症者。

Ⅱ期高血压：血压达到确诊高血压水平，并有下列一项者：X线、心电图或超声检查见有左心室肥大；眼底检查见有眼底动脉普遍和局部变窄；蛋白尿或（和）血浆肌酐浓度轻度升高。

Ⅲ期高血压：血压达到确诊高血压水平，并有下列一项者，脑出血或高血压脑病；左心衰竭；肾衰竭；眼底出血或渗出，视盘水肿或有或无。

临床分期有助于高血压的治疗和预后判断。

（三）实验室及其他检查

1. 尿常规检查

尿常规检查可阴性或有少量蛋白和红细胞，急进型高血压患者尿中常有大量蛋白、红细胞和管型，肾功能减退时尿比重降低，尿浓缩和稀释功能减退，血中肌酐和尿素氮增高。

2. X线检查

X线检查轻者主动脉迂曲延长或扩张，并发高血压性心脏病时，左心室增大，心脏呈靴形样改变。

3. 超声波检查

心脏受累时，二维超声显示早期左室壁搏动增强，第Ⅱ期高血压多见室间隔肥厚，继之左心室后壁肥厚；左心房轻度扩大；超声多普勒于二尖瓣上可测出舒张期血流速度减慢，舒张末期速度增快。

4. 心电图和心向量图检查

心电图和心向量图检查心脏受累的患者又可见左心室增厚或兼有劳损，P波可增宽或有切凹，P环振幅增大，特别是终末向后电力更为明显。偶有心房颤动或其他心律失常。

5. 血浆肾素活性和血管紧张素Ⅱ浓度测定

血浆肾素活性和血管紧张素Ⅱ浓度测定二者可增高，正常或降低。

6. 血浆心钠素浓度测定

血浆心钠素浓度测定心钠素浓度降低。

目前，我国采用国际上统一的标准，即收缩压≥140 mmHg和（或）舒张压≥90 mmHg即诊断为高血压。

以上诊断标准适用于男女两性任何年龄的成人，对于儿童，目前尚无公认的高血压诊断标准，但通常低于成人高血压诊断的水平。

上述高血压的诊断必须以非药物状态下二次或二次以上非同日多次重复血压测定所得的平均值为依据，偶然测得一次血压增高不能诊断为高血压，必须重复和进一步观察。

三、鉴别诊断

由于原发性高血压与继发性高血压的治疗方法有别。某些继发性高血压如能及时去除病因，可获临床治愈，血压恢复正常。因此，两者的鉴别诊断具有重要的临床意义。

（一）肾疾病

肾疾病引起的高血压是继发性高血压中最常见的一种，称为肾性高血压。以下列疾病常见。

1. 肾实质性疾病

最常见的是肾小球肾炎、肾盂肾炎和多囊肾。急性肾小球肾炎引起高血压在诊断方面无甚困难。慢性肾炎和高血压病有时容易混淆。慢性肾炎患者一般较年轻，常有肾炎病史，有水肿、贫血、血浆蛋白降低及肾功能改变，尿中蛋白及管型出现于血压升高之前，所引起的高血压有舒张压较高、脉压小、血压波动小、交感神经阻滞剂的降压效果较差等特点，眼底改变也与高血压病的所见不同，氮质血症也较为明显。

慢性肾盂肾炎及多囊肾常有泌尿道感染史和相应的临床表现，尿中脓细胞较多，尿细菌培养多为阳性，血压增高仅见于该病的晚期，肾盂造影对确立诊断很有帮助。

2. 肾动脉狭窄

肾动脉狭窄或阻塞常引起典型的肾血管性高血压，其临床特点：①缺少高血压家族史；②近期新出现高血压且进展较快；③患者年龄较小而又未找到明确病因；④已患的高血压突然加重或年老者发生恶性高血压疾病；⑤最近有腰痛史或腰部创伤后血压升高；⑥降压药物疗效较差。部分患者在上腹部或脊肋角处可听到血管性杂音。怀疑本病时，可做同位素肾图、静脉肾盂造影、分侧肾功能测定等检查，肾动脉造影可明确诊断。

（二）大血管病变

先天性主动脉缩窄、缩窄性大动脉炎引起的降主动脉或腹主动脉缩窄，均可引起高血压。其特点是：①上肢血压增高而下肢血压明显低于上肢；②约半数患者可听到血管杂音，如主动脉弓缩窄的血管杂音可在锁骨下听及，腹主动脉缩窄可于腹部听到血管杂音；③缩窄性大动脉炎常引起一侧或双侧桡动脉搏动细弱或消失（无脉病）。

（三）内分泌疾病

下列三种疾病需鉴别：

1. 嗜铬细胞瘤

嗜铬细胞瘤因分泌大量肾上腺素和去甲肾上腺素而引起高血压。临床表现为剧烈头痛、心悸、出汗、面色苍白、恶心、乏力、心动过速等特征。血压增高期尿中肾上腺素、去甲肾上腺素或代谢产物 3－甲氧－4 羟苦杏仁酸（VMA）显著增高，注射 α－受体阻滞剂苄胺唑啉后，如果血压明显下降则提示嗜铬细胞瘤的存在。腹膜后充气造影、断层摄片、静脉肾盂造影、肾上腺血管造影等有助于肿瘤的定位诊断。

2. 原发性醛固酮增多症

原发性醛固酮增多症是肾上腺皮质增生或肿瘤分泌醛固酮过多所致，除表现有高血压外，还有多饮、多尿、肌无力、周期性瘫痪、血钾低等，提示本病。血和尿中醛固酮增多，具有诊断价值，可资鉴别。

3. 皮质醇增多症

肾上腺皮质肿瘤或增生，分泌糖皮质激素过多，使水、钠潴留致高血压。本病有典型的满月脸、向心性肥胖、多毛、皮肤薄而有紫纹、血糖增高、尿糖阳性等特征性表现，鉴别诊断一般不难。

（四）妊娠高血压疾病

多发生于妊娠后期 3~4 个月、分娩期或产后 48 小时内。以高血压、水肿、蛋白尿为特征，严重者可发生抽搐和昏迷。孕前无高血压史及早孕期血压不高者不难诊断。孕前有高血压者或肾脏疾病者易有妊娠高血压疾病。

（五）颅脑疾病

如脑炎、颅脑创伤、颅内肿瘤均可导致颅内高压，引起血压增高，根据神经系统的特殊临床表现，易于鉴别。主要诊断方法有头颅超声波检查、头颅 X 线摄影、腰椎穿刺、计算机 X 线断层扫描等。

四、治疗

（一）治疗原则

1. 高血压病治疗目的

可明确归纳为以下 4 点。

（1）降低并稳定维持血压至正常范围。

（2）控制症状，改善和提高患者的生活质量。

（3）防止靶器官损害，延缓和逆转高血压所致的靶器官重构和其他病理生理改变，减少和防治并发症。

（4）延长患者的生命，降低病死率，提高生存率。

2. 老年人高血压的治疗特点

（1）降压对防治心、脑、肾并发症较中年人更重要。

（2）老年人收缩压升高较舒张压升高更危险。

（3）老年人舒张压升高较中年人舒张压升高易控制。

在降压治疗中应贯彻整体治疗的原则，采用药物与非药物治疗相结合的方法，循序渐进，平稳降压。若非高血压急症，一般无须急剧降压。应坚持长期规律的降压治疗，提高服药的依从性。

至于血压降至何种水平为佳，据高血压的最佳治疗研究（HOTS）试验的结果，应将收缩压与舒张压分别控制在 135 mmHg 与 85 mmHg 以下。但一般认为，"降低至患者能够耐受而无不良反应的程度即为合适水平"。我国的"高血压防治指南"强调，青、中年和糖尿病患者血压应控制的标准为收缩压＜130 mmHg，舒张压＜85 mmHg，老年人至少降压至正常高值为妥（140/90 mmHg）。

（二）治疗方案

1. 非药物治疗

又称"改变生活方式"的治疗，是防治高血压及心血管疾病有效、安全的措施，对于轻度和早期高血压患者有肯定的疗效，所有患者均需采用。其目的在于：①降低血压；②减少降压药物的用量；③预防高血压的并发症。

2. 药物治疗

主要用于非药物治疗仍不能控制血压的原发性高血压，对于中、重度高血压患者应给予药物治疗。目前，常用的一线药物有六大类：利尿剂、β受体阻滞剂、钙通道阻滞剂、ACEI、血管紧张素Ⅱ受体阻滞剂和 α_1 受体阻滞剂。

1）利尿剂：利尿剂使细胞外液容量减低、心排血量降低，并通过利钠作用使血压下降。降压作用缓和，服药 2～3 周作用达高峰，适用于轻、中度高血压，尤其适宜于老年人收缩期高血压及心力衰竭伴高血压的治疗。可单独用，更适宜与其他类降压药合用。

剂量和用法：①氢氯噻嗪 25 mg，每日 1～2 次；②环戊噻嗪 0.25 mg，每日 2 次；③呋塞米 20 mg，隔日 1 次；④螺内酯 20 mg，每日 2～3 次；⑤氨苯蝶啶 100 mg，每日 2～3 次。以上均为口服。

主要不良反应：可出现低血钾、低血氯性碱中毒、血糖和血尿酸增高，螺内酯和氨苯蝶啶合用则可引起高钾血症。

近年来专家认为，利尿剂仍为降低血压必要的药物，因为：

（1）有良好的降压效果，适合于轻、中度高血压，如吲哒帕胺每日 1 次口服，疗效甚好。

（2）小剂量氢氯噻嗪 6.25～12.5 mg，每日 1 次口服，对糖、脂及尿酸代谢影响甚微，应及时注意化验监测，如若代谢异常，糖、脂及尿酸有所上升，则应尽早停药，停药后能够恢复正常。

（3）同时用钾盐，以避免低血钾、乏力等不良反应。

（4）利尿剂降压更适合于伴有心力衰竭、水肿患者。

（5）利尿剂也适用于中、重度高血压者，与其他降压药合用，以增强疗效。应用适当，对高血压的治疗是相当有效的。

2）β受体阻滞剂：其降压机制是通过阻滞β受体而降低心排血量，外周循环发生适应性改变，血管阻力下降。此外，可抑制肾素分泌。适用于高肾素型高血压，或伴有高排血量、心动过速及心绞痛的患者。通常与利尿剂和扩血管药使用。不良反应有心动过缓、高脂血症、支气管痉挛、低血糖等。盐酸普萘洛尔（心得安）易通过血脑屏障，发生失眠、抑郁等不良反应。

（1）普萘洛尔：普萘洛尔是目前治疗高血压最常用的药物。其降压机制复杂，有降低心排血量、抑制肾素分泌及中枢作用等诸说。单独使用普萘洛尔治疗高血压有效率为 50% ~ 70%。如与利尿剂和血管扩张剂合用,则疗效为 90% 以上。普萘洛尔的有效降压剂量一般为每日 160 mg,剂量越大,疗效越明显,有的用至每日 4 000 mg。国内一般多用每日 40 ~ 400 mg。

（2）纳多洛尔：本品对原发性高血压的疗效与普萘洛尔相当,一般由每日 40 mg 开始,逐渐增至每日 240 ~ 480 mg。单用时易发生水钠潴留而降低疗效,故常与利尿剂合用,有效率为 60% ~ 90%。其禁忌证与其他 β 受体阻断药相同,即支气管哮喘、窦性心动过缓、房室传导阻滞、心源性休克和心力衰竭时不宜使用。

（3）西利洛尔：为选择性 β_1 受体阻滞剂。兼有部分 β_2 受体激动和扩血管作用与普萘洛尔不同。本品对血脂代谢、肾功能和支气管平滑肌无不良影响,且能消除或缩小高血压引起的左室肥大。每日服药 1 次即可降压。不良反应常用有乏力、失眠、胃肠功能紊乱等。

（4）喷布洛尔（戊丁心安）：为非选择性 β 受体阻滞剂,具有中度内在拟交感活性,中等剂量时不影响肾血流动力学。亦不影响血糖和血脂代谢,单独应用时有效率约 70%。不良反应有心动过缓、胃肠功能紊乱、头痛、头晕等。

（5）阿罗洛尔：该药对 α 和 β 受体均有阻滞作用,作用强度之比为 1:8。单用时的有效率约 76%。不良反应有心动过缓、头晕、乏力、胃肠功能紊乱和房室传导阻滞等。

（6）吲哚洛尔（心得静、吲哚心安）：本品对 β_1 和 β_2 受体均有阻滞作用,作用强度为普萘洛尔的 6 倍,本品常与利尿剂合用。用法：开始 10 mg,每日 2 次或 5 mg 每日 3 次。若疗效不满意,每 2 ~ 3 周可将每日量增加 10 mg,最大剂量为每日 60 mg。不良反应有疲劳、失眠、头晕、心动过缓、传导阻滞、低血压和肢端发冷等。

此外,可用于治疗高血压的新型 β 受体阻滞剂有贝凡洛尔、比索洛尔、依泮洛尔、氨磺洛尔、卡维地诺和美沙洛尔等。

3）钙通道阻滞剂（CCB）：由一大组不同类型化学结构的药物所组成,其共同特点是阻滞钙离子 L 型通道,抑制血管平滑肌及心肌钙离子内流,从而使血管平滑肌松弛,心肌收缩降低,使血压下降。CCB 为轻、中度高血压一线药,尤其适用于老年性高血压、收缩期高血压及伴有心、脑、肾血管并发症的患者。

（1）硝苯地平：每次 5 ~ 10 mg,每日 3 次口服,可增至每次 20 mg。

（2）尼群地平：每次 5 mg,每日 2 ~ 3 次口服,最大剂量每日 40 mg。

（3）尼莫地平：每次 20 ~ 40 mg,口服,每日 3 次,最大剂量每日 240 mg。

（4）硫氮䓬酮：每次 30 mg,口服,每日 3 次,必要时可增至每日 180 mg,最大剂量为每日 270 mg。

（5）氨氯地平（络活喜）：每日只需服 1 次,方便有效。

（6）尼卡地平：为新型钙拮抗剂。适用于各类型高血压,尤其适用于高龄高血压急症或（和）伴有脑血管障碍及冠心病患者。本品 20 mg,压碎成粉,舌下含化。

4）ACEI：是近年来进展最为迅速的一类药物。降压作用是通过抑制 ACE 使血管紧张素Ⅱ生成减少,同时抑制激肽酶使缓激肽降解减少,两者均有利于血管扩张,使血压降低。ACEI 对各种程度高血压均有一定降压作用,对伴有心力衰竭、左室肥大、心肌梗死后、糖耐量减低或糖尿病肾病蛋白尿等合并症的患者尤为适宜。高血钾、妊娠、肾动脉狭窄患者禁用。最常见的不良反应是干咳，可发生于 10%～20% 患者中，停用后即可消失。引起干咳原因可能与体内缓激肽增多有关。

（1）卡托普利：对各型高血压具有显著降压作用，但也有报道，对轻、中度高血压单独使用本品疗效并不理想，只有在联用利尿剂后其疗效才可以提高。从小剂量开始，25 mg，每日 2～3 次，达合适剂量 100 mg，每日 2 次维持。重度高血压可同时使用卡托普利与硝苯地平。

（2）雷米普利：系新型的第二代血管紧张素转换酶抑制剂，治疗高血压的最低有效日剂量为 5 mg，单独应用的有效率约 70%。

5）血管紧张素 II 受体阻滞剂：通过对血管紧张素 II 受体的阻滞，可较 ACEI 更充分有效地阻断血管紧张素对血管收缩、水钠潴留及细胞增生等不利作用。适应证与 ACEI 相同，但不引起咳嗽反应为其特点。血管紧张素 II 受体阻滞剂降压作用平稳，可与大多数降压药物合用（包括 ACEI）。

（1）氯沙坦：25～100 mg，每日 1 次。

（2）缬沙坦：80 mg，每日 1 次。

（3）伊贝沙坦：150 mg，每日 1 次。

6）α_1 受体阻滞剂

（1）哌唑嗪：本品为肾上腺素 α_1 受体阻断药，能松弛血管平滑肌，使血压降低，临床主要用于轻、中度高血压，其降压作用比噻嗪类利尿药强。国内曾报道 105 例高血压患者，用本品治疗后，有效率为 65.7%。对伴有心室内传导阻滞、阻塞性支气管痉挛性疾病、糖尿病、痛风或高脂血症的高血压患者，也可应用本品。常用维持量为每日 3～20 mg，分 2～3 次服用。为避免发生首剂综合征（如眩晕、头痛、心悸、出汗、无力等），首剂一般为 0.5 mg，不宜超过 1 mg，睡时服用。若无不良反应，则第 2 天给予 0.15～1 mg，每日 2～3 次，间隔 2～3 天，可酌情递增剂量至维持量。

（2）特拉唑嗪：本药的化学结构与哌唑嗪相似，每日服药 1 次即可。抗高血压效能与哌唑嗪相仿，但本药口服后起效缓和，作用平稳，甚少有哌唑嗪样首剂综合征，对血脂代谢亦有良好的改善作用。常用剂量为 1～10 mg，每日 1 次。不良反应有头晕、乏力等。

（3）多沙唑嗪：其化学结构与哌唑嗪相似，起效缓，一般无首剂综合征，单用时有效率 65%。常用量每日 1～8 mg。不良反应有眩晕、恶心、头痛、头晕、疲劳和嗜睡等。

（4）二甲氧唑嗪：口服后吸收较快，一般小于 1 小时出现血流动力学效应，血浆半衰期为 2～4 小时。该药长期降压治疗的优点是用药后代偿机制不被激活，血浆容量、心率和血浆肾素活性不变，长期使用不会出现耐药性。在治疗高血压时，三甲氧唑嗪的使用剂量可采取递增的方法，先以 25 mg，每日 3 次，以后每日总量 600～900 mg。

（5）哌胺甲尿定：是一种兼有可乐定样抑制交感神经紧张性和突触后膜 α_1 受体阻滞作用的药物。经临床验证本品能满意地降低高血压患者的卧位或立位的收缩压和舒张压。降压时心率增快不明显，由于该药能刺激中枢神经系统的 α_2 受体，故有可乐定样的中枢神经镇静作用。剂量为每日 5～10 mg，分 3 次口服，药物的不良反应很少。

（6）吲哚拉明：本品能有效地降低静止和运动的高血压，对卧位和立位的收缩压和舒张压增高均有明显降压作用，长期用药可维持 3 年以上。单用本品降压剂量过大时，药物的不良反应发生率较高，最主要的不良反应是抑郁症、性功能紊乱和阳痿，故该药宜作为二线或三线降压药。剂量为 75～225 mg，分 2～3 次口服，停药时不会发生"撤退综合征"。

此外尚有：

1）血管扩张剂：常与 β 受体阻滞剂和利尿剂合用。常用的有肼屈嗪、哌唑嗪、米诺地尔、二氮嗪、胍乙啶、硝普钠等。新型的血管扩张剂尚有布酞嗪、恩拉嗪、匹尔拉嗪、托酞嗪、卡拉嗪和莫匹拉嗪等。

（1）肼屈嗪：从 10～20 mg，每日 2～4 次口服开始，每日每剂加 10 mg，每日总量应在 100 mg 以下，超过 200 mg 易产生不良反应。

（2）米诺地尔：主要用于重度高血压和伴有肾功能衰竭的严重高血压者。2.5 mg，每日 4 次，每 2～3 天增加 1 次剂量，达总量在每日 40 mg 以下。

（3）二氮嗪：可用于高血压危象，重度耐药的高血压病。但对充血性心衰、糖尿病和肾功能不全者忌用。主要为静脉给药，每次 200～300 mg，可与呋塞米配合。

（4）胍乙啶：主要用于舒张压较高的严重高血压病患者。对高血压危象、嗜铬细胞瘤者禁用。10 mg，每日 1～2 次，以后每周递增每日 10 mg。

（5）硝普钠：主要用于高血压危象紧急降压。通常以 50μg/ml 浓度溶液静脉滴注，每分钟 25～50μg，逐渐加量至血压满意下降为止，剂量可达每分钟 300μg，一般疗程不超过 1～2 天。

（6）布酞嗪：化学结构与肼屈嗪相似，直接作用于血管平滑肌，使血管扩张，血管阻力降低，血压下降。长期应用不产生耐受性，不影响心率。剂量：每日 90～180 mg，分 2 次或 3 次饭后服用。不良反应主要有消化系统症状、循环系统症状、精神神经系统症状和过敏反应等。

2）α、β 受体阻滞剂

（1）酚妥拉明：25～50 mg，每日 2～3 次。对急症特别是嗜铬细胞瘤患者可静脉注射或静脉滴注，每次 1～10 mg，待血压下降后改口服。

（2）酚苄明：10～20 mg，每日服 3 次。

（3）柳胺苄心定：本品为竞争性 α 和 β 受体阻断剂，对轻、中度高血压的有效率为 88%，对重度高血压的有效率为 60%～80%，对常规降压治疗无效的顽固性患者亦有效。且可与其他降压药物联合应用。采用本品加利尿药治疗高血压的效果相当于应用利尿剂、β 受体阻断剂加 α 受体阻断剂（哌唑嗪）或血管扩张药（肼屈嗪）合并用药的效果。临床实验表明在治疗高血压病时优于单一的 β 受体阻断剂或 α 受体阻断剂。剂量一般为 100～200 mg，每日 2～3 次，饭时服，疗程 2 周。

3）其他：包括中枢交感神经抑制剂如可乐定、甲基多巴；周围交感神经抑制剂如胍乙啶、利血平等。上述药物曾多年用于临床并有一定的降压疗效，但因其不良反应较多且缺乏心脏、代谢保护，因此不适宜于长期服用。

目前，国内复方降压制剂较多，常用的有：

（1）复方降压片，每片含利血平 0.032 mg、肼肽嗪 3.2 mg、氢氯噻嗪 3.2 mg、盐酸异丙嗪 2.0 mg、氯氮䓬（利眠宁）2.0 mg 及其他维生素 B 族等。常用量 1 片，2~3 次/天。

（2）安达血平片，含利血平 0.32 mg、双肼肽嗪 10 mg，每次 1 片，每日 2~3 次。

（3）其他尚有复方罗布麻片、降压静、复方路丁片等。该类复方制剂药物种类较多，且剂量不易掌握，故不符合阶梯治疗和个体化治疗原则。因降压作用较缓和，不良反应较少，尚可酌情观察使用。

（三）降压药物的选择和应用

凡能有效控制血压并适宜长期治疗的药物就是合理的选择，包括不引起明显不良反应，不影响生活质量等。

1. 首选药物

上述四类药物即利尿剂、β 受体阻滞剂、钙离子拮抗剂和 ACEI 中任何一种，均可作为第一阶梯药。

2. 阶梯治疗

是治疗高血压的一种用药步骤。选用第一阶梯药物后，从小量开始，递增药量，至最大量仍不能控制血压时，加用第二种药物，或更多药物联合，直到血压控制至正常或理想水平。血压控制后逐渐减量。

3. 具体用药

应根据病程、血压程度和波动规律、年龄、有无并发症以及药物特点、在体内高峰时间等，加以合理用药，进行个体化治疗。

（1）年轻患者宜首选 β 受体阻滞剂或 ACEI。

（2）老年或低肾素型应选用利尿剂和钙拮抗剂，开始用成人剂量的一半。

（3）伴心绞痛或快速心律失常时应使用 β 受体阻滞剂。

（4）合并糖尿病、痛风、高血脂患者宜使用 ACEI、钙拮抗剂或受体阻滞剂。

（5）肾功能不全时，ACEI 是目前较理想药物，也可应用钙拮抗剂。病情严重者可使用呋塞米，要防止低血容量加重肾功能损害等。

（6）合并有心力衰竭者，宜选择 ACEI、利尿剂。

（7）伴妊娠者，不宜用 ACEI、血管紧张素 II 受体阻滞剂，可选用甲基多巴。

（8）对合并支气管哮喘、抑郁症、糖尿病患者不宜用 β 受体阻滞剂；痛风患者不宜用利尿剂；合并心脏起搏传导障碍者不宜用 β 受体阻滞剂及非二氢吡啶类钙通道阻滞剂。

4. 降压目标及应用方法

由于血压水平与心、脑、肾并发症发生率呈线性关系，因此，有效的治疗必须使血压降至正常范围，即降到 140/90 mmHg 以下，老年人也以此为标准。对于中青年患者（<60 岁）、高血压合并糖尿病或肾脏病变的患者，治疗应使血压降至 130/85 mmHg 以下。

原发性高血压诊断一旦确立，通常需要终身治疗（包括非药物治疗）。经过降压药物治疗后，血压得到满意控制，可以逐渐减少降压药的剂量，但一般仍需长期用药，中止治疗后高血压仍将复发。

五、护理措施

（一）一般护理

1. 做好心理护理

高血压是一种慢性病，护理人员应耐心解释，做好思想工作，消除顾虑，使患者心情舒畅、乐观。日常生活中，要心神宁静，避免精神刺激和情绪激动，树立战胜疾病的信心，积极配合治疗。

2. 合理作息

患者除血压显著升高或症状加重时需适当休息外，一般可以参加力所能及的社会活动或家务劳动，坚持体力劳动与脑力劳动相结合，避免过度劳累，以调整恢复大脑皮质的正常功能。平时生活要规律，应积极参加文体活动，培养爱好与兴趣，使生活丰富多彩，如参加打球、书法、绘画、养花、听音乐、练医疗气功和打太极拳。老年人每天保证充足的睡眠，尤其对脑力劳动者更重要，午间保证休息 30 分钟至 1 小时，以消除大脑疲劳，保持精力充沛。任何疲劳与紧张的工作和娱乐活动均能使血压上升，所以患者要避免工作或娱乐活动到深夜，或把休息时间也用来连续工作或突击完成任务，一旦发现头痛、头晕、耳鸣、眼花时，不能继续勉强把工作做完，应卧床休息；症状加重时，及时去医院诊治。

3. 防治诱发因素

要告诉患者积极预防、治疗和消除有害的诱发因素，如寒冷、劳累、紧张、激动、过量饮酒、食盐多、肥胖等因素，以减少血管痉挛、血容量增多及周围血管阻力增高而引起高血压的发病。

4. 饮食护理

饮食宜清淡，少食含高胆固醇的食物，如松花蛋、动物脂肪、鱼子等。肥胖者应控制饮食，每顿有七八分饱合适，忌饱餐。尤其是晚餐过食油腻食物，易使血脂升高，增加血液黏稠度，诱发心肌梗死。饮食中以含不饱和脂肪酸高的植物油如豆油、玉米油为主。鼓励进食部分粗粮如水果。多食海带、紫菜、虾皮。避免刺激性食物与饮料如辣椒、胡椒、浓茶与咖啡等。以喝少量清淡绿茶为宜。戒除烟酒，吸烟能使血氧减少、血压暂时性升高，加速动脉硬化；饮酒能增加血液黏稠度，使脑血流量减少，增加发生脑血栓的机会；高浓度乙醇能影响血小板功能使红细胞脆性增加，而增加患中风的机会。平时还要重视不吃过多糖类食品，糖多在肝脏中可转化为中性脂肪，和胆固醇一样，可使动脉硬化。

（二）病情观察与护理

（1）注意神志、血压、心率、尿量、呼吸频率等生命体征的变化，每日定时测量并记录血压。血压有持续升高时，密切注意有无剧烈头痛、呕吐、心动过速、抽搐等高血压脑病和高血压危象的征象。出现上述现象时应给予氧气吸入，建立静脉通路，通知病危，准备各种抢救物品及急救药物，详细书写特别护理记录单；配合医生采取紧急抢救措施，如快速降压、制止抽搐，以防脑血管疾病的发生。

（2）注意用药及观察，高血压患者服药后应注意观察服药反应，并根据病情轻重、血压的变化决定用药剂量与次数，详细做好记录。若有心、脑、肾严重并发症，则药物降压不宜过快，否则脑供血不足易发生危险。血压变化大时，要立即报告医生予以及时处理。要告诉患者按时服药及观察，忌乱用药或随意增减剂量与擅自停药。用降压药期间要经常测量血压并做好记录，为治疗提供参考；注意起床动作要缓慢，防止体位性低血压引起摔倒。用利尿剂降压时注意记出入量，排尿多的患者应注意补充含钾高的食物和饮料，如玉米面、海带、蘑菇、枣、桃、香蕉、橘子汁等。用普萘洛尔等药物要逐渐减量、停药，避免突然停用引起心绞痛发作。

（3）患者如出现肢体麻木，活动欠灵活，或言语含糊不清时，应警惕高血压并发脑血管疾病。对已有高血压心脏病者，要注意有无呼吸困难、水肿等心力衰竭表现；同时检查心率、心律有无心律失常的发生。观察尿量及尿的化验变化，以发现肾脏是否受累。发现上述并发症时，要协助医生相应的治疗及做好护理工作。

（4）高血压急症时，应迅速准确按医嘱给予降压药、脱水剂及镇痉药物，注意观察药物疗效及不良反应，严格按药物剂量调节滴速，以免血压骤降引起意外。

（5）出现脑血管意外、心力衰竭、肾衰竭者，给予相应抢救配合。

六、健康教育

（1）向患者提供有关本病的治疗知识，注意休息和睡眠，避免劳累。

（2）与患者共同讨论改变生活方式的重要性，低盐、低脂、低胆固醇、低热量饮食，禁烟、酒及刺激性饮料。肥胖者节制饮食。

（3）教会患者进行自我心理平衡调整，自我控制活动量，保持良好的情绪，掌握劳逸适度，懂得愤怒会使舒张压升高，恐惧、焦虑会使收缩压升高的道理，并竭力避免之。

（4）定期、准确、及时服药，定期复查。

（5）保持排便通畅，规律的性生活，避免婚外性行为。

（6）教会患者怎样测量血压及记录。让患者掌握药物的作用及不良反应，告诉患者不能突然停药。

（7）指导患者适当地进行运动，可增加患者的健康感觉和松弛紧张的情绪，增高高密度脂蛋白。推荐做渐进式的有氧运动，如散步、慢跑；也可打太极拳、练医疗气功；避免举高重物及作等长运动（如举重、哑铃）。

（宋晶）

第六章　消化系统疾病

第一节 胃食管反流病

胃食管反流病（CERD）是由于胃、十二指肠内容物反流至食管引起的胃灼热、反酸和反食等反流症状或食管组织损害，常合并食管炎。其包括：①反流性食管炎，反流物致食管黏膜明确的炎症改变；②病理性反流，用客观方法证实为症状性反流，但未见组织学改变。近年的研究已证明，胃食管反流与部分反复发作的哮喘、咳嗽、夜间呼吸暂停、非心源性胸痛及咽喉炎等有关。婴幼儿下食管括约肌未发育完善，也易发生反流，也可引起呼吸系统疾病和发育营养不良。广义上说，凡能引起胃食管反流增加的因素如进行性系统性硬化症、妊娠呕吐及任何病因引起的呕吐，或长期放置胃管、三腔管等，均可引起继发胃食管反流病。GERD 在西方国家十分常见，人群中 7%~15% 有胃食管反流症状。国内北京及上海地区流行病学调查显示，GERD 患病率为 5.77%。

一、病因和发病机制

在正常情况下，胃内的压力比食管内高，但胃液并不能反流进入食管，这是因为食管有一系列的保护机制：

（一）食管下端括约肌（LES）的作用

正常情况下，LES 能保持比胃囊内高的静止张力，并能适应腹腔内的压力变化，即腹腔内压力升高，则 LES 的张力也升高，以保持与胃内压力的梯度。当 LES 功能发生变化，不能维持这一梯度时，张力下降，则胃液可反流进入食管。LES 的张力变化与神经及体液因素有关。

（二）胃—食管角（His 角）形成的活瓣作用

当胃内压力升高时，黏膜活瓣被挤压而关闭。当上述保护性机制功能不全则胃液反流进入食管，使黏膜发炎。

（三）食管酸清除

食管有自发性及继发性的推进性蠕动，是食管廓清的主要方式。当胃酸反流入食管后，大部分由食管蠕动清除，剩余部分由唾液中和。多项研究表明 GERD 者食管酸清除时间延长，主要是由于食管全部蠕动功能障碍所致，当唾液分泌功能障碍时亦影响食管的酸清除。

（四）食管黏膜

在 GERD 中，只有 48%~79% 的患者发生食管黏膜损害（食管炎），另一部分患者虽有胃—食管反流症状，但并没有食管炎症表现，这与食管黏膜组织抵抗力有关，当各种因素影响食管黏膜组织抵抗力下降时易致食管炎症的发生。

（五）胃排空延迟

许多原因可致胃排空延迟，如胃运动功能障碍、糖尿病胃轻瘫等，由于胃排空延迟可促进及加重胃食管反流。

反流的胃液及十二指肠液损害食管黏膜，使黏膜充血、水肿，上皮细胞坏死脱落、糜烂，甚至出现溃疡。长期的反流造成慢性炎症及反复溃疡形成，使黏膜下组织及肌层纤维化，最终导致食管狭窄。

二、病理

在有反流性食管炎的 GERD 患者，其病理组织学基本改变可有：①复层鳞状上皮细胞层增生；②黏膜固有层乳头向上皮腔面延长；③固有层内炎症细胞以中性粒细胞浸润为主；④糜烂与溃疡；⑤胃食管连接处以上出现 Barrett 食管改变。由于所处的发展阶段不同，其病变程度和相应的组织病理学特征也不同。

Barrett 食管是指食管与胃交界的齿状线 2 cm 以上出现柱状上皮替代鳞状上皮，一般出现在中度食管狭窄的部位及其以下的食管黏膜以及较深的食管溃疡的周边，其组织学特点可分为 3 种类型。①特殊型柱状上皮：表面有绒毛和凹陷，可见绒毛细胞、杯状细胞、潘氏细胞等，但无吸收功能，此型最常见且癌变率高；②交界型上皮：不完全胃化，与贲门上皮相似，因此又被称为贲门型上皮，为胃的柱状上皮，但无主细胞和壁细胞；③胃底型上皮：完全胃化生，最为少见，上皮细胞与胃底相似，有胃小凹、胃柱状上皮、壁细胞和主细胞，可分泌胃酸和蛋白酶。

三、诊断

（一）临床表现

GERD 的临床表现多样，轻重不一，部分有较典型的如胃灼热、反酸等反流症状，有些则酷似心绞痛或哮喘等主要表现。

1. 胃灼热

系指胸骨后或剑突下烧灼感，是 GERD 最常见的症状，出现于 50% 以上患者。是由于反流的胃酸或胆汁对食管黏膜刺激所致，多在餐后 1 小时出现，卧位、前屈位及腹压增高时加重。

2. 反胃

系指无恶心和不用力状态下，胃内容物上溢，涌入口腔。反流物多呈酸性。此时称为反酸，反流物也可有胆汁等十二指肠液。

3. 吞咽困难和吞咽痛

部分患者有吞咽困难，多由食管痉挛或功能紊乱引起，呈间歇性，进固体或液体食物均可发生；少数由食管狭窄引起，症状进行性加重。严重的食管炎或食管溃疡可出现吞咽痛。

4. 胸骨后痛

指发生于胸骨后或剑突下的疼痛，严重时可放射到背部、胸部、肩部、颈部、耳后，此时酷似心绞痛。

5. 其他

部分患者有咽部不适、异物感或堵塞感而无真正的吞咽困难，称为癔球症，可能与酸反流所致食管上段括约肌压力升高有关。部分患者则因反流物刺激咽喉部而致咽喉炎、声嘶。亦有因反流物吸入气管和肺而反复发生肺炎，甚至肺间质纤维化。某些非季节性哮喘也可能与反流有关。

（二）并发症

1. 食管狭窄

重度反流性食管炎可引起炎性反复导致纤维组织增生，最终出现管腔狭窄，8%～20%严重的反流性食管炎发展成食管狭窄。

2. 出血、穿孔

反流性食管炎患者可因食管黏膜炎症、糜烂、溃疡导致急性或慢性出血，可表现为呕血和（或）黑便，出血的发生率在5%以下。偶见食管穿孔。

3. Barrett 食管

指食管黏膜在修复过程中，鳞状上皮被柱状上皮所替代。Barrett 食管是癌前病变，其腺癌的发生率较正常人高30～50倍。Barrett 食管可发生消化性溃疡，亦称 Barrett 溃疡。

（三）实验室及其他检查

1. 食管吞钡 X 线检查

食管钡餐可见下段食管黏膜皱襞增粗，可见龛影、狭窄等，远端食管蠕动减弱。部分患者有食管裂孔疝表现。

2. 内镜及活组织检查

可明确有否反流性食管炎并对其进行分级，然后进行活检，对判断病变的严重程度有重要价值。

1996 年洛杉矶世界胃肠病大会将反流性食管炎内镜下分为 A、B、C、D 四级。A级：黏膜皱襞表面黏膜破损，但破损直径 < 5 mm；B 级：黏膜皱襞表面黏膜破损直径 > 5 mm，但破损间无融合；C 级：黏膜破损相互融合，但尚未环绕食管壁四周；D级：黏膜破损相互融合并累及至少食管四壁 75%。

1999 年中华消化内镜学会在山东烟台召开会议，制定了我国反流性食管炎内镜分级标准。0 级，内镜检查正常；1 级（轻度），内镜见食管下段点状、条索状发红、糜烂、无融合；2 级（中度），内镜见食管下段糜烂、不弥散；3 级（重度），病变广泛，全周性融合。同时强调在做出诊断时需注明病变部位、大小、范围，及有无狭窄等并发症。我国分级标准中 1 级相当于洛杉矶分级的 A 级与 B 级，2 级与 3 级则分别相当于洛杉矶分级的 C 级与 D 级。

3. 24 小时食管 pH 值监测

24 小时食管 pH 值监测是目前已被公认为诊断胃食管反流病的重要诊断方法。应用便携式 pH 值记录仪在生理状态下对患者进行 24 小时食管 pH 值连续监测，可提供食管是否存在过度酸反流的客观证据，有助于鉴别胸痛与反流的关系。常用的观察指标；24 小时内 pH 值 <4 的总百分时间、pH 值 <4 的次数，持续 5 分钟以上的反流次数以及最长反流时间等指标。但要注意在行该项检查前 3 日应停用抑酸药与促胃肠动力的药物。

4. 食管滴酸试验

食管滴酸试验又称 Bernstein 试验。患者在单盲情况下坐位导入鼻导管，固定在距鼻孔 30 cm 处，滴注生理盐水 10 ~ 12 ml/min，历时 15 分钟，再以同样速度滴注 0.1 g 盐酸。食管炎活动期患者一般在 15 分钟内出现胸肌后烧灼样不适或疼痛，经换用生理盐水滴注，症状渐见缓解。本试验有利于胸骨后疼痛的鉴别诊断。

5. 食管内压测定

正常人静息时食管下端括约肌压力大于 2.0 kPa，低于 1.3 kPa 表示食管下端括约肌张力降低，胃液易反流。

6. 食管闪烁扫描

^{99m}Tc（锝）标记的固体或液体吞服后在胃和食管做 γ 闪烁照相，并配合诱发试验，做核素计数和反流指数测定，诊断阳性率为 90%。

7. 质子泵阻滞药试验（PPI）

质子泵阻滞药试验为一种治疗性临床试验。对因典型的胃食管反流症状就诊的患者，在无任何报警症状的情况下可予以 PPI 治疗 7 天（如奥美拉唑 20 mg，2 次/天），如患者症状消失则为阳性，临床即可诊断为 GERD。

四、诊断标准

由于部分胃食管反流病患者反流症状明显，但 X 线检查、内镜检查食管无异常发现，或者内镜检查显示有食管炎，但不一定是由于反流引起；有的临床表现酷似心绞痛，或以哮喘、咽喉炎为主要表现，造成诊断困难。

（一）我国诊断标准

（1）饭后发生反酸、胃灼热、卧位时加重；胸骨下不适感或疼痛。
（2）内镜检查食管黏膜充血、渗出、糜烂或浅溃疡；严重者有食管瘢痕狭窄。
判定：具备第 1 项即可诊断，兼有第 2 项即可确诊。

（二）日本食管疾病研究会的诊断标准

1. 临床症状
剑突下烧灼感，吞咽食物时食管刺痛感，胸骨疼痛，咽下困难，反流。
2. X 线检查
食管钡餐见食管轻度狭窄，双重造影见黏膜面小颗粒状变化。

3. 实验室检查

食管内压力测定、食管内 pH 值测定及 Bernstein 试验（食管滴酸试验）。

4. 内镜检查

（1）色泽变化型：以食管黏膜色泽变化（充血、白浊）为主。

（2）糜烂、溃疡型：以食管黏膜破坏为主。

（3）隆起肥厚型：以食管黏膜多数小隆起或肥厚为主。

（4）活组织病理检查

必要所见：

（1）急性炎症所见：中性粒细胞浸润。

（2）糜烂性炎症所见：上皮层破坏。

（3）慢性炎症所见：间质纤维化。

次要所见：

毛细血管增生，肉芽组织形成，乳突延长，上皮再生，基底细胞增生，肌层纤维化、肥厚及瘢痕形成，除中性粒细胞外的其他炎细胞浸润、水肿等。

（三）胃食管反流病的内镜诊断标准

消化内镜学会，1992 年 8 月。

1. 轻度

红色条纹和红斑，累及食管下 1/3。

2. 中度

糜烂 <1/2 食管周围，仅累及食管中、下段。

3. 重度

Ⅰ级：糜烂累及 >1/2 食管周围；或已累及上段，或形成溃疡 <1/3 食管圆周；在食管任何部位。

Ⅱ级：溃疡累及 >1/3 圆周食管、任何部位。并发症：食管缩短、Barrett 食管。

五、治疗

胃食管反流病的治疗目的是控制症状、治愈食管炎、减少复发和防止并发症。

（一）药物治疗

药物治疗的目的是增强抗反流屏障的作用，提高食管的清除能力，改善胃排空和幽门括约肌的功能，防止十二指肠反流，抑制酸分泌，减少反流物中酸或胆汁等含量，降低反流物的损害性，保护食管黏膜，促进修复。通过治疗达到解除症状，治疗反流性食管炎，预防并发症和防止复发等目的。

1. 中和和抑制胃酸药物

中和胃酸的药物沿用已久的有氢氧化铝、碳酸钙等，近来较常用的有铝碳酸镁，常用方法为 2 片/次，每日 3 次。饭后 1~2 小时嚼碎服下。抑制胃酸的药物主要是 H_2 受体拮抗剂（H_2RA）和质子泵抑制剂（PPI）、PPI 能持久抑制基础与刺激后胃酸分泌，是治疗 GERD 最有效的药物，目前临床应用的有奥美拉唑、兰索拉唑、泮托拉唑、雷贝拉唑等，药物用量以逐步递减为妥。经治愈的患者停药后，90% 可在 6 个月内复发，因此，需要做长期维持治疗。

2. 促动力药物

促进食管、胃的排空，增加 LES 张力，抑制胃食管反流。此类药物宜于餐前半小时左右服用。常见的动力药物分类有：

1）多巴胺受体拮抗药：多巴胺受体拮抗药主要有甲氧氯普胺、多潘立酮和伊托比利。作用与食管、胃、肠道的多巴胺受体，使胆碱能受体相对亢进，可促进食管、胃平滑肌张力，增进食管蠕动，增加 LES 张力及收缩幅度，促进食管的清除功能，阻止胃内容物反流。加快胃排空，还能增进十二指肠、空肠、回肠的蠕动，减少十二指肠反流。但单独用药效果欠佳，应与抑酸药合并使用。

（1）甲氧氯普胺（灭吐灵）：甲氧氯普胺主要作用于中枢神经系统的多巴胺受体，具有促进食管清除和加快胃排空，增加 LES 张力的作用。在临床治疗反流性食管炎疗效有限，一般需与抗酸药同时使用。能通过血脑屏障，可产生神经精神方面的副作用，如倦怠、焦虑、锥体外系反应等。目前，在临床上已经较少使用。常用剂量为：5～10 mg，3 次/天，饭前服用。

（2）多潘立酮：多潘立酮主要可以加快胃排空，对食管清除的作用相对较弱，在临床上用于反流性食管炎治疗以及疗效评价的报道较少。长期使用有报道可引起血中催乳素水平增高，临床上非哺乳期患者出现泌乳现象。常用剂量为：10～20 mg，3 次/天，饭前服用。

（3）伊托比利：伊托比利是近年来研制的新型胃动力药，具有水溶性多巴胺 D_2 - 受体拮抗作用和乙酰胆碱酯酶活性。通过拮抗突触后胆碱能神经元上的多巴胺受体，刺激神经末梢释放内源性乙酰胆碱，进而促进胃肠道运动。临床上常用于缓解功能性消化不良。本品作用是多潘立酮的 10 倍左右。常用剂量为：50 mg，3 次/天，饭前服用。

（4）莫沙比利：莫沙比利是近年来研制的新型胃动力药，具有对胆碱能神经的活化，使神经末梢释放内源性乙酰胆碱，进而促进胃肠运动。临床上常用于缓解功能性消化不良。本品作用是多潘立酮的 10～12 倍。常用剂量为：5 mg，3 次/天，饭前服用。

2）西沙必利（普瑞博思）：西沙必利是甲苯酰胺的衍生物，为 5 - 羟色胺（5 - HT）受体激动药，主要作用于消化道的胆碱能中间神经元及肌间神经丛运动神经元的 5 - HT 受体，增加乙酰胆碱的释放，从而改善食管、胃、小肠和大肠的推动性运动，为全胃肠道动力药，不仅对食管清除的作用较强，而且还能加快胃排空，减少十二指肠内容物—胃反流，曾一度认为是临床上最好的胃肠道的促动力药物，受到医生和患者的青睐。常用剂量为：5～10 mg，3～4 次/天。联合应用 H_2RA 与促动力药物对反流性食管炎的治愈率高于单用 H_2RA。西沙必利还可用于 GERD 维持治疗，在维持治疗中，西沙必利和雷尼替丁合用效果优于单用雷尼替丁，但较奥美拉唑疗效差。不良反应有：腹痛、腹泻等，但一般症状较轻，停药后常消失。近年来，应用西沙必利后，有报道出现患者心电图异常，有大量文献陆续报道了患者因服用西沙必利而导致严重的心血管不良反应，如 Q 波延长、QT 间期延长、严重的心律失常，尤其是室性心律失常，包括尖端扭转型室速等，导致患者猝死。自 1993 年在美国上市以来，已经有 38 例患者死亡，FDA 已将本药品从美国市场上撤销。在欧洲等国也已禁用。同时西沙必利与抗心律失常、抗抑郁药（包括应用广泛的阿米替林）、抗精神病药、抗组胺药（阿司咪唑）、抗生素司氟沙星和尿失禁治疗药物特罗地林均有严重的相互作用。以上不良因素使西沙必利的临床需求量大幅度降低。目前，在中国本药尚可用于反流性食管炎治疗，但也做出了严格的限制，要求剂量在 15 mg/d 左右，并定期复查心电图。对年龄较大，有冠心病、心血管疾病病史的患者慎用。

3. 黏膜保护剂

主要包括硫糖铝和枸橼酸铋钾，此类药能在受损黏膜表面形成保护膜以隔绝有害物质的侵蚀，从而有利于受损黏膜的愈合。硫糖铝的常用剂量为 1 g，每日 4 次。饭前 1 小时和睡前服用；枸橼酸铋钾 240 mg，每日 2 次，早饭和晚饭前 30 分钟服用。铝碳酸镁对黏膜也有保护作用，它能吸附胆酸等碱性物质，使黏膜免受损伤。

4. 拟胆碱能药

氯贝胆碱能增加 LES 的张力，促进食管收缩，加快食管内酸性食物的排空以改善症状。每次 25 mg，每日 3～4 次。本品能刺激胃酸分泌，长期服用要慎重。

5. 联合用药

促进食管、胃排空药和制酸剂联合应用有协同作用，能促进食管炎的愈合。亦可用多巴胺拮抗剂（如甲氧氯普胺、多潘立酮）或西沙比利与组胺 H_2 受体拮抗剂或质子泵抑制剂联合应用。

（二）维持治疗

胃食管反流病具有慢性复发倾向，据西方国家报道，停药后半年复发率为 70%～80%。为减少症状复发，防止食管炎反复发作引起的并发症，需考虑给予维持治疗，停药后很快复发且症状持续者，往往需要长期维持治疗；有食管炎并发症如食管溃疡、食管狭窄、Barrett 食管者，肯定需要长期维持治疗。H_2RA、西沙必利、PPI 均可用于维持治疗，其中以 PPI 效果最好。维持治疗的剂量因患者而异，以调整至患者无症状之最低剂量为最适剂量。

（三）抗反流手术治疗

抗反流手术是不同式样的胃底折叠术，如同时合并食管裂孔疝，可进行裂孔修补及抗反流术。目的是阻止胃内容反流入食管。抗反流手术指征为：①严格内科治疗无效；②虽经内科治疗有效，但患者不能忍受长期服药；③经反复扩张治疗后仍反复发作的食管狭窄，特别是年轻人；④确证由反流引起的严重呼吸道疾病。除第 4 项为绝对指征外，近年来，由于 PPI 的使用，其余均已成为相对指征。

（四）新的治疗方法

GERD 内镜下治疗在近年来获得较大进展，Stretta 法和生物聚合物注入法是两种新的治疗方法。

1. Stretta 法

该设备由美国 Curon 公司生产。该设备由一根带有探针的导管、球篮和带有 4 根镍—钛合金电极的球囊组成。电极呈放射状均匀分布于球囊表面，球囊位于球篮中与导管相连，导管与体外带有温度和电阻监视器的射频发生器相连。当球囊充气时，电极将被插入食管黏膜，电极长度将使之仅定位于肌层，此时开通射频发生器，产生热能通过电极传人组织，当组织温度达到 85℃ 时，在温度监视器作用下，射频发生器自动停止能量输入，同时通过导管注入消毒水（30 ml/min）冷却组织，减轻组织损伤。治疗时电极插入部位位于胃食管交界线（Z 线）近端 2 cm 至远端 2 cm 范围内，通过旋转球囊和纵向移动导管调节电极插入部位，通常可产生 15~25 个电极插入点。该方法的作用机制可能是由于能量刺激导致食管胶原分子缩短、巨噬细胞和成纤维细胞激活、胶原结构重建，最终导致胃食管交界处缩窄变紧。

Triadfilopoudos 等完成的一项多中心非随机临床研究。对所有入选的 116 例具有内镜治疗适应证的 GERD 患者，行 Stretta 方法治疗后进行了 12 个月的跟踪观察。结果显示，该方法可显著改善 GERD 症状，减少酸反流并减少或停止 PPI 的使用。其并发症多发生于治疗后的 6 个月内，主要包括食管穿孔、出血、黏膜损伤、吸入性肺炎和胸膜渗液，并发症总发生率低于 0.6%，认为该方法是一种安全有效的治疗手段。

2. 生物聚合物注入法

该方法是通过内镜将生物聚合物注入 LES。根据注入的聚合物不同，该类方法可分为 Enteryx 法、Rolfs 法和 Endotonics 法，分别通过胃镜分别将生物聚合物、脂质微球或硫化氢置入 LES 附近。Enteryx 本身是黏度较低的液体，可通过 23~25 号针管注射，而当与组织接触时可迅速变成海绵状团块。近年来的资料表明，该聚合物无抗原性，在体内不会被生物降解，不通过血管或淋巴管移行，注射后形成的团块亦无皱缩现象，因此，逐渐开始应用于 GERD 治疗。该操作通常使用前视镜或侧视镜合并一根带有 4 mm 长针头的导管完成，为保证能准确注射到食管肌层。整个操作最好在 X 线透视下进行。治疗时针头注射部位位于 Z 线近端 1~3 cm 处，食管四壁各注射一点。当内镜到达注射部位后，经内镜活检孔插入导管，将聚合物注入食管肌层，同时通过内镜和 X 线透视观察注射深度是否正确。正常情况下，注射速度为 1 ml/min，总量为 1~2 ml/点，透视可见聚合物沉积于食管下端。如内镜下见注射部位形成黑色包块，则表明注射过浅，聚合物沉积于黏膜下层，此时需加大注射深度。如透视下未见聚合物在食管壁内沉积，则提示注射过深，需要重新插针。如注射过程中见聚合物漏入食管腔内，透视下可见环状不透光带，此时可于同一穿刺点内继续注射至 3~4 ml。注射结束后，针头需留置于注射部位 30 秒，然后退针。Rolfs 法和 Endotonics 法与 Enteryx 法的操作基本相似，仅注入的物质不同。该类方法的作用机制尚不明确。

部分研究表明，Enteryx 法可能通过升高患者的 LES 压或使 LES 压力带增长，而导致酸反流时间和次数显著减少。

六、护理措施

1）睡眠时抬高床头，这是简单而有效的方法，因食管体部在夜间很少有推进性蠕动，反流液易在食管内潴留，故主张抬高床头，一般抬高 15～20 cm。

2）饮食护理

注意进食的方法和选用的食品。

（1）避免过冷、过热及刺激性食物，以免诱发胸骨后疼痛。睡前 2 小时停止进食，以减少夜间反流。

（2）避免进食致胃酸增高的食物，如咖啡、浓茶、醋酸及酸性饮料等，胃酸增高不仅增加酸反流量，而且酸增高反馈抑制胃泌素的释放，从而降低 LES 的张力。

（3）避免食用降低 LES 张力的食物，如巧克力、脂肪等；应戒酒，乙醇可降低 LES，减弱食管全部蠕动，影响食管对酸性反流物的清除能力。

此外，吸烟可降低 LES 张力，同时可使幽门括约肌松弛，致十二指肠胃反流，应戒除。

3）告知患者避免应用降低 LES 张力的药物，包括抗胆碱能药、异丙肾上腺素，多巴胺，左旋多巴，酚妥拉明，钙离子通道阻滞剂，前列腺素 E_1、E_2、A_2，地西泮，氨茶碱，喘定，烟酸，吗啡，黄体酮，雌激素，生长抑素，胰高糖素等。

4）避免增加腹压有关因素，如减肥、不穿紧身衣裤、不紧束腰带、尽量避免举重物、弯腰等增加腹压的动作和姿势。防治咳嗽、便秘、呕吐、腹胀、腹水等病症。

5）告知患者积极治疗某些可促进胃食管反流的疾病，如食管裂孔疝、十二指肠球部溃疡、胆石症等。

七、健康教育

1. 饮食调护

①饮食有节，避免暴饮暴食，少食多餐。②避免酸辣、烟酒和浓茶等有刺激性食物，甜食，咖啡、巧克力、高脂肪尽可能减少摄入。③慎用对食管不利的药物，如硝酸甘油、钙离子通道阻滞剂等。

2. 生活调护

改变不良生活习惯，避免导致食管下端括约肌功能减弱的有关因素。具体如下：①肥胖者应减轻体重。②减少增加腹内压的活动，如不穿太紧的内衣裤等。③睡眠时床头垫高 15～20 cm，避免餐后立即卧床、睡前饮水或进食，晚餐与入睡的间隔应拉长，不得少于 3 小时，以减少反流。每餐后让患者处于直立位或餐后散步，借助重力促进食物排空，避免剧烈运动。④劳逸结合，加强体育锻炼。

3. 情志调护

胃食管反流患者往往存在一定程度的肝气郁结之象，所以保持心情舒畅尤为重要，疏导自我，修养身心很重要，保持积极乐观的心态，及时调节好心情，可以减少复发，缓解症状。

4. 防止复发

应用强力抑酸剂，只是短期控制症状快，对胃排空及胆囊动力有抑制作用，对于顽固的重度胃食管反流病患者，长期给予口服质子泵抑制剂不是好的康复治疗方法。目前最理想的治疗是通过中医辨证施治来改善胃食管的功能，中医针对气机升降失调，胃气上逆，采用疏肝解郁、健脾化痰、和胃降逆、清肝利胆等治法，具有优越性。

5. 专科随访

胃食管反流病的治疗一般需要治疗 8 周以上，在脾胃病专科医生指导下有助于应用中西医结合的最佳治疗方案，顺利的控制症状和进一步的康复。

（宋晶）

第二节　慢性胃炎

慢性胃炎是胃黏膜受到各种致病因子经常反复的侵袭，发生持续性非特异性慢性炎症或萎缩性病变。慢性胃炎是老年人的一种常见病，其发病率居各种胃病之首。一般分为慢性浅表性胃炎和慢性萎缩性胃炎，前者占慢性胃炎的 25.45% ~ 51.7%，后者占慢性胃炎的 10.07% ~ 32%。以病变部位结合血清壁细胞抗体检测结果为依据，慢性胃炎可分为 A 型胃炎（胃体炎，壁细胞抗体阳性）和 B 型胃炎（胃窦炎，壁细胞抗体阴性）。

一、病因和发病机制

本病多由于长期受到伤害性刺激、长期服用对胃黏膜有刺激的药物或食物（如阿司匹林、保泰松、吲哚美辛、泼尼松、咖啡、浓茶、酒、辛辣食物等）、反复摩擦损伤、饮食无规律、情绪不佳、长期吸烟、自身免疫因素、十二指肠液反流和幽门螺杆菌感染等原因引起。老年人随着年龄的增加，胃黏膜的血流量减少，胃腺细胞分泌功能减弱，使老年人 83.3% 呈不同程度萎缩性改变。因此，老年人易患萎缩性胃炎，有人统计，50 岁以上发病者在 50% 以上。

慢性胃炎分为浅表性胃炎和萎缩性胃炎，浅表性胃炎显示黏膜充血、水肿、黏液增多，部分出血或糜烂。组织学上可见黏膜表层细胞变性，但胃的腺体数目正常，固有腺体可以有水肿、淋巴细胞浸润。萎缩性胃炎表现黏膜失去正常橘红色，呈灰色、灰黄色，重度呈灰白色，色泽深浅不一，病变弥漫性或局限性，黏膜明显红白相间，白相为主，黏膜变薄，皱襞细小，平坦，血管显露；有时可见散在不规则颗粒或结节样增生；黏膜脆性增加，易出血或糜烂，呈局灶性分布，其周围黏膜常有浅表型胃炎改变，组织病理发现黏膜层炎及纤维化，腺体广泛破坏，黏膜层变薄；偶有嗜酸性粒细胞浸润、肠腺化生或假性幽门腺化生；有时黏膜萎缩后可因腺窝增生而致萎缩增生称为"萎缩性胃炎伴过形成"。

胃黏膜上皮的中、重度异型增生，它是萎缩性胃炎的伴随病变。中、重度异型增生中有 10% 可能变为癌。

慢性胃炎病程迁延。临床表现缺乏特异性症状。部分有消化不良的表现，包括上腹饱胀不适（特别在餐后）、无规律性上腹隐痛、嗳气、泛酸、呕吐等。A 型胃炎可出现明显厌食或体重减轻、可伴有贫血。有典型恶性贫血时，可出现舌萎缩和周围神经病变，如四肢感觉异常特别是在两足部。据临床表现、胃镜检查和胃黏膜活检可确诊。

二、诊断

（一）病史

评估时应了解患者的饮食方式和行为，饮食有无规律，是否经常饮酒、饮浓茶及咖啡，或食用过热、过冷、过于粗糙的食物，有无吸烟嗜好等。是否长期大量服用阿司匹林、吲哚美辛、糖皮质激素等药物。了解患者有无慢性心力衰竭、肝硬化门静脉高压、尿毒症、营养不良、口腔及鼻咽部慢性炎症、胃手术或胆囊切除术以及急性胃炎史。

（二）临床表现

老年人的慢性胃炎，多数症状轻或无感觉，或表现不典型。主要表现为餐后腹胀、嗳气、食欲缺乏、恶心或钝痛。症状与胃炎部位有关系，胃体部胃炎症状较少，胃窦部胃炎症状似溃疡病变。少数女性患者可有缺铁性贫血。体检时上腹部轻度压痛。

（三）实验室及其他检查

1. 胃镜检查
此术是较为可靠的诊断方法之一，通过胃镜在直视下观察到胃黏膜的炎症变化情况，结合活检可做详细分类及分型，排除或发现胃部的其他疾病。

2. X线钡餐检查
显示胃黏膜皱襞细小或消失、张力减低。

3. 胃液分析
胃体萎缩性胃炎胃酸减少，胃窦萎缩性胃炎的胃酸可正常。

4. 血清抗体和胃泌素测定
胃体萎缩性胃炎患者70%血清壁细胞抗体阳性，血清胃泌素升高，胃窦萎缩性胃炎壁细胞抗体阴性，胃泌素降低或正常。

5. 幽门螺杆菌（HP）检测
（1）胃黏膜活检做HP培养：慢性胃炎阳性率高为83%～90%，而正常胃黏膜培养仅为8%。
（2）胃黏膜尿素酶测定：阳性率高达90%，可在5小时以内做出诊断。
（3）胃黏膜活检电镜下检测HP：慢性萎缩性胃炎阳性率70%。
根据病史及上述症状特点，结合实验室及特殊检查多可做出诊断。

三、鉴别诊断

需与以下疾病相鉴别：

（一）胃溃疡

胃痛具有节律性与周期性，X线钡餐及胃镜检查可见溃疡的特征性病变。

（二）胆囊炎和胆石症

右上腹疼痛，常因食油腻食物等诱发或加重，胆囊区触痛明显，胆囊造影或胆囊B型超声波检查可发现胆囊特征性改变。

（三）胃神经症

上腹饱胀、食减、嗳气等类似慢性胃炎表现，但胃镜检查和活检无异常发现，常伴有神经衰弱症状。

（四）胃癌

早期症状不明显，中晚期胃痛无间歇期，不为食物或制酸药缓解，病情呈进行性恶化，消瘦明显，甚至是恶病质，如癌肿转移；可有相应脏器受累表现，X线钡餐及胃镜检查结合刷取脱落细胞和钳取活组织检查可以确诊。

四、治疗

（一）防治致病因素

1. 饮食治疗

慢性胃炎患者最好戒酒或尽量减少饮酒，尤其是烈性酒。避免刺激性食物及粗糙不易消化的食物，如浓茶、咖啡、辛辣食物，味过重的调味品等。

纠正不良饮食习惯，尤其切忌暴饮暴食。进食时应细嚼慢咽，以使食物与唾液充分混合而利于消化。应尽量做到按时就餐，以防饥饱不等。

禁烟甚为重要。因尼古丁可直接刺激胃黏膜并引起胃酸分泌增加，并能致胃黏膜血管收缩，减少黏膜血流，降低胃黏膜的保护功能。尼古丁还可松弛幽门括约肌，致使胆汁反流。

2. 避免服用对胃黏膜有刺激的药物

如非甾体类抗感染药等。如果因其他病情需要服用此类药物，应与胃黏膜保护剂或抗酸药同时应用。

（二）药物治疗

1. 制酸解痉剂

部分浅表性胃炎和大多数疣状胃炎患者胃酸分泌增加，临床上可出现上腹不适、隐痛、反酸等症状，短期使用 H_2 受体拮抗剂（如西咪替丁、雷尼替丁）、氢氧化铝凝胶、复方氢氧化铝、溴丙胺太林等药物可收到缓解症状的疗效。胆汁反流性胃炎和某些慢性萎缩性胃炎也常常需要用制酸解痉药物。有报道，用不同药物治疗疣状胃炎，西咪替丁组疣状结节消失率为 95/98；呋喃唑酮为 14/26；中药组为 12/30。说明西咪替丁对此类胃炎的疗效最好。

2. 助消化药

缺乏胃酸而无胃黏膜明显充血水肿或糜烂者，可饭后口服 1% 稀盐酸 2~5 ml，每日 3 次。胃蛋白酶合剂 10 ml，口服，每日 3 次。近年有研究认为，这种治疗对胃内容物 pH 值几乎无影响，也不能补充胃酸分泌量，故停止使用。苦味健胃药虽是老药，但因为可以反射性引起唾液、胃液的分泌，增加胃的运动，提高消化能力，增进食欲，故仍选用，如复方龙胆酊、酵母片、维酶素等也可酌情选用。

3. 抗菌治疗

慢性胃炎胃黏膜活检发现幽门螺杆菌者须加服抗菌药物，目前认为，对该菌敏感的药物主要有胶态次枸橼酸铋、呋喃唑酮、庆大霉素和阿莫西林等。关于幽门螺杆菌相关性慢性胃炎应用胶态次枸橼酸铋治疗可取得明显疗效，不但大多数病例该菌可以转阴，而且多数胃窦炎好转、活动性炎症消失。据观察在服用铋剂后 40~100 分钟显示胃黏膜上皮表面幽门螺杆菌死亡；先是该菌周围有铋剂，随后菌体肿胀、溶解。或可能是铋剂使黏膜表面形成铋蛋白质络合物，这种微环境的改变可使该菌难以生存。如果胶态次枸橼酸铋与庆大霉素或羟氨苄西林合用则疗效更佳。

1997 年的马司特里赫特会议上，很多学者建议用质子泵抑制剂为主的三联疗法，即一种质子泵抑制剂和下列三种药物中的任何两种组成：克拉霉素、硝基咪唑类药物（甲硝唑、替硝唑）、羟氨苄西林。其疗效高，不良反应小。例如，用奥美拉唑，1 次/日，20 mg/次；甲硝唑，2 次/日，400 mg/次；克拉霉素，2 次/日，250 mg/次，组成三联方案 1 周疗法。

4. 保护胃黏膜或增强黏膜抵抗力药物

由于慢性浅表性胃炎在发病机制上与消化性溃疡有很多相似之处，如胆汁反流、幽门螺杆菌感染、胃黏膜屏障破坏、迷走神经反射亢进等，因此，保护胃黏膜、抗胆汁反流、杀灭幽门螺杆菌等治疗消化性溃疡的药物均可选择地应用于胃炎的治疗。甘珀酸第 1 周 100 mg，每日 3 次，第 2 周起每日 50 mg，每日 3 次，4~6 周为 1 个疗程，有醛固酮样不良反应。对镜下见黏膜损害轻者，有急性表现者，可考虑用胃膜素 2 g，每日 3~4 次，温水冲服。硫糖铝不仅具有保护胃黏膜的作用，动物实验报告还可能有预防萎缩性胃炎癌变的功效。每日 1 g，每日 3~4 次口服。甲氧氯普胺有促排空和抗胆汁反流作用，每次 10 mg，每日 3 次，可有锥体外系不良反应。多潘立酮或西沙必利 10 mg，每日 3 次，餐前 30 分钟服，无不良反应。考来烯胺可结合反流入胃内的胆汁酸，4.0 g，每日 4 次（睡前一次）。

5. 其他药物

（1）赛庚啶：对食欲缺乏者，本品可刺激兴奋视丘下部的摄食中枢，也可促进食欲。4 mg，每日 1~3 次。

（2）维生素：文献报道，应用粗制核黄素、维生素 A、维生素 C、维生素 B_1 等治疗萎缩性胃炎有一定疗效。

（3）考来烯胺：4 g，每日 3~4 次口服。适于碱性反流性胃炎。

（4）谷维素：每日 300 mg，给药 3~4 周，有较好疗效。

（5）猴头菌片：每日口服 10 片，3 个月后症状即可缓解。

（6）表皮生长因子：近年来报道，用表皮生长因子治疗萎缩性胃炎效果较好。

（7）抗贫血药：有恶性贫血者用叶酸及维生素 B_{12} 治疗。缺铁性贫血可用铁剂治疗，肌内注射右旋糖酐铁可减少铁剂对胃黏膜的刺激。

三九胃泰、五太胃泌素、康胃泰、贝那替秦、胃欢、云南白药、胃萎灵、香砂养胃丸等均可酌情选用。

（三）对症治疗

1. 反酸

H_2 受体拮抗剂如雷尼替丁 150 mg，或法莫地丁 20 mg，傍晚和清晨各 1 次，口服；丙谷胺 0.4 g，每日 3 次，口服。

2. 腹胀

甲氧氯普胺 5~10 mg，每日 3 次，饭前半小时口服；多潘立酮 10~20 mg，每日 3 次，饭前半小时口服；西沙必利 10 mg，每日 3 次，饭前半小时口服。

3. 腹痛

溴丙胺太林 15 mg，每日 3 次，口服；山莨菪碱 10 mg，每日 3 次，口服；阿托品 0.5 mg，皮下注射。

4. 胆汁反流

甲氧氯普胺 10 mg，每日 3 次，餐前半小时口服；考来烯胺 2 g，每日 3 次，口服。

5. 贫血

有缺铁性贫血者，补充铁剂，可予右旋糖酐铁肌内注射；有恶性贫血者给予维生素 B_{12} 肌内注射。

6. 胃酸缺乏

10% 稀盐酸 0.5~1 ml，每日 3 次，饭前服；米醋 1~2 匙，每日 3 次，饭前服；可同时给予胃蛋白酶合剂 10 ml，每日 3 次，口服。

7. 食欲缺乏

多酶片 0.9~1.5 g，每日 3 次，饭时服。

五、护理措施

（一）一般护理

1. 休息

平时生活要有规律，注意劳逸结合，避免过度疲劳，急性发作时应卧床休息。

2. 饮食指导

教育患者注意饮食卫生，养成良好饮食习惯，如定时进餐，少量多餐，进富营养易消化食物，不暴饮暴食，避免过硬、油煎和刺激性食物，勿食过冷、过热和容易发酵产气的食物，养成细嚼慢咽的习惯，使食物和唾液充分混合，以达到减轻胃黏膜刺激和易消化的目的。进食后应休息 20～30 分钟，对胃酸低或无胃酸患者，食物最好煮熟后食用，并可给刺激胃液分泌的饮食，如肉汤、鸡汤等。对胃酸高的患者避免进酸性、多脂肪和刺激性强的食物。

（二）心理护理

护士应安慰患者情绪，说明本病经过正规治疗后是可以逆转的，对中度以上的非典型增生，经严密随访，如有恶变及时手术也可获得满意的疗效。使其树立治疗信心，配合正规治疗，消除忧虑、恐癌心理。

六、健康教育

（1）指导、加强对患者的饮食卫生和饮食管理，强调有规律饮食的重要性。
（2）消除一切刺激胃黏膜的因素，帮助患者掌握胃炎的自我护理。
（3）嘱患者定期到门诊复诊。

（宋晶）

第三节　消化性溃疡

消化性溃疡通常指胃和十二指肠溃疡，是最常见的消化系统疾病之一。本病可发生于任何年龄，十二指肠溃疡以青壮年为多，胃溃疡在 60 岁以上的老年人中多见。

老年人消化性溃疡病程长、并发症多，而且常因症状不典型而被误诊、漏诊，并由此而延误治疗，造成不良后果。

本病病因比较复杂，目前尚未完成阐明，可能与下列因素有关。

一、病因和病理

（一）病因

1. 环境因素
消化性溃疡的发病率有地理上的差别，在不同的国家、不同的地区发病率不同。发病还有明显的季节性，秋冬和冬春发病较多。

2. 机体内在因素
遗传，消化性溃疡患者尤其是男性的亲属中，本病的发病率高于一般。有时见到一些家族的几代人中都有消化性溃疡。分居两地的双生子同患本病的事例也偶有发现。十二指肠溃疡多为 "O" 血型，而胃溃疡的患者中 "A" 血型的人比其他血型的人多。以上事实提示，一部分消化性溃疡患者的发病有遗传的背景。

3. 感染因素

1982 年，Mashall 等首次报道，从人胃黏膜活检标本中分离和培养出幽门弯曲菌（CP），并提出了幽门弯曲菌感染胃炎、消化性溃疡的感染病因学说。1989 年，经过进一步研究将幽门弯曲菌命名为幽门螺杆菌（HP）。有大量的报告证实，HP 感染与消化性溃疡密切相关，并指出胃溃疡 HP 的检出率约为 70%，而十二指肠溃疡为 95%，经抗菌治疗溃疡能愈合，这就说明 HP 感染可能为消化性溃疡的病因。

（二）病理

溃疡发生部位多在胃小弯或幽门前区，后壁较前壁常见。十二指肠开始的 3~4 cm 是溃疡的最好发部位，前壁比后壁常见。溃疡数目绝大多数是一个，少数患者可有 2~3 个。十二指肠前后壁的一对溃疡称相吻溃疡，十二指肠和胃同时有溃疡称复合溃疡。溃疡的大小多数直径小于 3 cm，少数（约占 10%）溃疡较大，其直径在 4 cm 以上。溃疡形态多呈圆形或椭圆形，可有各种深度，浅的限于黏膜层，深的可贯穿胃或十二指肠壁的全层。

溃疡的组织形态，在溃疡活动期，其底部由表面向深部依次有以下四层：第一层为急性炎症性渗出物；紧接一层是非特异性细胞浸润；第三层为肉芽组织；第四层为瘢痕组织。呈扇形，扩展可延伸到肌层，甚至可达浆膜层。溃疡边缘的黏膜有明显的上皮细胞再生和炎症的变化，并常见到腺体的"肠化生"，在瘢痕区域内的血管壁变厚，偶见内有血栓形成。

二、诊断

（一）病史

（1）询问有关疾病的诱因和病因。如发病是否与天气变化、饮食不当或情绪激动等有关；有无暴饮暴食、喜食酸辣等刺激性食物的习惯；是否嗜烟酒；有无经常服用阿司匹林等药物；家族中有无患溃疡病者等。

（2）询问疼痛发作的过程。如首次发作的时间；疼痛与进食的关系，是餐后还是空腹出现，有无规律，部分及性质如何，应用何种方法能缓解疼痛；是否伴有恶心、呕吐，嗳气、反酸等其他消化道症状。有无呕血、黑便、频繁呕吐等并发症的征象。此次发病与既往有无不同。曾做过何种检查和治疗，结果如何。

（3）本病病程长，有周期性发作和节律性疼痛的特点，如不重视预防和正规治疗，病情可反复发作并产生并发症，从而影响患者的学习和工作，使患者产生焦虑急躁情绪。故应评估患者及家属对疾病的认识程度，患者有无焦虑或恐惧等心理，了解患者家产庭经济状况和社会支持情况，患者所能得到的社区保健资源和服务如何。

（二）临床表现

本病患者少数可无症状，或以出血、穿孔并发症发生为首发症状，但绝大多数是以上腹疼痛而起病。

1. 症状

上腹疼痛为主要症状。可为钝痛、灼痛、隐痛、胀痛或剧痛，但也可有压迫感或饥饿样不适感。典型者有轻度或中度剑突下持续性疼痛，可被制酸剂或进食缓解。凌晨3点至早餐，胃酸分泌最低，故此时很少发生疼痛。十二指肠溃疡患者约有2/3的疼痛呈节律性：一般在两餐之间发生，持续至下餐进食或服制酸药后缓解，即所谓的"饥饿痛"，如早餐后1~3小时开始出现上腹痛，如不服药或进食则要持续至午餐才缓解，餐后2~4小时又痛，也须进餐才能缓解。约半数尤其是睡前曾进餐者，可发生午夜痛，患者常被痛醒。节律性疼痛大多持续几周，随后缓解几个月或终年，但可反复发生。

胃溃疡也可出现规律性疼痛，常在餐后1小时内出现，经1~2小时逐渐缓解，在下次餐前自行消失，餐后则再次出现；故又称"饱餐痛"。午夜痛也可发生，但不如十二指肠溃疡多见。部分病例进食后反而引起腹痛，幽门管溃疡尤为明显。幽门管溃疡可因黏膜水肿或瘢痕形成而发生幽门梗阻，表现为餐后上腹饱胀不适而出现恶心、呕吐。

部分病例无上述典型疼痛，而仅表现为无规律性较含糊的上腹隐痛不适，伴胀满、厌食、嗳气、反酸等症状，多见于胃溃疡病例。但随着病情的发展，可因并发症的出现而发生症状的改变。溃疡痛是一种内脏痛，具有上腹痛而部位不很确定的特点。十二指肠溃疡疼痛多在上腹部、脐上方或脐上方偏右处；胃溃疡也多在上腹部或剑突下偏左处。如果疼痛加剧而部位固定，放射至背部，不能被制酸剂缓解，常提示有后壁慢性穿孔；突然发生剧烈疼痛迅速延及全腹时应考虑有急性穿孔；有突然眩晕者说明可能并发有出血。

2. 体征

溃疡病缓解期无明显体征，活动期上腹部可有局限性压痛。

3. 老年人消化性溃疡的特点

老年人消化性溃疡常缺乏上述典型的临床表现，或症状不明显，临床上可有如下特点：

（1）发病率高：老年人胃的分泌功能异常以及保护胃肠黏膜屏障作用降低，所以易患消化性溃疡。老年人又以胃溃疡多见，有人报道，10%的胃溃疡发生在60岁以后。

（2）症状不典型：老年人患消化性溃疡症状少而轻，常见的症状是上腹部隐隐作痛、欲食差、呕吐、嗳气、胃灼热。有的食欲缺乏、厌食、体重减轻、全身健康状况下降等。此外，老年人胃溃疡多属高位溃疡，病变靠近贲门和胃体部。临床上可出现吞咽困难、胸骨下紧迫感和疼痛等易与食管疾病和心绞痛混淆。近半数患者并发出血、缺铁性贫血。经常规X线检查不易发现病变部位。

（3）病程长：据报道有83.5%的患者在60岁以前已有消化性溃疡征象。

（4）并发症多：合并幽门梗阻者大约为10%。穿孔发生率占13.8%~26.4%。胃溃疡癌变率为4%~5%。死亡率高，主要死于并发症大出血、穿孔和癌变。

（5）伴发病多，病情复杂：老年人消化性溃疡多伴有心血管、脑、肺、肝、肾疾患及多器官功能衰竭。

（三）实验室及其他检查

1. 内镜检查

是诊断消化性溃疡的重要方法，内镜窥视结合活检可确定溃疡的部位、形态、大小、数目及判断良恶性。

2. X 线检查

溃疡的 X 线直接征象为龛影，胃小弯溃疡常可显示腔外龛影，十二指肠溃疡则龛影不易显示，常表现为球部变形、激惹和压痛，但球部炎症及溃疡愈合也可有此征象。应用气钡双重造影，阳性率可达 80%。

3. 胃液分析

十二指肠球部溃疡患者基础胃酸分泌量测定（BAO）、最大胃酸分泌量测定（MAO）多数增加，而胃溃疡则大多正常或偏低。

4. 粪便隐血检查

经食 3 天素食后，如粪便隐血试验阳性，提示溃疡有活动性，经正规治疗后，多在 1～2 周转阴。

根据上腹部疼痛的长期性、周期性、节律性的典型表现，结合上腹部局限压痛点，一般可做出初步诊断，不要过分依赖临床表现和主诉，诊断手段应以纤维内镜为主，或适当结合 X 线气钡双重造影技术，以提高确诊率。

三、治疗

消化性溃疡的治疗不仅是控制症状，促进溃疡愈合及防止并发症，还需要尽量减少复发。由于治疗药物的发展，目前，对消化性溃疡治疗的近期疗效已较满意，问题是如何控制溃疡复发，虽然根除 HP 的治疗使溃疡复发率明显降低，但并未完全解决本病复发问题。

（一）一般治疗

1. 生活

消化性溃疡是慢性病，鉴于神经精神因素对本病的发生、发展均有重要影响，因此，应把本病的知识教给患者，消除患者顾虑，调动其积极性，增强其对治疗的信心。生活要有规律，宜劳逸结合，避免过度精神紧张和情绪不安，劝其戒烟酒，消除影响溃疡愈合的不利因素。大多数可在门诊治疗，只在发作期症状明显、疼痛剧烈或有并发症时才卧床休息或住院治疗。精神紧张或焦虑不安者，可适当给予镇静剂，如氯氮平、地西泮、苯巴比妥等。

2. 饮食

目前，多数胃肠病学专家认为，在有效的抗酸治疗条件下，饮食作用很小，大多数患者可鼓励进食正常或高纤维素饮食，不必进行饮食限制，但同时应避免或少食某些刺激性食物如咖啡及热的辣椒，避免暴饮暴食。现对消化性溃疡患者的饮食持下列观点：①细嚼慢咽，避免急食。②有规律的定时进食，以维持正常消化活动的节律。③急性活动期，少吃多餐，以软食为宜，每日进餐 4～5 次，症状控制后恢复到平时的 1 日 3 餐。④饮食宜注意营养。⑤餐间避免零食，睡前不宜进食。饮食不宜过饱。⑥急性活动期，应戒烟酒，避免咖啡、浓茶、浓肉汤、辣椒、酸醋等刺激性调味品或辛辣的饮料，避免应用诱发或引起溃疡加重或并发出血的有关药物，如水杨酸盐、非类固醇抗炎药、肾上腺皮质激素、利血平等。⑦过去认为，牛奶餐可缓冲胃酸，曾经作为一种治疗的方法，但目前认为，牛奶不但缓冲力弱，而且由于含蛋白质可刺激胃泌素增加分泌，反而促进餐后胃酸增高，故牛奶餐或高蛋白饮食对消化性溃疡是不利的。

（二）药物治疗

治疗消化性溃疡的药物主要包括降低胃酸的药物、根除幽门螺杆菌感染的药物和增强胃黏膜保护作用的药物。

1. 降低胃酸的药物

包括制酸药和抗分泌药两类。

1）制酸药：分可溶性制剂与不可溶性制剂 2 类。

（1）可溶性制剂：主要为碳酸氢钠，因可致碱中毒、钠潴留等，故多以小量与其他制酸药混合给药。

（2）不可溶性制剂可选用，①氢氧化铝凝胶：每次 10 ml，每日 3～4 次。②三硅酸镁：每次 0.6 g，每日 4 次。③碱式碳酸铋：每次 0.6 g，每日 4 次。④氧化镁：每次 0.6 g，每日 3 次。制酸剂加上抗胆碱能药物以抑制胃液分泌的合剂或药物包括溴甲阿托品（胃疡平）、复方氢氧化铝（胃舒平）、胃舒合剂（氢氧化铝凝胶和镁乳合剂）、胃得乐等，各种剂型的疗效以液体状最佳，片剂必须先嚼碎后再吞咽。服法为 3 餐后及临睡前各服 1 次。

2）抗分泌药物：主要有组胺 H_2 受体拮抗剂和质子泵抑制剂两类。

（1）组胺 H_2 受体拮抗剂：自 1976 年本药问世后已风靡全球，成为治疗消化性溃疡的主要药物。其机制是组胺 H_2 受体拮抗剂选择性竞争结合 H_2 受体，从而使壁细胞内 cAMP 产生及胃酸分泌减少，故对治疗消化性溃疡有效。常用有西咪替丁，每日 800～1 000 mg 和雷尼替丁每日 300 mg。近年，更长效的有法莫替丁每日 40 mg、罗沙替丁每日 150 mg 和尼沙替丁每日 300 mg。上述几种药物如正规使用药效无显著差异，十二指肠球部溃疡治愈率 4 周为 60%～87%，8 周为 90%～96%，胃溃疡稍低。由于消化性溃疡患者胃酸分泌高峰在午夜，故把全日药量集中在晚间 1 次服，以抑制夜间胃酸的分泌疗效更好，且能减少对日间胃正常消化功能的影响。可酌情维持用药 1～4 年，不良反应也不多见。有人认为，此法比选择性迷走神经切除术疗效还好。另有报道，如联合应用抗菌药物，如呋喃唑酮、青霉素或庆大霉素等可增强溃疡愈合率，减少复发。不良反应可见白细胞减少，血清转氨酶增高，男性乳房增大，性功能障碍和中枢神经系统等症状。

（2）质子泵抑制剂：为目前最强的抑制胃酸分泌的药物，奥美拉唑常用量每日 20 mg，连用 4～8 周，该药是高分泌状态如胃泌素瘤首选药物，可作为消化溃疡的最终内科治疗。

兰索拉唑（达克普隆）是近年来研制成功并应用于临床的另一种质子泵抑制剂。对酸相关性胃病如消化性溃疡和反流性食管炎等，也有很好的疗效。文献报道，兰索拉唑每日 30 mg，治疗十二指肠溃疡第 2 周、4 周、6 周、8 周愈合率分别为 31%~80%、75%~100%、90%~100%、97%~100%。对胃、十二指肠溃疡的疗程一般为 4~8 周。不良反应主要是腹泻、头痛、恶心、皮疹等。

2. 加强胃黏膜保护作用的药物

已知胃黏膜保护作用的减弱是溃疡形成的重要因素，近年来的研究认为，加强胃黏膜保护作用，促进黏膜的修复是治疗消化性溃疡的重要环节之一。

（1）枸橼酸铋钾（CBS、德诺、迪乐）：在众多胃药中，CBS 是唯一能杀死 HP 的药物。其作用机制可能是：①"溃疡隔离"作用；②保护黏液；③促进前列腺素分泌；④与表皮生长因子形成复合物，促进再上皮化和溃疡愈合；⑤抗幽门螺杆菌作用。CBS 对消化性溃疡的疗效大体与 H_2 受体拮抗剂相似，其主要优点在于能减少溃疡复发率。CBS 在常规剂量下是安全的，有报道，服用过量 CBS 引起急性肾衰竭，故严重肾功能不全者忌用此药。服 CBS 过程中可使牙齿、舌苔变黑，近年应用于临床的糖衣片可克服此缺点。少数患者服药后出现便秘、恶心、一时性血清转氨酶升高等。

（2）前列腺素 E：具有抑制胃酸分泌和保护胃、十二指肠黏膜的作用。150 μg；每日 4 次，口服，连用 2 周，对十二指肠溃疡很有效，对胃溃疡疗效较差。不宜与制酸剂和抗胆碱能药合用。由于天然的前列腺素遇酸后即被灭活，口服无效，已有多种前列腺素衍生物合成。

米索前列醇为前列腺素 E 甲基衍生物。剂量：200 μg，每日 4 次，口服，对西咪替丁无效患者服后可取得较好效果。

恩前列素属去氢前列腺素 E_2。剂量：70 μg，每日 2 次，口服。

（3）硫糖铝：为不吸收的黏膜保护剂，在西方国家使用普遍，疗效不低于 H_2 受体阻断药。缺点是用药剂量偏大（每日 4 g），需分 4 次服，比较麻烦。不良反应小，可见便秘、口干、恶心等。

（4）表皮生长因子（EGF）：EGF 是一种多肽，由唾液腺、布路纳（Brunner）腺和胰腺分泌。EGF 不被肠道吸收，能抵抗蛋白酶的消化，在黏膜防御和创伤愈合中起重要作用。已证实口服 EGF 可使溃疡愈合。

（5）麦滋林 - S 和十六角蒙脱石（思密达）：是新型的胃黏膜保护剂，对黏膜屏障有加强、保护、修复作用。麦滋林 - S 0.67 g，每日 3~4 次；思密达 3 g，每日 3~4 次。

（6）生长抑素：能抑制胃泌素分泌，而抑制胃酸分泌，可协同前列腺素对胃黏膜起保护作用。主要应用于治疗胃、十二指肠溃疡并发出血。

3. 根除 HP 的药物

由于 HP 与消化性溃疡的发病可能有关，则抗菌治疗成为一种新的辅助疗法。有关 HP 感染的治疗药物很多，但根除该菌非常困难。HP 定居在胃内的黏液层之下和黏膜上皮细胞的表面，治疗时须考虑药物在酸性环境中是否会失去活性。能否穿过黏液层在局部达到有效的杀菌浓度。理想的药物应能在全身及胃黏膜局部均产生抗菌活性，并在胃的广泛 pH 值范围内保持稳定。阿莫西林、胶态次枸橼酸铋、呋喃唑酮、庆大霉素可使 50% ~80% 的病例 HP 转阴。中止治疗后该菌的复发率很高。考虑到局部用药不易将该菌完全杀死，故有人主张，局部和全身同时用药。应用 H₂ 受体拮抗剂无效的消化性溃疡、病情较重、多次复发或伴有活动性炎症的患者，经检查 HP 阳性，可以试用抗生素治疗。应注意选用敏感的药物，以具有抗菌和细胞保护双重作用者如呋喃唑酮、胶态次枸橼酸铋为宜。呋喃唑酮由于其不良反应较多，特别是周围神经炎，所以临床应用受到一定限制。

（1）以胶体铋为基础的治疗：即所谓经典的三联疗法，用胶体铋 120 mg，1 天 4 次，四环素 500 mg，1 天 4 次及甲硝唑 400 mg，1 天 3 次，2 周为 1 个疗程，其 HP 根除率可达 85% 左右。但如对甲硝唑耐药者，其根除率仅达 50%。

（2）以质子泵制剂为基础的治疗：即用奥美拉唑（或兰索拉唑）加克拉霉素及阿莫西林的三联或二联疗法。用法：奥美拉唑 20 mg，每日 2 次（如用兰索拉唑，则 30 mg，每日 4 次），克拉霉素 500 mg，每日 2 次，阿莫西林 1.0 g，每日 2 次，7 天或 14 天为 1 个疗程。据分析认为，HP 根除率为 92% ~100%。但是对克拉霉素耐药者则根除率将降低。亦可将克拉霉素及阿莫西林中的一种更改为替硝唑 500 mg，早晚各服 1 次。

近来，我国学者在上述治疗方案的基础上试用低剂量抗生素联合胶体铋或质子泵抑制剂的三联疗法：即胶体铋，240 mg，每日 2 次；阿莫西林 500 mg，每日 2 次；甲硝唑 400 mg，每日 2 次。或奥美拉唑 20 mg，每日 1 次（或兰索拉唑 30 mg，每日 1 次）；阿莫西林 500 mg，每日 2 次；甲硝唑 400 mg，每日 2 次。

这种低剂量的方案获得了与全剂量抗生素方案类似的效果，既减少了药物的不良反应，也提高了患者的依从性。

1994 年，洛杉矶世界胃肠病大会及近二年有关 HP 的国际会议，均有学者提出应用四联疗法根除 HP，即用胶体铋 + 质子泵抑制剂 + 克拉霉素 + 阿莫西林，亦可用其他抗生素，疗程一周，认为可提高根除 HP 的效果，尽管有学者提出胶体铋需在酸性条件下发挥作用，与质子泵抑制剂合用似有矛盾，但认为此时主要问题是针对根除 HP，所以可以合用。

（三）难治性消化性溃疡的治疗

消化性溃疡经目前各种有效的抗溃疡治疗后，多于 4~8 周愈合，如经过正规的抗溃疡治疗 3 个月，溃疡仍不愈合，则称为难治性溃疡。

应积极去除影响溃疡愈合的不良因素，劝患者住院治疗，延长治疗时间（如原用 H₂ 受体阻滞剂治疗，可再延长 4~6 周），能使部分难治性溃疡愈合。酌情更换治疗药物，如将 H₂ 受体阻滞剂换成黏膜保护性药物。

1. 法莫替丁

较西咪替丁和雷尼替丁作用增强，20 mg，2 次/天，2 周治疗的溃疡愈合率与前两代药的 4 周愈合率（80% 左右）相当。用于难治性溃疡效果较好。

2. $H^+ - K^+ - ATP$ 酶抑制剂

是治疗难治性溃疡的强有力药物。对于胃泌素瘤引起的顽固性溃疡，用大剂量奥美拉唑 40 ~ 80 mg，每日 1 次，也能控制溃疡的发生。

3. 胶体铋

应用较广的为得乐冲剂或片剂，剂量为 120 mg，1 日 4 次（3 次餐前半小时，1 次睡前）或用 120 mg，1 日 2 次（早、晚餐前各 1 次），疗程不少于 4 周（不宜超过 4 周）。

4. 抗菌剂

已证实幽门螺杆菌与消化性溃疡密切相关，也是造成消化性溃疡易复发的因素之一，用杀灭幽门螺杆菌的药物使细胞清除，确能使难治性溃疡得到愈合。

5. 内镜治疗

对于顽固性或难治性溃疡可在内镜下运用清创、局部用药、低功率激光照射、微波凝固、高频电凝等治疗手段。有人通过纤维胃镜用黄连素过氧化氢溃疡局部喷注。

6. 手术治疗

对久治不愈的顽固性溃疡，溃疡出现并发症，如出血、穿孔或癌变的应考虑手术治疗。

四、护理措施

（一）一般护理

1. 休息

轻症者适当休息，可参加轻微的工作。急性活动期应卧床休息。

2. 饮食

宜选用营养丰富、清淡、易消化食物，以利促进胃黏膜修复和提高胃黏膜抵抗能力。急性活动期应少食多餐，以牛奶、稀饭、面条等偏碱性食物为宜，少食可中和胃酸，减少胃饥饿性蠕动，少食也可避免过饱所引起的胃窦部扩张增加胃泌素分泌。忌食生冷油炸，浓茶等刺激性食品及饮料。

3. 心理护理

不良的心理因素可诱发和加重病情，而消化性溃疡的患者因疼痛刺激或并发出血，易产生紧张、焦虑等不良情绪，使胃黏膜保护因素减弱，损害因素增加，使病情加重，故应为患者创造安静、舒适的环境，减少不良刺激；同时多与患者交谈，使患者了解本病的诱发因素、疾病过程和治疗效果。使其增强治疗信心，克服焦虑、紧张心理。

（二）病情观察与护理

1. 注意观察疼痛的部位、时间、性质与饮食、药物的关系

如上腹部出现难以忍受的剧痛，继而全腹痛，伴恶心、呕吐、面色苍白、血压下降、出冷汗等休克表现，检查腹部发现腹肌紧张，全腹有压痛、反跳痛，肝浊音界缩小或消失，应考虑是否有溃疡病穿孔。并及时通知医生，禁食、迅速备血、输液及做好术

前准备，及时插胃管行胃肠减压，抽取胃内容物，以防止腹腔继续污染，争取穿孔后12 小时内紧急手术。若疼痛的节律性出现有改变，服制酸剂治疗无效，同时伴食欲缺乏，应考虑有癌变的可能，应报告医生，并协助进一步检查，以明确诊断，及早进行治疗。

2. 注意观察呕吐的量、性质及气味

如吐出隔日或隔餐食物，量多，伴有酸臭气味，吐后症状缓解，检查上腹部常见到胃蠕动波、振水音，则应考虑有幽门梗阻的可能。轻度患者可给予流质饮食，准确记录液体出入量，定时复查血液电解质。重度患者应禁食，补充液体，注意水、电解质酸碱平衡，若经内科治疗病情未见改善，则可能因溃疡周围结缔组织增生形成瘢痕、痉挛收缩而造成幽门梗阻，应做好术前准备，进行外科手术治疗。

3. 观察大便的颜色、量

溃疡病并发出血可有黑便，应注意观察大便的颜色、量，并注意是否有头晕、恶心、口渴、上腹部不适等呕血先兆症状。发现异常，及时报告医生并协助处理。

4. 注意观察药物治疗的效果及不良反应。备好止血药物及有关抢救器械，并熟练掌握药物性能及操作规程与方法。

五、健康教育

（1）指导患者调整工作的生活方式，改善人际关系，减少人际冲突，消除不良的心理社会因素。

（2）克服依赖心理，改善情绪反应，调整行为方式及性格特征，促使患者向健康角色行为转换。同时，提倡向家属及患者同时开展有关病情的心理咨询。

（3）指导康复期的患者接受生物反馈治疗，使之学会控制自己的心率、血压等反应，达到彻底的心身放松和安宁的目的。可将音乐松弛疗法逐渐应用于各类康复期患者。

（4）心身症状明显的患者可适当给予抗焦虑药，如地西泮或氯氮平等。

（5）坚持按医嘱服药，以使溃疡愈合，预防复发。

（6）戒烟、酒。

（7）坚持随访。

（宋晶）

第四节　功能性消化不良

功能性消化不良（FD）是指具有上腹痛、上腹胀、早饱、嗳气、食欲缺乏、恶心、呕吐等上腹不适症状，经检查排除引起这些症状的器质性疾病的一组临床综合征，症状可持续或反复发作，病程一般超过 1 个月。本病是临床上最常见的一种功能性胃肠病，不仅影响患者的生活质量，而且构成相当高的医疗费用，因此，已逐渐成为现代社会中一个重要的医疗保健问题。

一、病因和发病机制

病因至今未明，可能与多种因素有关，其中精神因素和应激因素在本症的发生和发展中起重要作用，根据大脑皮质内脏相关学说，当人体遭受外界或内在过度刺激时，如精神过度紧张、长期失眠、某种思想矛盾长期未能解决、意外不幸等，使大脑皮质功能紊乱，对皮质下中枢的控制失调，从而使自主神经功能紊乱，特别是胃肠功能失常，表现为胃、肠的分泌或运动功能亢进或减弱。

（一）FD 与胃肠运动障碍

研究发现，44%的 FD 患者可出现胃灼热、反酸等胃食管酸反流的症状，其病因是胃排空障碍造成胃容量增加，使下食管括约肌一过性松弛频率增加所致。胃内压测定发现不少 FD 患者胃近端容纳舒张功能受损，胃顺应性降低，近端胃壁张力下降；25% ~ 56%的 FD 患者有胃窦活动异常，主要表现为消化间期移行性运动复合波Ⅲ相（其在胃排空中起清道夫的作用）阙如或幅度下降，餐后胃窦收缩指数显著低于健康人，以及胃窦—十二指肠运动不协调等，以上因素均可导致胃排空延迟。

（二）FD 与胃十二指肠炎症

胃镜检查可见部分 FD 患者伴有胃、十二指肠炎症。因为炎症属于器质性病变，所以有学者认为，这些患者不属于 FD 范畴，但多数患者的炎症轻微，难以解释其明显的消化道症状。已有研究表明，胃、十二指肠炎症能释放炎性递质，另一方面能导致胃运动障碍；一方面能活化痛觉神经末梢，导致内脏感觉过敏，最终可引起消化不良症状。但 FD 与炎症之间有何种关系还有待进一步研究。

（三）FD 与 HP 感染

HP 感染及相关性黏膜炎症在 FD 发病中的作用目前仍不确定，多数报道认为两者无关，因 FD 患者 HP 的检出率为 40% ~ 60%，而自然人群的 HP 检出率也较高，两者间无显著性差异，且根除 HP 不能改善 FD 患者的症状。但也有学者认为 HP 相关性胃炎是 FD 的相关因素之一。

（四）FD 与胃酸分泌

长期以来，人们认为，胃酸在 FD（尤其是溃疡样消化不良）发病中占重要地位。而临床研究表明，FD 患者的基础胃酸分泌和最大胃酸分泌量并无明显升高。有学者认为，FD 患者存在胃黏膜对胃酸的高敏感性，但使用抑酸药并不能改善这些患者类似消化性溃疡的症状，因此，即使存在胃黏膜高敏感性，也只存在于少数人。

（五）FD 与内脏高敏感性

当胃扩张时，随着扩张容量的逐渐增加，人们均可产生感知不适或疼痛，但出现疼痛感觉的扩张容量（即胃对扩张的敏感性）因人而异。Klatt 等发现 FD 患者对胃内压升高引起疼痛的阈值明显低于健康对照组。有人认为 FD 患者的腹痛可能与这种内脏高敏感性有关。目前尚不清楚这种高敏感性与内脏相应受体敏感性改变、脊髓背角神经元易感性增加及感觉中枢调节功能改变之间的明确关系。

（六）FD 与身心因素

Wikund 等运用多种精神卫生量表调查 FD 患者的心理障碍，发现 FD 患者常有神经质、性格内向、易于焦虑等个性特点。在性格缺陷基础上，不良的社会心理因素可作为诱因导致消化不良症状和抑郁、焦虑情绪。两者互相影响，形成恶性循环，严重影响患者的生活质量。Mine 等发现，50% 病情严重的 FD 患者有抑郁性心理障碍，进行心理治疗后 75% 的患者可收到满意疗效。

（七）FD 与胃肠激素

胃肠激素对消化道运动有显著影响。胃动素、促胃液素等能使胃电节律加快，胃窦收缩增强，从而促进胃排空；而生长抑素、高血糖素、抑胃肽、促胃液素等能抑制胃肠运动。有研究发现，运动障碍样 FD 患者的血清促胃液素水平显著高于正常人，而溃疡样 FD 患者的血浆胃动素水平显著高于正常人，提示这两种激素可能在 FD 的发病中扮演重要角色。

二、诊断

（一）临床表现

并无特征性临床表现，主要有上腹痛、上腹胀、早饱、嗳气、食欲缺乏、恶心、呕吐等。常以某一个或某一组症状为主，在病程中症状也可发生变化。起病多缓慢，病程常经年累月，呈持续性或反复发作，不少患者有饮食、精神等诱发因素。

不少患者同时伴有失眠、焦虑、抑郁、头痛、注意力不集中等精神症状，这些症状在部分患者与"恐癌"心理有关。

根据临床特点，本病可分为溃疡型（上腹痛为主）、动力障碍型和非特异型。

（二）诊断标准

①有上腹痛、上腹胀、早饱、嗳气、恶心、呕吐等上腹不适症状，至少持续 4 周；②内镜检查未发现胃及十二指肠溃疡、糜烂、肿瘤等器质性病变，未发现食管炎，也无上述疾病病史；③实验室、B 超、X 线检查排除肝胆胰疾病；④无糖尿病、肾脏病、结缔组织病及精神病；⑤无腹部手术史。对科研病例选择还需将同时伴有肠易激综合征者除外，以免影响研究的可比性；经定期随访未发现新的器质性病变，随访时间 1 年

以上。

三、鉴别诊断

需要鉴别的疾病见诊断标准所列。其中要特别指出的是，以往将有胃灼热、反酸症状而胃镜检查未见有反流性食管炎者列为反流型的 FD，现已将这部分患者归为内镜检查阴性的胃食管反流病。

四、治疗与护理

主要是对症治疗，遵循综合治疗和个体化治疗的原则。

（一）一般治疗与护理

建立良好的生活习惯，避免烟、酒及服用非甾体抗感染药。无特殊食谱，避免个人生活经历中会诱发症状的食物。注意根据患者不同特点进行心理治疗与护理。失眠、焦虑者可适当予镇静药。

（二）药物治疗

目前采用的药物很多，但缺乏特效药物，且疗效因人而异。药物治疗的基本原则包括：①用药应有针对性、个体化，提倡间歇用药，避免长期用药，若单一药物有效就不采取多种药物联用；②对溃疡样及运动障碍样消化不良，应选择抗胃酸分泌或促动力药为一线治疗药；③当症状严重影响患者生活质量时，可考虑持续治疗（2~4 周）；④少数症状持续存在或药物依赖者，可考虑连续性治疗；⑤少数患者单一药物治疗疗效欠佳，可考虑联合用药治疗；⑥慎用对胃肠道有刺激性的药物。

1. 抑制胃酸分泌药

对于上腹痛为主要症状的患者，可选择 H_2 受体拮抗剂或质子泵抑制剂。常用剂量：H_2 受体拮抗药如雷尼替丁 150 mg 或法莫替丁 20 mg、西咪替丁 400 mg，2 次/天，疗程 4~6 周；质子泵抑制药如奥美拉挫 20 mg 或兰索拉唑 30 mg，1 次/天，疗程 2~4 周，症状缓解后一般无须维持治疗。

2. 促胃肠动力药

用于以上腹胀、早饱、嗳气为主要症状的患者。

（1）甲氧氯普胺：为中枢及外周多巴胺受体拮抗药，同时有轻度的 $5-HT_4$ 受体激动作用，可促进内源性乙酰胆碱释放，加速胃排空，协调胃、十二指肠运动。用法：10 mg，3~4 次/天，但因嗜睡、焦虑及锥体外系症状（如肌肉震颤等）、高泌乳素血症等不良反应较多，限制了其临床应用。

（2）多潘立酮：为外周多巴胺拮抗药，主要作用于上消化道，能增强胃蠕动，促进胃排空，协调胃、十二指肠运动。常用剂量为 10 mg，3 次/天，餐前服用。此药无锥体外系不良反应，主要副反应有口干、头痛等。

（3）西沙必利：为 $5-HT_4$ 激动剂及 $5-HT_3$ 受体拮抗剂，能够增强胃肠道胆碱能神经分泌乙酰胆碱，促进胃、十二指肠协调运动，使胃排空加速。国内多中心临床研究表明，西沙必利 5 mg，3 次/天，可明显改善 FD 患者的腹胀、早饱、恶心、呕吐等消化道症状，一般用药 2 周即可出现明显疗效，如继续用药可使疗效进一步加强。约30% 经西沙必利治疗有效的患者停药 6 个月后部分症状会复发，此时继续使用该药仍有效。

（4）莫沙必利：为新型胃动力药，属选择性 5 – HT$_4$ 受体激动剂，此药特异性作用于上消化道，能促进乙酰胆碱分泌，且无多巴胺 D$_2$ 受体拮抗作用。李兆申等报道，莫沙必利 5 mg，3 次/天，4 周，可显著改善 FD 患者的早饱、腹胀、嗳气等症状，对 FD 患者的胃灼热、反酸等反流样症状亦有良好疗效，是治疗 FD 的一种安全、有效的药物。

（5）伊托必利：该药既能通过阻断多巴胺 D$_2$ 受体刺激乙酰胆碱释放，又能抑制乙酰胆碱酯酶对乙酯胆碱的水解，从而发挥促胃肠动力作用。其对上消化道选择性较高，有较弱的抗呕吐作用。在中枢神经系统分布很少，且对中枢神经系统的多巴胺 D$_2$ 受体阻断作用弱，因此，高泌乳素分泌、锥体外系症状等不良反应的发生率低，而且尚未发现有 QT 间期延长或室性心律失常等心血管并发症。临床研究表明，伊托必利 5 mg，3 次/天，用于治疗 FD，患者耐受性好，症状改善率高。但该药尚须进一步临床研究。

（6）红霉素：为胃动素受体激动药，通过作用于胃肠平滑肌表面的胃动素受体，引起胃动素样的动力学效应，对胃、十二指肠有强力促动作用，但其胃肠道反应多，常引发恶心、呕吐，故一般不作为一线药物。

3. 胃黏膜保护药

常用的有胶体秘 120 mg，4 次/天；硫糖铝 1 g，3 ~ 4 次/天；十六角蒙脱石 3 g，2 ~ 4 次/天等，一般用于溃疡样消化不良患者，但此类药物治疗 FD 较安慰药并无特殊疗效，因此，通常作为辅助用药。

4. 根除幽门螺杆菌治疗

对小部分有幽门螺杆菌感染的 FD 患者可能有效，可试用，见消化性溃疡节。

5. 抗抑郁药

上述治疗疗效欠佳而伴随精神症状明显者可试用。常用的有三环类抗抑郁药如阿米替林，具有抗 5 – 羟色胺作用的抗抑郁药如氟西汀等，宜从小剂量开始，注意药物不良反应。

（宋晶）

第五节　肝性脑病

肝性脑病，过去称肝性昏迷，是严重肝病引起的以代谢紊乱为基础的、中枢神经系统功能失调的综合征，其主要临床表现是意识障碍、行为失常和昏迷。

一、病因和发病机制

大部分肝性脑病是由各型肝硬化（病毒性肝硬化最多见）引起，也可由改善门静脉高压的门体分流手术引起；小部分肝性脑病见于重症病毒性肝炎、中毒性肝炎和药物性肝病的急性或暴发性肝衰竭阶段；更少见的病因有原发性肝癌、妊娠期急性脂肪肝、严重胆道感染等。肝性脑病特别是门体分流性脑病常有明显的诱因，常见的有上消化道出血、大量排钾利尿、放腹水、高蛋白饮食、安眠镇静药、麻醉药、便秘、尿毒症、外科手术、感染等。肝性脑病的发病机制迄今未完全明了。一般认为，产生肝性脑病的病理生理基础是肝细胞功能衰竭和门腔静脉之间有手术造成的或自然形成的侧支分流。主要是来自肠道的许多毒性代谢产物，未被肝解毒和清除，经侧支进入体循环，透过血脑屏障而至脑部，引起大脑功能紊乱。此外，慢性肝病患者大脑敏感性增加也是重要因素。

二、诊断

（一）病史

常有严重肝病或其他有关病史。不少患者有明显诱因，如上消化道大出血、感染、高蛋白饮食、利尿剂及镇静剂等。

（二）临床表现

常有严重肝病或其他有关病史。不少患者有明显诱因，如上消化道大出血、感染、高蛋白饮食、利尿剂及镇静剂等。

按意识障碍程度及神经系统表现等分为 4 期。急性肝性脑病常无前驱症状，起病数日内即进入昏迷。

一期（前驱期）：轻度性格改变和行为失常，如欣快激动或淡漠少言，衣冠不整或随地便溺。应答尚准确，吐词不清且缓慢，可有扑翼样震颤。脑电图多正常，此期历时数日或数周，有时因症状不明显而被忽视。

二期（昏迷前期）：以意识错乱、睡眠障碍、行为失常为主。症状较前一期加重。定向力、理解力均减退，智力下降明显，如不能完成简单的计算和智力构图，言语不清、书写障碍、举止反常也较常见。睡眠时间倒错，甚至有幻觉、恐惧、狂躁。有腱反射亢进、肌张力增高、踝痉挛及阳性巴彬斯基（Babinski）征等，部分患者可出现不随意运动及共济运动失调。其脑电图有特征性异常表现。

三期（昏睡期）：以昏睡和精神错乱为主，各种神经体征持续存在或加重，大部分时间呈昏睡状态，但可唤醒。常有神志不清和幻觉。扑翼样震颤仍可引出。肌张力增加，锥体束征常呈阳性。脑电图有异常波形。

四期（昏迷期）：意识完全丧失，不能被唤醒。浅昏迷时对疼痛刺激和不适体位尚有反应，腱反射和肌张力仍亢进，因不合作无法引出扑翼样震颤；深昏迷时，各种反射消失，肌张力降低，瞳孔常散大，可出现阵发性抽搐。脑电图明显异常。

当然，各期的界限并非很清楚，前后期之间可有症状的重叠，因中枢神经受损部位不尽相同，其神经系统的症状和体征也有不同，其严重程度、持续时间也有差异。肝功能损害严重的肝性脑病常有明显黄疸、出血倾向、肝臭，易并发各种感染、肝肾综合征、脑水肿等，使得临床表现变得更加复杂多样。

（三）实验室及其他检查

1. 血氨

正常人空腹静脉血氨为 $6 \sim 35\ \mu mol/L$，动脉血氨含量为静脉血氨的 $0.5 \sim 2$ 倍。空腹动脉血氨比较稳定可靠。慢性肝性脑病尤其是门体分流性脑病患者多有血氨增高。急性肝衰竭所致脑病的血氨多正常。

2. 脑电图检查

脑电图不仅有诊断价值，且有一定的预后意义。典型的改变为节律变慢，主要出现普遍性每秒 $4 \sim 7$ 次的 θ 波或三相波，有的也出现每秒 $1 \sim 3$ 次的 δ 波。

3. 诱发电位

是体外可记录的电位，由各种外部刺激经感觉器传入大脑神经元网络后产生的同步放电反应。根据刺激的不同，可分为视觉诱发电位（VFP）、听觉诱发电位（AEP）和躯体感觉诱发电位（SEP）。诱发电位检查可用于亚临床或临床肝性脑病的诊断。目前研究指出 VEP、AEP 检查在不同人、不同时期变化太大，缺乏特异性和敏感性，不如简单的心理智能测验，但 SEP 诊断亚临床肝性脑病价值较大。

4. 心理智能测验

目前认为，心理智能测验对于诊断早期肝性脑病包括亚临床肝性脑病最有用。常规使用的是数字连接试验和符号数字试验，其结果容易计量，便于随访。

肝性脑病的主要诊断依据：①严重肝病和（或）广泛门体侧支循环；②精神错乱、昏睡或昏迷；③有肝性脑病的诱因；④明显肝功能损害或血氨增高；⑤扑翼样震颤和典型的脑电图改变。

三、鉴别诊断

本病应与糖尿病昏迷、低血糖昏迷、尿毒症昏迷、脑出血以及其他脑部疾病相鉴别。

四、治疗

（一）治疗原则

肝性脑病目前尚无特效疗法，治疗应采取综合措施；消除诱因；减少肠内毒物的生成和吸收；促进有毒物质的代谢清除，纠正氨基酸代谢的紊乱；对症治疗。肝移植是目前公认有效的治疗。

（二）治疗方案

1. 消除诱因

禁用麻醉、止痛、安眠、镇静等类药物，当患者狂躁不安或有抽搐时，可减量使用（常量 1/2 或 1/3）地西泮、东莨菪碱，并减少给药次数。异丙嗪、氯苯那敏（扑尔敏）等抗组胺药有时可作镇静药代用。必须及时控制感染和上消化道出血，避免快速和大量的排钾利尿和放腹水。注意纠正水、电解质和酸碱平衡失调。

2. 减少肠内毒物的生成和吸收

（1）饮食：发生严重肝性脑病时，应严格限制甚至暂停蛋白质的摄入，但每日总热量至少供给 6 694.4 kJ，除了补充足够的维生素 B、维生素 C、维生素 K 及微量元素外，可予 20% 葡萄糖经胃管滴入或 20% ~40% 葡萄糖从大静脉滴注，等病情改善应尽早逐步增加蛋白质的供给量，不宜限制过严过久。若每日蛋白质不足 30 g，体内呈负氮平衡，会加剧机体自身蛋白质的分解，对肝脏修复及全身状况均不利。蛋白质可隔日增加 10 ~20 g，直至每日 40 ~60 g。供给的蛋白质最初以植物性蛋白比动物性蛋白多为佳，植物性蛋白含少量甲硫氨基酸及少量芳香族氨基酸，几乎不产生氨，并由于有植物纤维，在肠道截留产氨的细菌，增加大便量而排除更多的细菌。

（2）灌肠或导泻：常以生理盐水或弱酸性溶液灌肠，口服或鼻饲 50% 硫酸镁 30 ~60 ml 可导泻。

（3）抑制肠道细菌生长：口服新霉素 1.0 ~1.5 g，每日 4 次；或甲硝唑 0.2 g，每日 4 次。也可选用巴龙霉素、卡那霉素、阿莫西林口服，均有良效。

（4）乳果糖：对急、慢性肝性脑病可使临床症状和脑电图均得以改善。乳果糖可口服或鼻饲，开始时剂量 30 ~50 ml（67 g/100 ml），每日 3 次口服，进餐时服用；以后剂量以调整至每日排 2 次糊状便为度，或使新鲜粪便的 pH 值降至 6.0 以下。

3. 促进有毒物质的代谢清除，纠正氨基酸代谢的紊乱

（1）降氨药物：25.75% 谷氨酸钠 80 ~100 ml 或 30.5% 谷氨酸钾 60 ~80 ml，稀释于葡萄糖液内静脉滴注，同时给予 ATP、镁盐；25% 精氨酸 40 ~80 ml，稀释后静脉滴注；乙酰谷酰胺 500 ~1 000 mg 或 γ-氨酪酸每次 2 ~4 g，稀释后静脉滴注。以上几种降氨药物可交替使用，一日内可选用一种或一种以上药物，较单纯使用一种为佳。降氨药用于氮性昏迷较非氮性昏迷为好。

（2）恢复正常神经递质：左旋多巴 0.5 ~2.5 g，一日量口服，鼻饲或灌肠。必要时静脉点滴 300 ~600 mg，每日 1 ~2 次。

（3）支链氨基酸：肝性脑病伴血浆芳香氨基酸增多而支链氨基酸降低者，可以选用。支链氨基酸与芳香族氨基酸拮抗，且可改善周围神经儿茶酚胺的合成。用法为每日 250 ~500 mg，与 5% ~10% 葡萄糖液适量混合后缓慢静脉滴注。

4. 胰高血糖素—胰岛素—葡萄糖疗法

胰高血糖素能防止肝细胞坏死的进展，稳定病情，还可改善氨基酸和氨的代谢，增加肝脏血流量。胰高血糖素与胰岛素合用尚可增加 DNA 的合成，有促进肝细胞再生的作用。用法：胰高血糖素 1 mg，胰岛素 10 ~12 U，加入 10% 葡萄糖液 500 ml 中静脉滴

注，每日 1~2 次，2~3 周为 1 个疗程。

5. 其他对症治疗

①纠正水、电解质和酸碱平衡失调，每日入液总量以不超过 2 500 ml 为宜。肝硬化腹水患者的入液量应加控制（一般约为尿量加 1 000 ml），以免血液稀释，血钠过低而加重昏迷。及时纠正缺钾和碱中毒。②保护脑细胞功能。③保持呼吸道通畅。④防治脑水肿、出血与休克。⑤也可进行腹膜透析或血液透析等。

五、护理措施

（一）一般护理

1）患者置于重症监护室，专人护理，保持室内空气新鲜，环境安静，限制探视，避免交叉感染，促进肝功能恢复。

2）上消化道出血时，应及时清除口腔、肠道内血液，防止产氨增多，血氨增高。

3）避免使用含氨药、安眠药、麻醉药以及对肝有毒药物。患者如有烦躁不安或抽搐，可注射地西泮 5~10 mg，忌用吗啡、副醛等药物。

4）禁用或慎用利尿剂，防止大量放腹水，以免引起血容量减少，导致血氨增高诱发昏迷。保持大便通畅，有利有毒物质的排泄。

5）定时变换体位，保持呼吸道通畅，加强皮肤护理、口腔护理，防止吸入性肺炎，口腔炎以及泌尿道炎症。

6）饮食护理

（1）每日热量应维持在 6~8 kJ，以糖类为主，昏迷者可用鼻饲或静脉滴注 25% 葡萄糖溶液。葡萄糖除能供给机体热量和水，还能减少组织蛋白分解，有利血氨降低。但应防止发生低钾血症。

（2）蛋白质：昏迷期应禁食蛋白质，神志清醒后可每日进蛋白质 20 g，然后每隔 2 天增加 10 g，逐渐增加至 40~60 g。以植物蛋白为宜，因含支链氨基酸较多，能增加粪氮排泄。

（3）维生素：主要为 B 族维生素、维生素 C、维生素 K，多食新鲜蔬菜、水果。

（4）无钠或低钠饮食：腹水者应进无钠饮食，每日摄钠量为 250 mg，无腹水者每日摄钠量 3~5 g，伴有肝硬化的患者应避免刺激性、粗糙食物。

7. 保持大便通畅

（1）用生理盐水或弱酸性溶液（食醋 10~20 ml，加清水或生理盐水 500~1 000 ml）高位灌肠，应禁忌用肥皂水灌肠。原因是肝性脑病患者肠蠕动减弱，易发生便秘，用弱酸液灌肠使肠内保持 pH 值为 5~6，酸性环境有利于血中 NH_3 逸出肠黏膜进入肠腔，最后形成 NH_4^+ 排出体外。如用碱性溶液灌肠，则肠腔内 pH 值呈碱性，肠腔内 $NH_4^+ \rightarrow NH_3$ 弥漫入肠黏膜入血液循环至脑组织，使昏迷加重。灌肠后，可注入 1~2 g 新霉素，1:5 000 呋喃西林 100 ml，减少肠道有毒物质的产生与吸收。

（2）导泻：口服或鼻饲 50% 硫酸镁 30~60 ml，清除肠内有毒物质。

8. 严密观察体温、脉搏、呼吸、血压，并做记录，应严格记录液体出入量。

（二）病情观察与护理

根据肝性脑病的临床过程及 50% 以上的病例有诱因存在，肝性脑病时大脑功能紊乱，大多数是可逆的，如能早期发现肝性脑病，就能阻止进入昏迷。因此，对肝脏病患者尤其是肝硬化病例，要密切观察体温、血压和大便颜色等，以便及早发现出血、感染等情况，及时处理，避免发展为肝性脑病。在有肝性脑病诱发因素存在的情况下，应严密观察下列病情改变。

（1）密切观察有无性格、行为的改变，如以往性格开朗者变得沉默寡言；抑郁或性格内向者变得精神欣快，易激动；衣冠不整，随地便溺，步态失调，扑击样震颤等。提示患者为肝昏迷前驱期，应及时报告医生，找出肝昏迷的病因和诱因，从而采取切实有效的治疗护理措施。肝性脑病病情复杂，变化多端，在整个治疗过程中，护理人员应详细观察和记录患者的神志状态及有关体征，及时掌握病情变化，判断疾病的转归，及时准确地为医生提供临床资料，以赢得抢救时间。

（2）观察患者是否有乏力、恶心、呕吐、食欲缺乏、肠胀气等水和电解质酸碱平衡紊乱的情况，应按医嘱定时抽血查血钠、钾、尿素氮和二氧化碳结合力，每日入液量以不超过 2 500 ml 为宜，尿少时入液量应相应减少，以免血液稀释，血钠过低，加重昏迷。所以，必须正确记录每日液体出入量，以利掌握病情，确定治疗方案。

（3）及时发现出血、休克、脑水肿等，并及时协助医生处理。脑水肿可用脱水剂 20% 甘露醇或 25% 山梨醇，快速静脉滴注，也可用 50% 葡萄糖静脉注射。在使用脱水剂过程中，应注意水、电解质平衡，随时抽血查钾、钠、氯等。

（三）症状护理

1）患者如有欣快激动，沉默寡言，无故哭笑或随地便溺，有肝臭或扑击样震颤，说明患者病情进入肝昏迷前驱期，应通知家属，说明病情，配合医生积极治疗，并设专人护理。

2）如患者精神错乱，白天嗜睡，夜间兴奋狂躁等，护理人员应正确判断此为昏迷前期，应警惕和防止患者发生意外事件，如逃跑、跳窗或摔碗、摔暖水瓶等，避免患者自伤或伤人。床边应加床挡，防止患者坠床，患者兴奋躁动不安时，可用约束带防护，注意防护带不能过松与过紧，过松起不到防护效果，过紧则影响肢体的血液循环，以能容二个指头为宜。剪短患者的指甲、去掉发夹、裤带等。

3）如患者神志丧失或完全进入深昏迷，对各种刺激无反应，瞳孔散大或有惊厥，此时已进入昏迷期，应按昏迷护理常规进行。

（1）体位：肝昏迷患者应采取侧卧位或侧俯卧位，头部放平偏于一侧，以利于呼吸道分泌物的引流，也可防止分泌物或呕吐物进入肺内而继发感染。

（2）保持呼吸道通畅：及时协助患者翻身，叩背以助排痰。患者呼吸道分泌物增多时迅速吸痰，以保持呼吸道通畅。一般每 15～30 分钟吸痰一次，吸痰器要严密消毒，选用柔软的导管。插管要轻柔，当吸痰管进入气管深度时，启动吸痰器，并轻轻地转动吸痰管，边退边吸，直到痰液吸尽。但吸引时间不宜过长，以免发生窒息，如有舌后坠影响呼吸时，可用舌钳拉出。

（3）口腔的护理：肝性脑病患者一般机体抵抗力减弱，口腔内细菌极易繁殖，而引起口腔局部的炎症、溃疡和口臭。口腔内感染性分泌物误入呼吸道也可引起吸入性肺炎。故肝性脑病患者的口腔护理十分重要。应每天用生理盐水或复方硼酸溶液清洁口腔、齿垢、舌苔、唾液等3～4次。有炎症和口臭的患者可用5%过氧化氢清洁。护理时严防棉球遗留在口腔内。张口呼吸的患者口上敷以盐水纱布，保持吸入的空气湿润。

（4）眼的护理：患者的眼睛常不能闭合或闭合不严，易受尘土污染的空气或光线的刺激，使角膜发炎致溃疡。故宜用生理盐水纱布或油纱布盖眼来保护眼睛。如眼有分泌物则宜用生理盐水冲洗干净。护理人员观察患者瞳孔变化时，手动作要轻巧，防止擦伤角膜。

（5）皮肤的护理：肝性脑病患者大多数大小便失禁，出汗多，护理人员应注意随时更换污染的被服，及时更换衣服。用50%乙醇、滑石粉按摩皮肤受压部位，用气垫，勤翻身，一般1～2小时翻身一次，衣服要柔轻，以防皮肤擦破和发生压疮。

（6）大小便的护理：肝性脑病时常有尿潴留，应设法排空膀胱。可采用导尿术，但严格注意无菌操作，防止尿路感染。少尿、无尿时应严格记录尿量，每天尿量不应少于1 000 ml。便秘时可导泻或灌肠，并记录排便次数。

（7）肢体的护理：应每日进行肢体按摩和帮助被动活动，以防肢体萎缩和关节强直。同时足部采用保护架，以防足下垂。

（8）安全护理：患者意识不清，易发生坠床、烫伤、碰伤等情况，应及时采取保护性措施，如加用床档等。用热水袋保暖时，水温应50℃左右，以防烫伤。

六、健康教育

（1）指导患者及家属掌握引起肝性脑病的基本知识，防止和减少肝性脑病的发生。

（2）应使患者及家属认识到病情的严重性。嘱患者要加强自我保健意识，树立战胜疾病的信心。

（3）肝性脑病主要由各类肝硬化所致，并且有明显的诱发因素，要求患者自觉避免诱因。即限制蛋白质摄入，改变不良生活习惯及方式，不滥用对肝有损害的药物，保持大便通畅，避免各种感染，戒烟、酒等。

（4）家属要给予患者精神支持和生活照顾，指导家属学会观察患者病情的变化，特别是思维过程的变化，性格行为、睡眠等有关精神神经的改变，一旦出现应及时治疗，防止病情恶化。

（孟庆清）

第六节 便 秘

大便次数减少，粪便干燥出现排便困难，称为便秘。与中青年比较，老年人更容易出现便秘。正常情况下，食物通过胃肠道，经过消化、吸收，所余残渣的排泄常需24～48 小时，若排便时间超过48 小时，即可视为便秘。但人的排便习惯各有不同，有隔2～3 天一次者，未必为便秘。

一、病因和发病机制

造成老年人便秘的原因很多，一般认为与下列因素有关。

（1）老年人因活动减少，势必导致结肠集团运动减少，引起直肠肛门功能紊乱。

（2）因牙齿脱落，经常吃软细食品，缺乏粗纤维食物及蔬菜，因而肠蠕动减弱。

（3）因胃酸缺乏，消化酶分泌减少，小肠吸收能力差，食物经过胃肠时间过长，水分被吸收过多，引起大便干燥。

（4）某些药物，如可卡因、钙剂、铋剂、神经阻滞剂、氢氧化铝、土霉素等可引起便秘。

粪便在肠道停留时间过长，粪便中大量细菌分解出来的有害物质，被肠道吸收，达到一定程度，就会引起一系列症状。排便用力，可诱发心力衰竭和脑血管破裂出血。大便干燥排便时，可擦伤黏膜，导致便血和肛裂。

二、诊断

（一）临床表现

经常持续1 周甚至更长时间排便困难，但不一定引起症状。慢性便秘患者常伴有食欲缺乏、口苦、头昏、乏力等。有时在体检时可发现下腹部有可移动性包块。

（二）实验室及其他检查

1. 大便常规及隐血试验

是常规检查的内容，可排除肠道炎症及消化道出血。

2. 特殊检查

胃肠道 X 线检查、直肠镜、乙状结肠镜、纤维结肠镜检查可了解便秘的部位，同时可排除肿瘤、结核、巨结肠、肠梗阻等器质病变造成的便秘。

三、鉴别诊断

便秘的诊断不难，但要确定病因确实比较复杂，必须排除器质性疾病。如排便习惯一向正常的中老年人一度出现进行性便秘，粪条变细或混有黏液及血液时，应考虑结肠或直肠癌的可能。便秘伴急性腹痛、腹胀、呕吐者，应考虑肠梗阻。粪块细小，分节且呈羊粪状，常为结肠痉挛或结肠过敏所致。肛门指诊，胃肠道内镜检查和钡灌肠检查对鉴别病因有重要意义。

四、治疗

（一）治疗原则

积极去除病因，适当地增加体力锻炼及医疗气功或腹部按摩，养成良好的大便习惯。保持情绪稳定，生活要有规律。多吃一些粗纤维的食物及蔬菜、水果，多饮水及服用蜂蜜等润滑之品。不宜过于依赖药物。积极治疗肛裂、痔疮、肛周感染、盆腔炎症等疾病。

（二）治疗方法

1. 液状石蜡

液状石蜡不被肠道吸收，能润滑肠壁及软化粪便。10 ~ 30 ml，睡前服用。适于粪便特别干结或年老体弱、排便动力减弱的患者。也可服用甘油 10 ~ 30 ml。

2. 硫酸镁

硫酸镁亦称盐类泻药，系通过不容易被肠壁吸收的盐类借其在肠道的高渗作用，吸住水分，引起水泻。用法：10 ~ 20 g，配成 50% 溶液口服。服时多饮水以稀释之，孕妇忌用。

3. 山梨醇

山梨醇 5 ~ 10 g，每日 2 ~ 3 次。

4. 氢氧化镁合剂

氢氧化镁合剂 15 ~ 30 ml 口服。

5. 果导片

果导片 2 片，每日 3 次口服。

6. 辛丁酯磺酸钠

辛丁酯磺酸钠为表面活性剂，口服在肠道内使水分和脂肪渗入粪便，促其软化适用于排便无力及粪便干结的患者。用法：每日 50 ~ 240 mg。

7. 开塞露

开塞露使用时取 1 支将药液挤入肛门内，即可排便。

8. 牛黄解毒片

牛黄解毒片 2 片，每日 3 次口服。

9. 温盐水等灌肠

温盐水 2 000 ~ 3 000 ml 或温水 500 ~ 1 000 ml，或肥皂水 75 ml 加温开水至 1 000 ml灌肠。

10. 番泻叶泡茶

番泻叶 3 ~ 10 g，泡茶饮。用于气虚或津液不足便秘者。

11. 中药口服

麻黄 25 g，白术 20 g，杏仁 15 g，甘草 5 g。每日 1 剂，水煎服，服 3 剂大便通畅。

12. 生大黄口服

生大黄粉 3 ~ 6 g，每晚睡前用温水送服，2 ~ 4 周为 1 个疗程，其中药量以每日可无困难排便一次为准，有较好疗效。

13. 医疗气功

简单的气功，对部分患者往往能取得良好的效果。①便前用双手示指和中指按摩迎香穴，两掌心相对，全身放松，双目轻闭，意守鼻尖和丹田。每次按摩 5 分钟即可。②意识诱导：取盘坐式内视体内四心（两足心的涌泉穴，两手心的劳宫穴），使其有麻、热胀感。意想口服蜂蜜随肠而下。早晚各练一次。

五、护理措施

（1）提高饮食中纤维素的含量，多给患者吃含纤维素高的饮食，粗粮如玉米面、荞麦面、豆类等，蔬菜如芹菜、洋葱、蒜苗、菠菜、萝卜、生黄瓜等，水果如香蕉、梨等，还应增加花生油、豆油、香油等油脂的摄入。

（2）每日应给予充足的饮水，至少要保证入量 2 000 ml，可喝些淡盐水或蜂蜜水，也可每日空腹喝一杯温水。

（3）每日进行适当的运动，长期卧床患者如身体情况允许，也可进行一定范围的活动锻炼。待病情好转后早日下床活动。

（4）培养定时排便习惯，养成良好的规律。

（5）热水坐浴，也可有效地促进肠蠕动。

（6）观察伴随症状，了解原发病因。如便秘伴消瘦、贫血、粪便扁小同时便血者，结肠癌与直肠癌的可能性大。便秘伴剧烈腹痛、腹胀、呕吐或腹部肿块，需考虑肠梗阻的可能，如急性腹膜炎、肠套叠、铅中毒、血卟啉病等引起。新生儿出生后就无粪便排出，即应考虑新生儿直肠闭锁或无肛门。出生后有粪便排出，而后伴发严重腹胀的便秘，多考虑先天性巨结肠症。中老年期出现进行性加重的便秘和伴有腹痛、腹泻与便秘交替出现，多考虑为肠结核、结肠癌、结肠过敏等。便秘伴下肢水肿，甚至腹水者，多见于肝硬化和右心衰竭。便秘伴慢性咳、痰、喘，甚至呼吸困难，应考虑为肺气肿、膈肌疲劳无力所致。

（7）按医嘱应用药物或灌肠。如应用上述措施无效的严重便秘，可与医生讨论治疗方案，如应用甘油栓、开塞露，临时用一次缓泻剂如通便灵胶囊、通泰等，必要时灌肠或用手指挖大便。应用缓泻剂应注意药物起作用时间，避免影响患者休息，另外，还应注意用药量因人而异，以免剂量过大造成患者腹泻。

六、健康教育

（1）向患者及家属讲明不良生活方式和饮食习惯、运动量不足、滥用药物、精神因素等与便秘的关系。

（2）教会患者观察病情。

（3）教会患者及家属简单处理便秘的方法和使用泻剂的原则。

（4）建议患者逐渐减少泻药用量，鼓励其采用其他通便措施。

（孟庆清）

第七节　急性胰腺炎

急性胰腺炎（AP）是由于胰管堵塞、胰管内压增高和胰腺血供不足等原因引起的胰腺急性炎症，为常见外科急腹症。急性胰腺炎是胰腺的急性炎症过程，在不同的病理阶段，可不同程度的波及邻近组织和其他脏器系统。主要可分为胆源性胰腺炎和非胆源性胰腺炎两大类。胆源性胰腺炎又分为胆道梗阻性和无胆道梗阻性胰腺炎。

一、病因和发病机制

（一）胆汁排空不畅，反流至胰管（共同通道学说）

胆道结石或蛔虫嵌顿阻塞于乏特（Vater）壶腹部造成局部水肿或奥狄（Oddi）括约肌痉挛、十二指肠乳头损伤后狭窄、乳头旁憩室炎等因素导致胆汁流入十二指肠排空不畅，反流至胰管，增高了胰管内压力，胰小管和腺泡破裂，胰蛋白酶激活，引起胰腺组织的"自身消化"。多见于胆、胰管汇合后有一共同通道开口于十二指肠乳头。

（二）十二指肠液反流

十二指肠液反流至胰管，内含的肠激酶可激活胰液中的胰酶原，产生消化作用。

（三）饮食不当

暴饮暴食，特别是进食油腻或饮酒后，可使胰液分泌旺盛。饮酒可引起胃和十二指肠炎、Oddi括约肌痉挛，上述因素均可引起胰液分泌增加、排泌障碍而发病。乙醇可刺激G细胞分泌促胃液素，从而使胃酸分泌增多，高酸进入十二指肠后刺激缩胆囊素及促胰液素分泌，导致胰液胆汁分泌增多，十二指肠液反流入胰管，引起胰管内压力增高，胰管上皮增生，以及消化功能紊乱等。如伴有剧烈呕吐而致十二指肠内压力骤增，亦可导致十二指肠液反流。大量脂质饮食除刺激胰腺分泌外还导致短暂的高脂血症，使血液黏滞度增高，加重胰腺的血循环障碍。国外资料多强调过度饮酒是本病的主要原因。随着生活条件的改善，我国因饮食、乙醇诱发的AP的比例正在增高，即使在胆源性病因存在的前提下，或多或少，饮食因素也参与了发病。

（四）手术和外伤

腹部手术后6%～32%患者的淀粉酶增高，其中仅极少数真正有胰腺炎，非胰腺手术患者，术后并发胰腺炎约占5%。胃及胆道手术后最易并发胰腺炎，其并发率分别为0.8%～17%（胃）及0.7%～9.3%（胆道）。手术后胰腺炎的发病机制为：①手术时对胰腺及其血供的直接影响。②手术后胰腺内胰蛋白酶抑制物减少，使胰腺易遭损害。③胰腺缺血：如体外循环及大血管再建手术时。

（五）感染

急性胰腺炎继发于急性传染性疾病者多数较轻，随感染痊愈而自行消退，如急性流行性腮腺炎、传染性单核细胞增多症、柯萨奇病毒、Echo病毒和肺炎衣原体感染等。同时可伴有特异性抗体浓度升高。沙门菌或链球菌败血症时可出现胰腺炎。

（六）其他病因

高脂蛋白血症、妊娠及一些药物如皮质类固醇、噻嗪类利尿剂等均可引起急性胰腺炎。

关于急性胰腺炎的发病机制，较复杂，有多种因素参与。一般认为，胰酶对胰腺组织的消化作用和胰腺自身抗消化的防卫作用减弱在本病的发生过程中起主要作用。正常胰腺分泌的消化酶有二类：一类为具有生物活性的淀粉酶、脂肪酶等；另一类为不具活性的酶原，如胰蛋白酶原、磷脂酶原、弹力蛋白酶原等。当胆汁或十二指肠液反流入胰管后，首先将胰蛋白酶原激活为胰蛋白酶，该酶本身并不消化胰腺组织而将磷脂酶原、弹力蛋白酶原激活为磷脂酶 A_2 弹力蛋白酶。磷脂酶 A_2 破坏胰腺细胞膜磷脂层，使卵磷脂转变成溶血卵磷脂，引起胰腺和周围组织的广泛坏死。若磷脂酶 A_2 通过血液和淋巴途径进入其他部位，可引起各个重要脏器功能损害。弹力蛋白酶使血管壁弹力纤维溶解，导致血管破裂而出血，脂肪酶可使胰腺脂肪坏死。胰蛋白酶还能将激肽酶原转变为激肽酶，此酶将血中的激肽原分解为激肽和缓激肽，后两者有扩张血管、增加血管通透性的作用，可导致血压下降和休克。上述消化酶的共同作用，引起胰腺实质及邻近组织的病变，而胰腺细胞的损伤又促使消化酶释出，形成恶性循环。除胰酶引起胰腺组织自身消化外，胰腺血液循环障碍，尤其是微循环障碍以及由此产生氧自由基、细胞因子、细菌内毒素对组织的损伤，均是导致本病进展的关键因素。

二、病理

本病按病理变化分为两型：

（一）急性水肿型（间质型）

此型多见。表现为胰腺肿大、变硬，间质水肿、充血，炎症细胞浸润，但无出血与坏死。

（二）急性出血坏死型

此型较少。表现为胰腺肿胀、变软、质脆。胰腺组织及血管广泛坏死出血和自溶，胰腺呈紫红色或紫黑色。胰液外溢，使胰腺周围组织及腹膜后脂肪组织出血、坏死。腹腔内有血性渗液，腹膜、大网膜、肠系膜可见灰白色脂肪坏死灶。

三、诊断

因病理变化的性质与程度不同，临床表现轻重不一。单纯水肿型胰腺炎症状相对较轻，自限性经过；出血坏死型胰腺炎起病急骤，症状严重，变化迅速，常伴有休克及多种并发症。

（一）症状

1. 腹痛

为本病的主要表现，多数为急性腹痛，常在胆石症发作不久、大量饮酒或暴饮暴食后发病。腹痛常位于腹中部，亦有偏左或偏右者，疼痛剧烈呈持续性钝痛、刀割样痛、钻痛或绞痛，可向腰背部呈带状放射，取弯腰抱膝位可减轻疼痛。水肿型患者腹痛 3 ~ 5 天缓解，出血坏死型者剧痛持续时间较长，当有腹膜炎时则疼痛弥漫全腹。应注意少数年老体弱者有时腹痛轻微，甚或无腹痛。

2. 恶心、呕吐

常于腹痛后出现恶心、呕吐。呕吐较频繁，可吐出胃内容物及胆汁，重者可为血性物，呕吐后腹痛不减轻为其特点；伴麻痹性肠梗阻者腹胀明显。

3. 发热

多为中度以上发热，一般持续 3 ~ 5 天。发热是由于胰腺炎症或坏死产物进入血循环，作用于体温调节中枢所致。

4. 黄疸

因胰头水肿，短暂性压迫胆总管，常在发病后 1 ~ 2 天出现阻塞性黄疸。少数患者后期可因并发肝细胞损伤而引起肝细胞性黄疸。

5. 休克

休克是出血坏死型胰腺炎的重要特征。少数病例无明显腹痛而出现休克或死亡。

6. 水、电解质及酸碱平衡紊乱

呕吐频繁者，可致代谢性碱中毒。出血坏死型常有明显脱水及代谢性碱中毒，血钾、血镁、血钙常下降。

（二）体征

1. 轻症急性胰腺炎

患者腹部体征较轻，往往与主诉腹痛程度不十分相符，可有腹胀和肠鸣音减少，无肌紧张和反跳痛。

2. 重症急性胰腺炎

患者上腹或全腹压痛明显，并有腹肌紧张，反跳痛。肠鸣音减弱或消失，可出现移动性浊音，并发脓肿时可扪及有明显的压痛的腹块。伴麻痹性肠梗阻且有明显腹胀，腹水多呈血性，其中淀粉酶明显升高。少数患者因胰酶、坏死组织及出血沿腹膜间隙与肌层渗入腹壁下，致两侧胁腹部皮肤呈暗灰蓝色，称 Grey – Turner 征；可致脐周围皮肤青紫，称 Cullen 征。在胆总管或壶腹部结石、胰头炎性水肿压迫胆总管时，可出现黄疸。后期出现黄疸应考虑并发胰腺脓肿或假囊肿压迫胆总管或由于肝细胞损害所致。患者因低血钙引起手足抽搐者，为预后不佳表现，系大量脂肪组织坏死分解出的脂肪酸与钙结合成脂肪酸钙，大量消耗钙所致，也与胰腺炎时刺激甲状腺分泌降钙素有关。

（三）局部并发症

1. 脓肿形成

多见于出血坏死型，起病 2 ~ 3 周出现腹部包块，系胰腺本身、胰腺周围脓肿形成。此时高热不退，持续腹痛。

2. 假性囊肿

胰腺被胰酶消化破坏后，胰液和坏死组织在胰腺本身或胰腺周围被包裹而形成，囊壁无上皮，仅见坏死、肉芽、纤维组织。常发生在出血坏死型胰腺炎起病后3 ~ 4周，多位于胰腺体尾部，如有穿破则造成慢性胰源性腹水。

3. 慢性胰腺炎

部分水肿型胰腺炎，反复发作最终致慢性胰腺炎。

（四）全身并发症

出血坏死型胰腺炎可并发败血症、血栓性静脉炎、急性呼吸窘迫综合征、肺炎、心律失常、心力衰竭、肾衰竭、糖尿病及弥散性血管内凝血，少数发生猝死。

（五）实验室及其他检查

1. 白细胞计数

多有白细胞增多及中性粒细胞核左移。

2. 淀粉酶测定

血清淀粉酶在起病后6 ~ 12 小时开始升高，48 小时开始下降，持续 3 ~ 5 天。血清淀粉酶超过正常值5 倍即可确诊为本病。淀粉酶的高低不一定反映病情轻重，出血坏死型胰腺炎淀粉酶值可正常或低于正常。其他急腹症如消化性溃疡穿孔、胆石症、胆囊炎、肠梗阻等都可有血清淀粉酶升高，但一般不超过正常值2 倍。

尿淀粉酶升高较晚，在发病后 12 ~ 14 小时开始升高，下降较慢，持续 1 ~ 2 周。但尿淀粉酶值受患者尿量的影响。

胰源性腹水和胸水中的淀粉酶值亦明显增高。

正常人血中以唾液淀粉酶为主，胰腺炎时升高的淀粉酶主要为胰型，目前，临床所用快速试纸法将血中的唾液淀粉酶抑制，所测为胰型淀粉酶，诊断特异性更大。

3. 淀粉酶、内生肌酐清除率比值（Cam/Ccr%）

急性胰腺炎时，可能由于血管活性物质增加使肾小球的通透性增加，肾对淀粉酶清除增加而对肌酐清除未变。Cam/Ccr % 的正常值为 1% ~ 4%，胰腺炎时可增加 3 倍，而其他原因所致的高血清淀粉酶症则正常或低于正常。但糖尿病酮症、烧伤、肾功能不全时可升高。计算方法为：

$$Cam/Ccr\% = \frac{尿淀粉酶（Somogyi）}{血淀粉酶（Somogyi）} \times \frac{血肌酐}{尿肌酐} \times 100\%$$

4. 血清脂肪酶测定

此酶升高较迟，急性胰腺炎时超过 1.5 U%，多用于发病 5 天后就诊的患者。

5. 血清正铁血白蛋白测定

血清正铁血白蛋白测定急性间质水肿型为阴性，出血坏死型为阳性，对出血坏死型胰腺的诊断和判断预后价值较大。

6. 血钙测定

血钙测定出血坏死型胰腺炎降低，低于 1.75 mmol/L 表示胰腺坏死严重，预后不佳。

7. X 线检查

X 线检查可见胃、十二指肠、横结肠充气扩张，为胃肠麻痹所致。偶见左侧膈肌升高、左下胸腔积液等。

8. B 超检查

B 超检查可见胰腺肿大，低吸收值及低密度，胰腺周围脂肪层消失，常见左肾周围包膜增厚。

9. 腹腔穿刺

腹腔穿刺液中淀粉酶常明显增高。外观呈血性混浊，且可见脂肪小滴；并发感染后腹水可呈脓性。

10. CT 检查

CT 检查除明确胰腺炎的诊断外，还可以检出并发症，如感染性坏死、假性囊肿和出血。轻型胰腺炎在 CT 检查可表现为相对正常的胰腺，也可能表现为胰腺弥漫性或局灶性肿大。通常有淡淡的胰周水肿或肾前间隙的液体积聚，从而使肾周筋膜变厚。增强 CT 检查，是诊断胰腺坏死最可靠的方法。胰腺坏死在症状发作后 96 小时很容易经 CT 证实，当坏死区域 >30% 时，CT 诊断重型 AP 的敏感性为 92%，特异性为 100%。CT 诊断胰腺坏死和病理坏死范围及临床严重性间都存在良好的相关性。但有研究提示强化 CT 可能加重 AP 的病变。

11. MRI 检查

MRI 检查诊断 AP 的主要依据是胰腺弥漫性增大、水肿、炎症和胰周水肿，均呈长 T_1 低信号与长 T_2 高信号。磁共振胆胰管成像（MRCP）在诊断胰腺炎病因，特别是胆胰管汇合异常方面，可能有帮助。

暴饮暴食或酗酒后，突发剧烈上腹痛、恶心、呕吐及上腹压痛，血淀粉酶 >500 U、尿淀粉酶 >256 U 即可确定诊断。影像学（B 超、CT 等）检查发现胰腺肿大可诊断急性水肿型胰腺炎。如腹痛剧烈、高热不退，出现休克、腹水、手足抽搐、皮肤瘀斑、MHA 阳性及多器官功能衰竭，可诊断为急性出血坏死型胰腺炎。

四、鉴别诊断

本病须与以下疾病鉴别：

1. 胆石症和急性胆囊炎

多为右上腹阵发性绞痛，向右肩部放射，有右上腹肌紧张、压痛、反跳痛和墨菲征阳性。B 超检查可见结石影和急性胆囊炎征象。

2. 消化性溃疡穿孔

有消化性溃疡病史，腹肌强直呈板样，肝浊音界消失，X 线可见膈下游离气体。

3. 急性肠梗阻

有阵发性腹绞痛，多在脐周。肠鸣音亢进，排气排便停止。X 线检查可见液平面。

4. 心肌梗死

可出现上腹痛，但无腹部体征，心电图和淀粉酶检查可鉴别。

5. 其他

如肠系膜血管栓塞、脾破裂、有急性腹痛的糖尿病酮症酸中毒等鉴别。

五、治疗

(一) 轻症急性胰腺炎治疗

1. 监护

目前尚无法预测哪些患者会发展为重症急性胰腺炎（SAP），故所有患者至少应在入院 3 天内进行监护，以及早发现 SAP。

2. 支持治疗

最重要的是补液，应以晶体液作为首选，同时补充适量的胶体、维生素及微量元素；低分子右旋糖酐提高血容量、降低血黏滞度，可预防胰腺坏死，每日 500 ~ 1 000 ml。

3. 胰腺休息

短期禁食，不需要肠内或肠外营养，对 SAP 而言，鼻胃管无明显疗效。恢复饮食的条件：症状消失、体征缓解、肠鸣音恢复正常、出现饥饿感，不需要等待淀粉酶恢复正常。

4. 止痛

腹痛剧烈者可给哌替啶，不推荐应用吗啡或胆碱能受体拮抗剂。

5. 应用抗生素

不推荐常规使用抗生素，但对于胆源性胰腺炎应给予抗生素。

(二) 重症急性胰腺炎的治疗

1. 监测项目

①心血管：中心静脉测压、心电图检查；②呼吸系统：摄胸片、血气分析；③肾：记尿量，查血尿素氮、肌酐；④血液：血常规、血小板、凝血酶原时间、纤维蛋白原及3P试验；⑤代谢：血 Ca^{2+}、Mg^{2+}、Na^+、Cl^- 及酸碱平衡；⑥做B超及CT检查；⑦如有胸、腹水，可穿刺抽液测常规和淀粉酶。

2. 一般处理

①禁食并置留胃管：可减少胃酸进入十二指肠，减少胰腺的分泌，同时可减少麻痹性肠梗阻的发生；②吸氧：提高血中氧气压，减少呼吸窘迫综合征（ARDS）的发生；③输液：保证足够血容量，改善毛细血管灌注，减少胰腺缺血性改变，输液的速度及量应根据中心静脉压与治疗反应加以调整。

3. 中心静脉全胃肠外营养（TPN）

对于重型胰腺炎可减少胃肠负担达到补充代谢的需要，还可增强患者机体的免疫功能，有利于炎症的恢复。常用配方为每天给予葡萄糖 300~650 g，复方氨基酸 750 ml，适当给予白蛋白或血浆；10%氯化钾 40 ml；如血压不低可给 25%硫酸镁 8~10 ml；胰岛素按糖量适当给予。

4. 抑制或减少胰腺分泌

①禁食及胃肠减压。②抗胆碱能药物如阿托品，山莨菪碱等，H_2 受体拮抗剂雷尼替丁等可抑制胃肠分泌，减少胰液分泌。但有肠麻痹不宜用阿托品。③早期应用抑肽酶，如出血坏死已形成，其作用很有限。一般首次8小时可静脉滴注8万~12万U，以后每8小时8万U，连续48小时，应用时注意过敏反应。④氟尿嘧啶有抑制胰腺分泌胰酶的作用，但浓度要高。通常静脉给药难达此浓度，若能局部动脉灌注，效果要好些。⑤生长抑素及其类似物（奥曲肽）：可以直接抑制胰腺外分泌，但国外报道疗效尚未最后确认，目前国内绝大多数数学者主张在SAP治疗中使用。停药指征为：症状改善、腹痛消失、和（或）血清淀粉酶活性降至正常。

5. 预防感染

有三项措施：①选择性肠道去污（口服或灌入肠道不吸收的抗生素）；②静脉给予抗生素；③肠内营养。

选择性肠道去污是通过口服或灌入肠道不吸收的抗生素（如多黏菌素、两性霉素B），减少肠道内细菌的易位从而降低感染率的方法。选择静脉给予的抗生素应考虑广谱、脂溶性强、对胰腺渗透性好等，常用抗生素效应因了排列：亚胺培南—西司他丁、氧氟沙星、环丙沙星、头孢曲松、头孢噻肟，联合应用甲硝唑对厌氧菌有效。疗程为7~14天，特殊情况下可延长。同时注意胰外器官继发细菌、真菌感染。

6. 营养支持

先施行肠外营养，病情趋向缓解后考虑尽早实施肠内营养。将鼻饲管放置 Treitz 韧带以下，能量密度为 4.187 kJ/ml，如能耐受则逐步加量，肽类要素饮食耐受性高。热量为 8 000~10 000 kJ/d，其中 50%~60%来自糖类，15%~20%蛋白，20%~30%脂类，注意补充谷氨酰胺制剂，对于高脂血症患者，减少脂肪类的补充。肠内营养可预防肠道衰竭、维持肠道黏膜功能、防止肠内细菌易位。

7. 解痉镇痛

可用阿托品或山莨菪碱注射，必要时每 6～8 小时重复一次，疼痛严重时可加用哌替啶（50～100 mg）。还可采用普鲁卡因 0.5～1 g 溶于生理盐水静脉滴注减轻腹痛。

8. 糖皮质激素

伴有休克或 ARDS 时可考虑短期使用，每日地塞米松 20～40 mg，口服。

9. 手术治疗

对于重症急性胰腺炎目前多主张手术治疗，但对手术时机、手术方案等仍有较大分歧。

1）适应证

（1）重症胰腺炎伴严重休克、弥漫性腹膜炎、持续性肠麻痹或某些非手术疗法难以克服的并发症者，如消化道大出血、胰腺脓肿等。

（2）胆道系统有明确的病变，如胆管结石、胆道蛔虫（包括胰管蛔虫）、急性胆道感染等。

（3）反复发作的胰腺炎，证实有十二指肠乳头狭窄或胰管狭窄及结石者。

2）手术时机：20 世纪 70 年代初，我国学者按国外报道，提出了发病后 3～8 天为最佳手术时机；70 年代后期，有学者通过坏死性胰腺炎治疗的总结，发现患者在早期就产生严重胰腺坏死和胰外侵犯，故提出了早期手术的意见，即明确诊断后立即手术。80 年代后期，我国学者通过坏死性胰腺炎的动物试验，对坏死性胰腺的转归又有进一步认识，结合临床经验，提出"个体化治疗"方案，即对于一些尚无感染和尚无并发症早期坏死性胰腺炎病例，可以先行非手术治疗，使其度过急性期，使病变局限、包裹后再做后期手术，若有感染及并发症，则需早期手术。一部分学者认为，除根据临床征象外，符合下列各项之一者，均应急诊手术：①经内科治疗 24～48 小时无效者；②有其他急腹症鉴别困难又需手术探查者；③有胆道并发症者；④有脓肿形成者；⑤化验明显异常者；⑥通过 CT 监测和用细针穿刺吸取胰腺坏死组织涂片发现细菌者。

3）手术方法

（1）坏死组织清除术，为目前常用的手术，可清除坏死的胰腺及胰周组织。

（2）规则性胰腺切除术加坏死组织清除术，对坏死胰腺组织病变界限清楚者可先行胰腺次全切除术，然后再清除片状坏死灶。

（3）腹腔及胰腺引流术，这种手术创伤较小，操作简单，轻型患者术后病情能得到明显改善，但重型患者坏死组织不可清除时采用此术，病死率较高。

（4）三造瘘手术，即减压性胃造瘘、营养性空肠造瘘及胆管造瘘术。老年人常患有心肺等慢性疾病，长期置留胃管可增加术后呼吸道并发症，若行造瘘术可以避免并发症的出现。老年人代谢能力减退，术后应嘱患者禁食，使胰腺充分得到"休息"。"三造瘘"对老年人的急性胰腺炎的治疗有很大意义，值得积极采用。

六、护理措施

(一) 一般护理

1. 休息与体位

患者应绝对卧床休息，以降低机体代谢率，增加脏器血流量，促进组织修复和体力恢复。协助患者取弯腰、屈膝侧卧位，以减轻疼痛。因剧痛辗转不安者应防止坠床，周围不要有危险物品，以保证安全。

2. 禁饮食和胃肠减压

多数患者需禁饮食 1~3 天，明显腹胀者需行胃肠减压，其目的在于减少胃酸分泌，进而减少胰液分泌，以减轻腹痛和腹胀。应向患者及家属解释禁饮食的意义，患者口渴时可含漱或湿润口唇，并做好口腔护理。

(二) 病情观察与护理

(1) 观察腹痛性质和腹部体征，剧烈腹痛伴恶心、呕吐，腹胀严重时，常为麻痹性肠梗阻，可按医嘱行胃肠吸引和持续减压，以减少胃酸对胰腺分泌的刺激，减轻腹胀。此类患者尤其应注意口腔护理，以防止继发感染。

(2) 休克在重症胰腺炎早期即可出现，因而抢救休克是治疗护理中的重要问题，应严密观察体温、脉搏、呼吸、血压及神志变化。快速输平衡盐溶液、血浆、人体清蛋白、右旋糖酐等增溶剂，可以恢复有效循环血量及纠正血液浓缩，并密切观察中心静脉压以随时了解血容量及心脏功能。留置尿管，随时了解尿量及尿比重变化，进行血气分析监测，随时纠正酸碱失调，如患者呼吸频率增快（30 次/分），PaO_2 下降 8 kPa，增大氧气流量仍不改善时，应及时进行机械辅助呼吸功能，提高肺部氧的交换量。当血容量已基本补足，酸中毒纠正时，如血压仍偏低，可适当给予升压药，如多巴胺等治疗。

(3) 观察呕吐的量、性质，呕吐严重时应注意水、电解质紊乱，可根据病情按医嘱补充液体和电解质，常用的为 5%~10% 葡萄糖液和生理盐水静脉滴注，并保证热量供应，低钾时可用 10% 氯化钾 1~2 g 静脉滴注。

(4) 观察皮肤、巩膜是否有黄疸，并注意其动态变化。阻塞性黄疸时常有皮肤瘙痒。应注意皮肤的清洁卫生，可擦止痒剂，以免搔伤后引起感染。

(5) 经内科治疗无效，出现弥漫性腹膜炎或中毒性休克者，应采用手术治疗，并做好术前术后的护理。

(三) 对症护理

(1) 持续腹痛不缓解应给止痛药物，注意药物反应。大量呕吐时要严格禁饮食，同时安置胃肠减压，补充水分及电解质，尤其注意钾、钙、镁补充。根据血清淀粉酶的升降给予抗碱能药物或蛋白酶抑制药，注意此类药物只能静脉途径补入，切勿渗到组织间引起血管外组织损伤。患者高热、白细胞增高时应给予广谱抗生素控制感染。

(2) 有大量腹腔渗液时，应给予腹腔引流或置管冲洗，同时注意无菌操作。保持管道通畅，置管位置要适当，固定要牢靠，管道的皮肤出、入口要经常更换敷料、消毒，防止感染。

（3）个别患者起病急骤，瞬即发生休克，故应备好各种抢救物品。

七、健康教育

帮助患者及家属了解本病主要诱发原因，教育患者应避免暴饮、暴食及酗酒，平时应食用低脂、无刺激的食物防止复发。有胆道疾病、十二指肠疾病者宜积极治疗。指导患者及家属掌握饮食卫生知识，劝患者应戒酒以避免复发。

水肿型胰腺炎预后良好，若病因不去除常可复发。出血坏死型胰腺炎轻症病死率为20%～30%，全胰腺坏死者病死率为60%～70%，故积极预防病因，减少胰腺炎发生是极为重要的。

（孟庆清）

第六章　泌尿系统疾病

第一节　慢性肾小球肾炎

慢性肾小球肾炎简称慢性肾炎，是一组由多种病因引起的原发于肾小球的免疫性疾病。病程较长，多达 1 年以上甚至数十年。表现有水肿、蛋白尿、血尿和管型尿，缓慢进行性发展，后期有贫血、高血压和肾功能不全，终至尿毒症。本病是中、老年常见病之一。

一、病因和发病机制

本病病因不清，和急性肾炎间无肯定关系，仅少数慢性肾炎患者由急性肾炎发展而来，而多数和急性肾炎无关。由病理类型决定其病情必定迁延发展，起病即属慢性肾炎。本病的发生主要和免疫介导性炎症反应有关：血液循环中可溶性免疫复合物沉积于肾小球，或肾小球原位的抗原与抗体结合激活补体引起组织损伤；肾小球局部沉积的细菌毒素、代谢产物等可直接通过旁路系统激活补体，从而引起肾的炎性反应。在疾病的慢性化进展中，非免疫介导性肾损伤也起重要作用，如高血压导致肾小球内高压，以及肾功能不全时健存的肾单位代偿性高灌注、高滤过均可促进肾小球硬化；肾小球系膜细胞吞噬、清除沉积物的负荷长期过重，引起系膜细胞及基质增生，也可促进肾小球硬化的发生。

慢性肾炎有多种病理类型，常见类型有系膜增生性肾炎、系膜毛细血管性肾炎、膜性肾病、局灶节段性肾小球病变等。晚期上述各型的病理特点部分或全部消失，代之以肾小球硬化和玻璃样变，相应肾小管萎缩，肾间质纤维化。少数完整的肾小球代偿性肥大。大体观察肾体积缩小，表面细颗粒状，呈固缩肾。

二、诊断

（一）病史

慢性肾炎病程长，进展慢，起病形式有：①多数病例无急性肾炎病史，发病即表现为慢性肾炎，占 50%。②急性肾炎迁延不愈病程达 1 年以上，可视为慢性肾炎，占 15%～20%。③有急性肾炎病史，但临床已无症状，若干年后又表现为慢性肾炎。

（二）临床表现

慢性肾炎因病因、病理类型、病程不同而临床表现不一，病情轻重程度差异较大，其共同表现可归纳如下：

1. 水肿

为多数患者的首发症状、水肿程度和持续时间不一，呈眼睑浮肿和轻度至中度下肢凹陷性水肿，一般无体腔积液。缓解期可完全消失。

2. 高血压

多为中等程度血压升高，长期血压增高又可加重肾损害。

3. 尿异常

出现蛋白尿和血尿。尿蛋白常为 1~3 g/d，主要由于肾小球滤过膜通透性增高造成。血尿多为镜下血尿，也可出现肉眼血尿。

4 贫血

有不同程度的贫血。早期由于蛋白丢失，营养不良引起；晚期因促红细胞生成素分泌减少使之加重。

5. 肾功能损害

慢性肾炎患者多有不同程度的肾功能损害，晚期出现氮质血症或尿毒症。

（三）临床分型

1. 普通型

有中等程度蛋白尿及血尿、轻度水肿及血压增高，可有一定程度的肾功能损害。

2. 肾病型

有肾病综合征的表现，大量蛋白尿，低蛋白血症，高度水肿，血浆胆固醇增高。此外可伴有高血压、进行性肾功能损害。

3. 高血压型

本型具有普通型的表现，但以血压持续性、中等度以上升高（特别是舒张压升高）为特点，肾功能恶化快，并出现慢性肾炎眼底改变。

4. 急性发作型

部分慢性肾炎患者在感染后其症状加重，经治疗后可能缓解，亦可能病情恶化，发展成尿毒症。

（四）实验室及其他检查

1. 尿常规检查

中等程度尿蛋白，程度不等的血尿以及各种管型。晚期尿量减少。

2. 血液检查

有中度贫血，肾病型有低蛋白血症及血脂明显增高。

3. 肾功能检查

早期肾功能多正常，随着肾损害不断加重，内生肌酐清除率降低，尿素氮和肌酐升高；肾小管损害时，出现尿浓缩及稀释功能障碍。

4. 其他检查

血清补体测定、尿纤维蛋白降解产物测定、放射性核素肾图及肾扫描、肾超声检查、肾活体组织检查等有助于诊断及鉴别诊断。

（五）诊断要点

急性肾炎病情迁延 1 年以上，有转为慢性肾炎的可能；有或无肾炎病史，临床出现水肿、高血压及程度不等的肾功能损害，尿检查示蛋白尿、血尿、管型尿等，若能排除全身性疾病肾损害，如系统性红斑狼疮、过敏性紫癜、痛风与糖尿病肾病等，可诊为慢性肾炎。

三、治疗

慢性肾炎的治疗应以防止或延缓肾功能的进行性减退为主要目标。常采用下列措施：

（一）一般治疗

1. 休息

避免过激运动或劳累，以免加重肾缺血及蛋白尿、血尿等，即使单纯蛋白尿或血尿患者，也应强调休息。

2. 饮食

肾功能正常者，一般不限制饮食。高血压或水肿者，可适当限盐摄入。过分低盐，可使肾血流量减少，加重肾功能损害。当肾功能呈进行性损害、血肌酐水平 > 442 mmol/L 时，应限制蛋白质摄入量，$40.0 \sim 50.0$ g/d。继续高蛋白饮食，会加重肾功能障碍，肾单位硬化。肾病型患者，大量蛋白尿致负氮平衡，此时应适当增加蛋白摄入，不能限制过严。成人以 $40.0 \sim 50.0$ g/d 为宜。近年认为，低蛋白饮食可减轻肾损害，并减少尿蛋白。

肾功能受损时限制饮食中磷（P）的摄入量，低磷饮食可限制肾小球高灌注和压力升高。Massry 认为，当肾小球滤过率降至 30 ml/min，即应限制摄磷。

3. 防治感染

感染可加重肾病变和肾功能损害，但应避免使用肾毒性抗菌药物。长期用青霉素预防感染并无必要。

（二）对症治疗

1. 利尿

可用氢氯噻嗪 $25 \sim 50$ mg，每日 $2 \sim 3$ 次，或环戊噻嗪 0.25 mg，每日 $1 \sim 2$ 次。水肿严重者可用呋塞米 $20 \sim 80$ mg，静脉注射。须防止电解质紊乱，适当补充钾盐。

2. 降压

有高血压的慢性肾炎患者往往病情恶化快，所以控制血压是必要的治疗措施，但降压不宜过快或过低。药物以不降低肾血流量者为最佳，如甲基多巴、硝苯地平或尼群地平等。

3. 糖皮质激素

对本病肾病型控制症状、缓解病情有较好疗效。泼尼松每日 1 mg/kg（或 2 mg/kg，隔日用），服用 2 ~ 3 个月，如有效，可逐渐减量，以后以小剂量（每日 10 mg）维持半年至一年。若疗效不佳或停药后蛋白尿增多，可加用或改用免疫抑制剂或其他药物，但激素不可骤然停药，而应逐渐减量撤药，以免出现急性肾上腺皮质功能不全。

4. 免疫抑制剂

环磷酰胺每日 100 ~ 200 mg，口服或静脉注射，疗程总量为 6 ~ 8 g；硫唑嘌呤每日 150 mg。但要注意骨髓抑制、出血性膀胱炎等不良反应，伴肾衰竭者不宜采用免疫抑制剂或激素治疗。

5. 抗凝

慢性肾炎的尿蛋白较多或顽固性水肿、低蛋白血症明显并经肾上腺皮质激素治疗无效的患者，临床医生常对抗凝、抗栓治疗寄予希望，如患者有高凝状态表现，可选用肝素每日 50 ~ 100 mg 加入 5% 葡萄糖液 250 ml 中静脉滴注，4 周为 1 个疗程。或尿激酶每日 2 万 ~ 4 万 U 加入 5% 葡萄糖液 250 ml 中静脉滴注，4 周为 1 个疗程。一般认为，尿激酶疗效优于肝素。抗凝、抗栓治疗易带来出血不良反应，治疗中需做凝血酶原时间监测，女患者月经期停止用药。双嘧达莫能抑制血小板聚集，减少血栓形成机会，并有扩血管作用。75 ~ 100 mg，每日 3 次，可长期服用。

（三）其他药物治疗

1. 维拉帕米

维拉帕米 40 mg，每日 3 次，口服。出现满意疗效后再用 1 ~ 2 周，然后减量维持 3 ~ 4 周。对慢性肾炎顽固性蛋白尿者有较好疗效。

2. 己酮可可碱

己酮可可碱开始 2 周，每日 800 mg（600 mg 口服，200 mg 静脉滴注），3 ~ 4 周剂量减至 900 mg，以后每日口服 300 mg，维持 1 ~ 2 年。文献报道，可使原发性慢性肾炎患者肾功能改善。

3. 雷公藤

雷公藤治疗慢性肾炎有较好疗效，可与小剂量泼尼松合用或单独服用。如雷公藤多苷片 10 ~ 20 mg，每日 3 次，或雷公藤饮片 15 g 煎服，每日 2 次，疗程 6 个月。

4. 有感染者可使用青霉素、氨苄西林等抗生素，避免使用磺胺类药物。

（四）中药

目前认为，冬虫夏草、大黄及川芎苷等具有保护肾功能作用。

四、护理措施

（一）一般护理

（1）恢复期适当休息，急性发作期或高血压、水肿严重时，应绝对卧床休息。

（2）给予高热量、高维生素、低盐易消化饮食。大量蛋白尿及肾功能正常者，给优质高蛋白饮食；明显水肿及高血压者应限制钠盐和水的摄入。

（3）以1:5 000氯己定漱口，保持口腔清洁，防止细菌繁殖。

（4）防止感冒，避免受凉及交叉感染。

（5）因高血压致头痛时，头部可放冰袋，如视物模糊，应在生活上加强护理。

（6）保持皮肤清洁，严防因尿素氮刺激造成的皮肤瘙痒而抓破皮肤，发生感染及压疮。

（7）准确记录出入量，尿少、尿闭时及时通知医生处理。

（8）每日定时测血压2次并记录，防止高血压脑病的发生，注意患者安全。

（9）每周测体重2次并记录。

（10）做好精神护理，让患者对疾病有所认识，鼓励患者树立与疾病长期做斗争以及战胜疾病的信心。

（二）病情观察与护理

（1）认真观察病情变化，注意有无尿毒症早期征象，如头痛、嗜睡、食欲缺乏、恶心、呕吐、尿少和出血倾向等；定时测量血压，血压过高者注意有无高血压脑病征象。如发现异常及时通知医生。此外，应密切观察药物治疗的疗效及药物不良反应。如应用激素易引起继发感染；环磷酰胺等易出现胃肠道毒性反应。

（2）注意观察药物疗效及药物不良反应。按医嘱定时留尿送检。如并发高血压脑病、心力衰竭、肾衰竭，应协助医生抢救。

五、健康教育

（1）如无明显水肿或高血压可坚持上班，但不能从事重体力劳动，避免劳累。

（2）进行提高呼吸道抵抗力的锻炼。因为呼吸道感染（特别是反复感染）常会加重病情。

（3）禁忌吸烟、饮酒。不宜盲目服用"偏方秘方"。

（4）一般认为，持续肾功能减退或明显高血压者、新月体性肾炎、局灶/节段性肾小球硬化预后较差，局灶/节段性肾小球肾炎、系膜增生性肾炎预后相对较好。

（孟庆清）

第二节　尿失禁

尿液不自主地由尿道外流，称为尿失禁，是一种下尿道功能失调的表现。临床上的40%的老年人有尿失禁，女性多于男性。

一、病因和发病机制

尿失禁是一种症状而不是一种病，原因有多种。

（一）局部原因

尿道受阻、尿道肉阜、阴道炎和子宫脱垂等均可引起本症状。咳嗽或行走时引起的紧张性尿失禁可能由于盆腔隔膜内膀胱括约肌的无力。

（二）全身原因

老年人器质性脑病：如脑出血、脑梗死、阿尔茨海默病、脑肿瘤、脊髓疾病及支配膀胱的末梢神经的疾病可产生尿失禁。此外，镇静剂、安定剂等药物均可引起尿失禁。

尿失禁多为膀胱、盆腔隔膜及尿道周围组织松软，膀胱本身或尿道及膀胱出口障碍，控制排尿的神经障碍所致。

二、诊断

（一）临床表现

根据尿失禁的原因一般有 3 种类型。①真性尿失禁：尿道括约肌失去作用，排尿不能控制，如器质性脑病、膀胱功能障碍、尿道括约肌损伤等。②假性尿失禁：尿道梗阻或膀胱收缩无力，如前列腺肥大、尿道狭窄、脊髓损伤等。③应力性尿失禁：盆腔隔膜松弛，尿道周围组织无力，在持重、打喷嚏、咳嗽时尿液外溢，多见于女性。

（二）实验室及其他检查

可进行尿常规检查、尿细菌培养、血电解质、膀胱内压测定、膀胱镜和肾盂造影等检查，对确定病因诊断有一定的临床意义。

（三）诊断要点

应仔细询问病史，特别是关于尿失禁的性质和病期，进行全面细致的检查，确定病因诊断，以便于相应治疗。

三、治疗

（一）病因治疗

1. 真性尿失禁

治疗困难，可用尿垫、器具及导尿管来处理，以便患者皮肤不发生溃疡、压疮等。保持床铺及衣服清洁干燥。

2. 假性尿失禁

主要是解除引起尿潴留的病因，如前列腺肥大、尿道狭窄、脊髓损伤等，必要时考虑手术治疗。

3. 应力性尿失禁

加强活动及肌力的锻炼，在医生指导下选用麻黄碱、丙咪嗪、溴丙胺太林等调节神经、增高尿道压力药物。也可由理疗科医生训练患者做盆腔底部运动，并辅以电刺激疗法。

（二）中医治疗

1. 辨证论治

（1）脾虚不约型

症见小便自遗，点滴不尽，精神疲乏，食欲缺乏，气短懒言，或语声低微，舌质淡胖，苔薄白，脉细弱。

治法：补中益气。

方药：补中益汤加减。

黄芪 30 g，当归 12 g，党参 15 g，白术 12 g，茯苓 12 g，甘草 10 g，枳实 15 g，升麻 12 g，金樱子 15 g，覆盆子 15 g，生麦芽 20 g。

（2）肾阳衰惫型

症见尿自遗不禁，面色㿠白，神气怯弱，畏寒，腰膝冷而酸软无力，舌质淡，苔白，脉沉细无力。

治法：温肾助阳。

方药：金匮肾气丸加减。

熟附子 12 g，肉桂 10 g，仙灵脾 15 g，巴戟天 12 g，菟丝子 12 g，熟地 15 g，山药 12 g，山萸肉 12 g，茯苓 12 g，金樱子 15 g，覆盆子 15 g。

（3）肾精亏虚型

症见小便自遗不禁，头晕眼花，腰膝酸软，脊背酸楚，心烦失眠，口燥咽干，面色潮红，五心烦热，舌红苔少，脉沉细而数。

治法：滋阴补肾。

方药：知柏地黄丸加减。

知母 12 g，黄柏 10 g，丹皮 10 g，熟地 15 g，山药 12 g，山萸肉 10 g，泽泻 10 g，地骨皮 12 g，龟板 12 g，鳖甲 12 g，金樱子 15 g，覆盆子 15 g。

（4）湿热下注型

症见小便频数，尿热，时有自遗不禁，溲赤而臭，或有腰胝酸痛，或尿滴涩淋漓不止，舌红苔腻，脉滑数。

治法：清利湿热。

方药：四妙丸合六一散加味。

黄柏 15 g，苍术 10 g，牛膝 12 g，生苡仁 30 g，六一散 20 g，白茅根 30 g，萹蓄草 15 g，金钱草 15 g，鱼腥草 30 g。

（5）瘀血内阻型

症见小便滴沥自遗不约，小腹胀满隐痛，可能扪及包块，压之疼痛，昼轻夜重，舌质紫黯或有瘀斑，脉沉涩。

治法：活血化瘀。

方药：少腹逐瘀汤加减。

　　小茴香 15 g，干姜 10 g，元胡 12 g，没药 10 g，当归 12 g，川芎 12 g，肉桂 6 g，赤芍 15 g，五灵脂 15 g，丹参 15 g，皂刺 15 g，生牡蛎 15 g。

　　2. 秘验方

　　（1）炒韭菜子 180 g，炙酥鹿茸 20 g，酒浸肉苁蓉、酒浸牛膝、熟地、当归各 60 g，菟丝子、盐炒杜仲各 120 g，巴戟肉 45 g，去苗石斛 30 g，桂心、干姜各 15 g。以上为末，酒糊丸，如梧桐子大。每服 5 g，每日 2 ~ 3 次，空心食前服，盐汤或温酒送下。可长期服用。

　　（2）金樱子 100 g，覆盆子 100 g，山药 60 g，枸杞子 60 g，熟地 50 g，生牡蛎 60 g，肉桂 20 g，仙灵脾 50 g，补骨脂 30 g，龟板 60 g，黄柏 50 g。共研粉，做成 10 g 重蜜丸，每次 1 丸，每日 2 ~ 3 次。对老年人遗尿有一定疗效。

四、护理措施

　　1. 心理支持

　　尊重理解患者，给予安慰、开导和鼓励，帮助树立排尿能够恢复自行控制的信心，积极配合治疗与护理。

　　2. 减轻诱因

　　如压力性尿失禁，应当积极预防和治疗咳嗽等，尽量避免打喷嚏、大笑等腹肌收缩，腹内压升高的动作。

　　3. 皮肤护理

　　经常温水清洗会阴部皮肤，勤换衣裤、床单、尿垫等，定时按摩受压部位，防止压疮的发生。

　　4. 体外引流

　　必要时应用接尿装置体外引流尿液。

　　5. 重建正常的排尿功能

　　（1）摄入适当的液体。

　　（2）训练规律的排尿习惯。

　　（3）肌肉力量的锻炼。

　　6. 导尿术

　　对长期尿失禁患者，可留置导尿管。

五、健康教育

　　积极参加体育锻炼，保持日常生活规律，经常做一些收腹、提肛练习有助于保持肌肉功能。患病后既不恐惧、也不轻视，鼓励患者在情况允许时尽量下床，简单的直立而非平卧意味着重力帮助身体有规律的排尿，起着防止尿失禁的作用。

（周生军）

第七章　血液系统疾病

第一节 缺铁性贫血

缺铁性贫血是体内储存铁缺乏，影响血红蛋白的合成所引起的贫血。不少报告指出，老年缺铁性贫血及隐性缺铁性贫血较为普遍。

一、病因和发病机制

慢性失血，治疗不及时，或治疗不当而成。

（一）铁摄入量不足

各种原因引起的胃肠道功能紊乱、胃酸缺乏、萎缩性胃炎、胃切除术后、慢性腹泻等均可引起铁吸收障碍。长期偏食也影响铁的吸收。

（二）铁丢失过多

失血就是失铁。急、慢性失血如胃及十二指肠溃疡、痔疮、胃肠道肿瘤出血可引起缺铁。

此外，慢性心力衰竭、慢性肺部感染、脑血管病、糖尿病及妇科疾病等，因铁的摄入不足或消耗增多也可造成贫血。

缺铁不仅引起血红蛋白合成减少，而且由于红细胞内含铁酶活性降低，影响电子传递系统以及氧化还原等生物化学过程，导致红细胞异常，在脾内易于被破坏而缩短其生命期。缺铁所引起的临床表现除贫血及组织缺氧外，还与组织变化，体内含铁酶缺乏引起的细胞代谢功能紊乱相关。

二、诊断

（一）病史

主要评估患者有无慢性失血病史，慢性胃肠道疾病和胃肠手术史；以及有无铁的需要量增加而摄入不足的情况。

（二）临床表现

本病呈慢性渐进性，有一般贫血的表现，如面色苍白、乏力、头晕、心悸气急、耳鸣等。由于缺血、缺氧，含铁酶及铁依赖酶的活性降低，患者可伴有以下特征：

1. 营养缺乏

皮肤干燥、角化、萎缩、无光泽、毛发干枯易脱落，指（趾）甲扁平、不光整、脆薄易裂，甚至反甲。

2. 黏膜损害

表现口角炎、舌炎、舌乳头萎缩，严重者引起吞咽困难，或咽下梗阻感等表现。

3. 胃酸缺乏及胃功能紊乱

吸收不良、食欲缺乏、便稀或便秘。约1/3患者有慢性萎缩性胃炎。

4. 神经、精神系统异常

如易激动、烦躁、头痛、易动，以儿童多见。少数患者有异食癖，喜吃生米、泥土、石子等。约1/3患者出现神经痛、末梢神经炎，严重者可出现颅内压增高、视盘水肿。小儿严重者可出现智能障碍等。

（三）实验室及其他检查

1. 血常规

典型血常规为小细胞低色素性贫血。红细胞体积较正常小，形态不一，并大小不等，中心淡染区扩大。MCV、MCHC、MCH 值均降低，血红蛋白降低，网织红细胞正常或略升高。严重病例可出现三系细胞减少。

2. 骨髓象

红细胞系增生活跃，以中晚幼红细胞为主，体积变小、胞质少。粒细胞和巨核细胞无明显变化。

3. 血清铁

血清铁常低于 10.7 μmol/L。总铁结合力增高，多数高于 62.7 μmol/L。血清铁饱和度 <15%。

4. 红细胞游离原卟啉（PEP）

红细胞游离原卟啉升高，缺铁时一般 >2.7 μmol/L 全血。

5. 血清铁蛋白

血清铁蛋白的浓度能准确反映体内铁储存量的多少，是诊断缺铁性贫血最敏感、可靠的方法。一般认为，血清铁蛋白低于 20 μg/L 表示储铁减少，低于 12 μg/L 为储铁耗尽。

三、治疗

治疗缺铁性贫血的原则是：尽可能去除缺铁性贫血的病因，其次是补充铁剂至血红蛋白恢复正常后，再补足体内正常的铁贮存量。

1. 病因治疗

病因治疗相当重要，慢性失血的原因不纠正，只顾补铁治疗，不能使贫血彻底纠正，亦难防止复发。故对基本疾病的治疗不可忽略。

2. 补充铁剂

铁剂治疗的目的，一是使血红蛋白恢复正常，二是补足体内正常的铁贮存量。为达此目的，必须注意用药剂量和治疗时间。

口服铁剂：口服铁剂是治疗缺铁性贫血的有效药物。无机铁盐有多种制剂，如硫酸亚铁、枸橼酸铁铵、富马酸亚铁、碳酸亚铁等，其中疗效高、价格廉、药源广的制剂仍推硫酸亚铁。

铁剂治疗有效的最早表现是患者自觉症状好转，最早的血常规改变是网织红细胞计数上升，一般治疗开始 4~5 天，即可见到网织红细胞上升，7~12 天达高峰，以后逐渐下降。血红蛋白常于治疗开始 2 周后明显上升，一般于第 3 周末血红蛋白可比治疗前增加 20~30 g/L，血红蛋白完全恢复正常，一般需 4~10 周。即使血红蛋白已恢复正常，小剂量铁剂治疗也仍需继续应用 3~6 个月，以补足体内应有的铁储存量。随着血红蛋白的不断升高，患者食欲好转，体力增加，各种有关贫血的症状、体征逐渐消失。

如口服铁剂治疗 3 周不能使贫血减轻，未见血红蛋白增加，此时应考虑下列可能：①诊断错误，所患贫血不是缺铁性的；②患者未按医嘱服药；③出血未得到纠正；④有腹泻或肠蠕动过速，影响了铁的吸收；⑤同时还有炎症、感染、恶性肿瘤等干扰了骨髓造血功能；⑥所用药物太陈旧。

注射铁剂：适应于口服铁剂有严重消化道刺激症状；有消化道疾患；口服不能奏效，需迅速纠正贫血者。用右旋糖酐铁（含铁 50 mg/ml），首剂 50 mg，如能忍受，以后每次 100 mg，每日 1 次或隔日 1 次，臀部深位注射。注射铁剂时，铁的总剂量应计算准确，不应超量，以免引起急性铁中毒。

计算公式：铁的总剂量（mg）= 30 × [150 − 患者的血红蛋白（g/L）] + 500。

四、护理措施

（一）一般护理

（1）按病情决定患者的休息与活动。重度贫血及贫血发生快的中度贫血患者应卧床休息。

（2）饮食上要有规律，忌偏食，平时应食含铁丰富的食物，如猪血、猪肝、瘦肉、蛋类、豆类、小麦、绿叶蔬菜等，忌食辛辣、生冷、不易消化的食物。

（3）防止交叉感染和受凉，在流行病期间应限制探视。

（4）注意皮肤护理。患者皮肤干燥，指甲易脆裂，应经常温水洗澡或擦澡，保持皮肤清洁，并涂油滋润皮肤。指甲不易留长，以免断裂。

（5）患者易发生舌炎、口腔炎，应注意口腔清洁，饭前、饭后、早、晚用 1:5 000 氯己定液漱口，有溃疡时可在饭后、睡前涂抹锡类散、喉症散等。

（二）病情观察与护理

（1）观察患者贫血程度，有无心慌、气促；重度贫血患者，可表现有口腔炎、口角炎、舌乳头萎缩等征象；如患者出现吞咽困难、肢端麻木刺痛等症状，应及时通知医生处理。

（2）观察药物疗效及不良反应，铁制剂应在饭后服，以免引起胃肠道刺激症状。嘱患者忌饮浓茶，防止茶叶内鞣酸与铁结合成不溶性的铁，影响铁的吸收。口服铁剂与稀盐酸时，应用玻璃管吸入咽下，切勿与牙齿接触而发生硫化铁沉着及破坏牙釉质。服铁剂后，大便可能呈黑色，应与消化道出血鉴别。肌内注射右旋糖酐铁时，宜做深部注射，以减轻疼痛。用药时应密切观察药物的不良反应。

五、健康教育

（1）护士应帮助患者及家属掌握本病的有关知识和自我护理方法，介绍缺铁性贫血的常见原因，说明消除病因和坚持药物治疗的重要性，以及适当休息与活动、提供含丰富营养饮食的意义，使其主动配合治疗。给患者及家属讲明缺铁性贫血可能出现的一些神经精神系统方面的症状，说明这些症状是暂时的，只要坚持治疗，根治病因，这些症状会很快消失，消除其思想顾虑。

（2）轻度贫血者可照常工作，注意休息和营养。中度以上贫血活动量应以不加重疲劳感或其他症状为度，待病情好转逐渐增加活动量。切实遵循饮食治疗原则和计划，安排好营养食谱。

（3）根据医嘱处方按时、按量服用。服药时避免同时食用影响铁剂吸收的物质。

（4）注意保暖和个人卫生，预防感染。

（周生军）

第二节　巨幼红细胞贫血

巨幼红细胞贫血又称大细胞贫血，是由于维生素 B_{12}、叶酸缺乏或某些特殊原因，使细胞增生基本条件的脱氧核糖核酸（DNA）合成障碍，细胞分裂不能圆满顺利进行，在骨髓内出现形态、功能上异常的大量巨幼红细胞，最终导致贫血，称为巨幼红细胞贫血。其中因胃内因子缺乏，维生素 B_{12} 在肠道中不能被吸收，所引起的巨幼红细胞贫血，称恶性贫血。营养性巨幼红细胞贫血在老年人中并不少见，食欲减退、腹泻、营养不良或恶性肿瘤、偏食等，均可引发此类贫血。

一、病因和发病机制

本病多因维生素 B_{12} 或叶酸等造血因子缺乏所致。偏食、食欲缺乏、营养不良，吸收障碍，如胃、肠切除术后，慢性腹泻常可导致上述物质缺乏。恶性贫血是由于萎缩性胃炎、胃癌等无胃酸，存在抗内因子抗体，血清中维生素 B_{12} 降低所致。当维生素 B_{12} 缺乏时，可引起四氢叶酸再生发生障碍，结果和叶酸缺乏相似，使胸腺嘧啶核苷酸合成障碍，影响 DNA 合成。当叶酸或维生素 B_{12} 缺乏到一定程度时，骨髓细胞内 DNA 复制发生困难，最后导致巨幼红细胞成熟时间延长，无间接分裂能力，临床上出现贫血。

二、诊断

(一) 临床表现

1. 营养性巨幼红细胞贫血

营养性巨幼红细胞贫血起病缓慢，患者除一般贫血症状外，尚有舌炎、舌乳头萎缩、食欲缺乏、腹泻等消化道症状。少数患者伴有血浆蛋白低，发生营养不良性全身水肿等。

2. 恶性贫血

恶性贫血其症状以消化道和神经系统多见，如舌炎、胃酸缺乏、腹泻、黄疸、手足麻木、共济失调等。有少数患者同时伴有白细胞、血小板减少，轻度出血和感染，也可见肝大及心力衰竭。

(二) 实验室及其他检查

1. 血常规检查

红细胞减少，平均红细胞比容大于正常，平均红细胞血红蛋白含量可增多，血色指数可大于正常。中性多形核粒细胞体积增大、分叶过多，部分病例有白细胞和血小板的减少。

2. 骨髓象检查

骨髓中有核细胞明显增多，以巨幼红细胞增生为主，为本病特征性表现。粒细胞系统有巨多分叶核现象，有巨晚幼粒细胞和巨带状核粒细胞。巨核细胞数可减少，也可正常或稍多，形态增大，核分叶过多，并常断裂。

3. 血清维生素 B_{12} 及叶酸测定

维生素 B_{12} < 59 pmol/L（正常值 81 ~ 590 pmol/L）；叶酸 < 7 nmol/L（正常值 > 7.5 nmol/L）。

4. 胃液检查

营养性巨幼红细胞性贫血胃游离酸多数存在；恶性贫血胃游离酸缺乏，注射组胺后仍无游离盐酸及胃蛋白酶。

5. 内因子及内因子抗体检查

正常人 1 小时分泌内因子 2 000 ~ 18 000 U，恶性贫血患者则在 200 U 以下；血清及胃液中内因子抗体检出率 60% 以上，胃壁细胞抗体高达 90%，但也有 16% 的正常人呈阳性结果。

6. 其他检查

营养性巨幼红细胞性贫血患者血浆蛋白总量多低于正常，组氨酸负荷试验阳性，红细胞内叶酸含量低于正常。恶性贫血尿中甲基丙二酸排出量增多 >9 mg/24 h。

(三) 诊断要点

根据病史、症状体征及实验室检查等，诊断并不困难，尤以血常规及骨髓象为主要诊断依据，而血清维生素 B_{12}、叶酸测定具有特异性确诊意义。

三、鉴别诊断

本病需与非维生素 B_{12} 或叶酸缺乏所致巨幼红细胞性贫血相鉴别，病情严重，出现贫血同时有粒细胞和血小板减少，呈全血细胞减少时需与再生障碍性贫血相鉴别。

四、治疗

（一）治疗原则

巨幼红细胞贫血的治疗原则是去除引起叶酸或维生素 B_{12} 缺乏的原因，积极治疗原发病和补充所缺乏的维生素——叶酸或维生素 B_{12}。

（二）治疗方案

1. 治疗基础疾病

去除病因，调理膳食，进食富含叶酸、维生素 B_{12} 的食品，如绿色新鲜蔬菜、肉类、蛋类等。

2. 补充叶酸及维生素 B_{12}

（1）叶酸缺乏：给予叶酸 5 mg 口服，每日 1~2 次。一般于服药后第 4 天起网织红细胞计数明显上升，以后即逐渐降低，至 1~2 个月时血常规和骨髓象完全恢复正常。治疗时间的长短可根据致病因素而决定，如果病因不易去除或纠正，治疗时间可长些。在用叶酸治疗前必须排除维生素 B_{12} 缺乏的可能。叶酸对纠正维生素 B_{12} 缺乏的血常规亦能奏效，特别是用大剂量治疗时，但不能减轻神经系统症状，甚至可使其加重，造成严重后果。

（2）维生素 B_{12} 治疗：对维生素 B_{12} 缺乏的患者应给予维生素 B_{12} 肌内注射治疗。开始每日给药 100 μg，2 周后改为每周 2 次，连续给药 4 周或待血常规恢复正常后每月注射 1 次，作为维持治疗。恶性贫血及胃切除后的患者需长期维持治疗。

叶酸缺乏伴有维生素 B_{12} 缺乏者，以及不能确定是维生素 B_{12} 缺乏还是叶酸缺乏患者，应同时并用维生素 B_{12} 和叶酸，因维生素 B_{12} 缺乏的患者在单独应用叶酸治疗时，在血常规方面取得改善的同时，消耗了更多的维生素 B_{12}，促使神经系统症状出现或加重。

3. 辅助治疗

上述治疗后如贫血改善不满意，要注意是否合并缺铁，重症患者因大量红细胞新生，也可出现相对性缺铁，都要及时补充铁剂。严重患者补铁治疗后，血钾可突然降低，要及时补钾，尤其是老年患者及心血管病者。营养性巨幼细胞贫血可同时补充维生素 C、维生素 B_1 和维生素 B_6。

4. 防治感染

感染是导致本病治疗失败的并发症之一，尤其是肠道感染，大量细菌可夺走大量维生素 B_{12}，并引起肠黏膜损害，影响维生素 B_{12} 的吸收，故应及时并用有效的抗生素治疗。

五、护理措施

（1）舌炎、口腔溃疡患者用漱口液（多贝尔液、氯己定、生理盐水）定期漱口，进温软食。末梢神经炎时四肢麻木、无力者应给予肢体保暖，避免受伤，共济失调者走路要有人陪伴，要协助做好生活护理。

（2）叶酸缺乏要多吃新鲜绿叶蔬菜，叶酸不耐热，强烈光照或过度烹煮易被破坏，故烹调不易过度。维生素 B_{12} 缺乏要多吃动物肝、肾和肌肉。

（3）肌内注射维生素 B_{12} 使用中偶有过敏反应，表现为皮疹、药物疹，严重可发生过敏性休克。因此，注射该药后应注意观察患者的药物反应，当发现过敏反应时，应立即停止注射，给予抗过敏或抗休克治疗。

六、健康教育

注意合理化饮食，勿偏食、暴饮暴食，积极增加营养物质，每日给予适量的肉类、蛋类食品。老年人可适当补充各种维生素、微量元素及叶酸和维生素 B_{12}。及时控制感染，尤其是肠道感染。防止过劳和感冒，对本病也是相当重要的。

（周生军）

第八章　代谢和内分泌疾病

第一节　糖尿病

糖尿病是由于人体内的胰岛素分泌不足，使胰岛功能失调而引起体内葡萄糖代谢紊乱的一种慢性疾病。主要表现为"三多一少"，即多尿、多饮、多食、形体消瘦，以及尿有甜味为特征，可并发酮症酸中毒，非酮症高渗性昏迷，各种感染，动脉粥样硬化，神经、肾及视网膜病变。糖尿病是老年人最常见的疾病之一。据我国糖尿病流行病学工作者在不同地区进行的抽样调查表明：我国大陆地区老年糖尿病患病率为 6.51%。台湾地区老年人糖尿病总患病率为 8.99%。美国老年糖尿病患病率为 10.39%。80 岁以上老年人群中高达 20%。老年糖尿病有家族史者高于无家族史者；生活富裕者高于生活贫困者；体重超重者高于非超重者；脑力劳动者多于体力劳动者；卫生知识水平低者高于水平高者。

一、病因和发病机制

（一）遗传因素

糖尿病肯定与遗传因素有关，但遗传的不是糖尿病本身，而是它的易感性，即在父母双亲中有糖尿病患者时，其子代更容易得糖尿病。如单卵双生中一人在 50 岁以后出现糖尿病，另一人在几年内也发生本病的占 90% 以上，多为非胰岛素依赖型糖尿病，提示遗传因素在此型糖尿病中占主要地位。如上述一人在 40 岁以前出现糖尿病，另一人也发生糖尿病的接近 50%，多为胰岛素依赖型糖尿病。提示此型糖尿病的遗传基础上，环境因素的参与也是必需的。目前认为，糖尿病属多基因遗传疾病的范畴。

（二）环境因素

1. 病毒感染

在某些病毒感染流行后胰岛素依赖型糖尿病发病率增高，且糖尿病患者群血清某一病毒抗体阳性率亦高于非糖尿病患者群；若干病毒如柯萨奇 B_4 病毒、流行性腮腺炎病毒、脑炎心肌炎病毒可使实验动物胰岛感染，B 细胞严重破坏发生糖尿病等，提示病毒感染可能是导致胰岛素依赖型糖尿病发病的主要环境因素之一。

2. 自身免疫

胰岛素依赖性患者的发病有不少与自身免疫有关，患者抗胰岛细胞抗体显著阳性，且可伴有其他脏器的特异体抗体如抗甲状腺抗体、抗肾上腺抗体等，胰腺病理检查有自体免疫性胰岛炎的组织学改变，白细胞移动抑制试验阳性等，均说明胰岛素依赖型糖尿病可能与自体免疫有关。

3. 肥胖

非胰岛素依赖型糖尿病多发生于 40 岁以上，体型肥胖者，其脂肪组织细胞膜胰岛素受体数量不足且常伴有受体后缺陷，对胰岛素敏感低下，即使血浆胰岛素水平不低，也易发生餐后高血糖而罹患本病，提示肥胖可能是诱发非胰岛素依赖型糖尿病的重要环境因素之一。

此外，感染、创伤等应激，老年人缺乏体力活动等均可能是诱发非胰岛素依赖型糖尿病的环境因素。

二、诊断

（一）病史

应详细询问患者症状的起始时间，评估患者主要症状及其特点，有无出现并发症。了解患者的生活方式、饮食习惯、食量、妊娠次数、新生儿出生体重、身高等。患病后的检查治疗经过，目前用药情况和病情控制情况。评估患者有无糖尿病家族史，病毒感染及诱发因素。

（二）临床表现

老年人糖尿病往往起病缓慢，症状轻微，常无"三多"症状，只有乏力或口干的表现，或因并发症就医者多见，如非酮症高渗性糖尿病昏迷、泌尿道感染、低血糖及其引起的心肌梗死及脑血管意外、应激状态时发生酮症酸中毒等，应引起临床注意。老年糖尿病的慢性并发症与中年糖尿病相似，有心血管病变及神经病变、糖尿病肾病及视网膜病变、白内障、足部感染及坏疽、慢性痛性末梢神经炎及糖尿病性肌萎缩等。

确诊的依据是血糖异常升高，常伴有尿糖的增加；有些老年人，血糖很高而尿糖阴性，单凭尿糖检查容易漏诊；有些老年人血糖可能正常，但糖耐量试验异常，表明存在糖尿病或糖代谢异常。

（三）实验室及其他检查

1. 尿液检查

尿糖浓度可自微量至 5.5 mmol/24 h 以上。但早期轻症可仅见于餐后或有感染等应激情况下；部分老年人，由于肾糖阈升高，虽血糖浓度颇高而无糖尿。一般无并发症者无蛋白或偶有微量。少量者见于伴尿路感染、高血压、心力衰竭等情况；大量蛋白尿见于伴发肾脏病变者，特别是弥漫型肾小球硬化症。重症或饮食失调或因感染、高热等进食很少，或糖尿病性酮症酸中毒时可出现酮尿。

2. 血液检查

不论有无糖尿病典型症状，空腹血糖 2 次以上 ≥7.22 mmol/L 可确诊。空腹血糖正常，口服葡萄糖耐量试验（OGTT）：口服葡萄糖 75 g，于空腹（0 时）及服糖后 30 分钟、60 分钟、90 分钟、120 分钟抽取血标本测血糖。若 120 分钟血糖 ≥11.1 mmol/L 及 0～2 小时任何一个数值 ≥11.1 mmol/L 即可诊断为糖尿病。若服糖后 2 小时血糖 ≥11.1

mmol/L，重复 1 次 OGTT，2 小时血糖仍是≥11.1 mmol/L，也可诊为糖尿病。空腹血糖 <7.8 mmol/L，2 小时血糖为 7.8 ~ 11.1 mmol/L 之间者为糖耐量减低（IGI）。若第 1 次服糖 2 小时血糖≥11.1 mmol/L，第 2 次服糖后 2 小时血糖 <11.1 mmol/L，则应密切随诊定期复查 OGTT。

血酮、电解质、酸碱度、二氧化碳结合力（$CO_2 - CP$）与尿素氮（BUN）等异常在糖尿病酮症酸中毒、糖尿病高渗性昏迷、糖尿病乳酸性酸中毒和并发肾脏病变时出现。

（四）诊断要点

根据老年人病史和症状特点结合血糖、尿糖检查可考虑诊断。世界卫生组织（WHO）所建议的糖尿病诊断标准，也适用于老年人。

1. 有糖尿病症状

一日中任何时候血糖≥11.1 mmol/L 者；空腹血糖≥7.8 mmol/L 者；空腹血糖 <7.8 mmol/L 但口服葡萄糖耐量试验 2 小时血糖 >11.1 mmol/L 者；具备以上任何一项即可诊断糖尿病。

2. 无糖尿病症状

空腹血糖≥7.8 mmol/L（2 次）者；第一次口服葡萄糖耐量试验的 1 小时及 2 小时血糖均≥11.1 mmol/L 者，重复 1 次口服葡萄糖耐量试验 2 小时血糖≥11.1 mmol/L 者或重复一次空腹血糖≥7.8 mmol/L 者。具备以上其中一项即可诊断糖尿病。

三、鉴别诊断

本病与其他疾病相鉴别时需除外肝脏疾病、肾脏疾病、应激状态、内分泌疾病等引起的继发性糖尿病。

四、治疗

（一）治疗原则

老年人糖尿病的治疗措施包括饮食治疗、运动治疗、口服降糖药物、注射胰岛素、胰岛组织移植，以及特殊类型糖尿病和并发症的处理等。

（二）治疗方法

1. 饮食治疗

饮食治疗是治疗糖尿病的一个基本措施，轻者仅控制饮食即可，肥胖或超重的老年糖尿病患者，如能逐渐减低饮食中热量、增加纤维含量、辅以轻活动以使体重下降，会使病情大为改善。中、重症老年人糖尿病，除药物治疗外，更宜严格饮食控制。

2. 运动治疗

运动可以增强体质，增加抵抗力，增进全身的新陈代谢，减少心血管并发症。同时可矫正肥胖，而肥胖是促进糖尿病发生和发展的重要因素之一。身体发胖，胰岛素的敏感性下降，体重减轻后所用药物可以明显减少，糖尿病也可以得到满意控制。运动可使肌肉和组织糖的利用，从而降低血糖。此外，体力活动还能防止情绪低落甚至可防治抑郁症。过度的活动对于已有心脏病者，也会有些风险，因此，运动疗法不能操之过急，应从轻体力活动开始，根据耐受能力增加运动量。不要超过心肺和关节的耐受能力。不能出门的老人可在室内做四肢运动锻炼；多数人可参加户外快步行走，每天 2 ~ 3 次，每次 30 ~ 60 分钟。患者也可参加游泳、打球、体操、太极拳、医疗气功、慢跑、健身操等，一般不宜过多休息。

3. 药物治疗

饮食控制及运动疗法不满意时适用。

（1）磺脲类：此类药物直接刺激 β 细胞释放胰岛素，增强周围组织中胰岛素受体作用和减少肝糖输出。其降糖机制包括胰内和胰外两个部位的作用。现已清楚，在胰岛 β 细胞膜上存在磺脲类药物的特异性受体。第一代磺脲类有甲苯磺丁脲（D860）和氯磺丙脲，目前也较少用。目前常用的第二代磺脲类降糖药更适合老年患者。第二代磺脲类降糖药与第一代相比，其特点为作用强、剂量小、不良反应相对小。老年人糖尿病宜用那些作用较温和、作用时间较短者，而且从小剂量开始。如果血糖控制不好，可以加用胰岛素而进行磺脲类药物加胰岛素的联合治疗或改胰岛素治疗。

（2）双胍类：此类药物能抑制肠吸收葡萄糖，增加周围组织利用葡萄糖，抑制肝糖异生。常用有苯乙双胍（降糖灵 DBI）、二甲双胍（降糖片）、正丁双胍，65 岁以上的老年患者一般尽量避免使用，仅在不宜用磺脲类药物或对胰岛素有抗药性的患者可考虑改用或并用此药。上述药均可导致乳酸性酸中毒，尤以降糖灵为多，用药时需注意。有肾功能不全患者或肝肾损害者，禁用此类药物。

（3）胰岛素：凡用饮食控制和口服降糖药物治疗得不到满意控制者，应停服一切口服降血糖药改用胰岛素治疗。胰岛素治疗的剂量和方法，老年人与青壮年的糖尿病治疗相同，剂量必须个体化，并在治疗过程中密切随访血、尿糖的变动，不断摸索规律，获得适宜确切的剂量。一般对病情稳定的普通患者，可从小剂量开始，如每日每千克体重 0.2 ~ 0.3 U，以后按尿糖及血糖水平逐渐调整用量和注射次数，每天注射 1 ~ 2 次胰岛素称为传统胰岛素方案。如中效胰岛素每日早餐前半小时注射 1 次，或早餐前（2/3）与晚餐前（1/3）各注射 1 次；如中效（2/3）与短效（1/3）早餐前注射 1 次；或早餐前与晚餐前分别注射 1 次。

对于重型患者，每日往往要多次注射胰岛素称"强化胰岛素"方案。

（4）其他降糖药：近年来，各地学者对糖尿病的治疗进行了积极的探索和研究，发现许多药物对糖尿病有一定的治疗作用。如阿司匹林、黄连素、月见草油等。

五、护理措施

（一）一般护理

（1）注意休息，生活规律，睡眠充足，进行适当的运动。

（2）饮食护理：①按医嘱进食所规定的治疗膳食，并向患者讲明严格控制饮食的重要性。②了解患者进食情况，如治疗饮食患者仍感饥饿，可增加水煮菜或其他高纤维而无营养的食物充饥。如有剩余饮食应退回营养室，重新计算热量，以供医生计算胰岛素用量参考。③定时进餐，定时测血糖、尿糖变化，观察饮食控制效果。

（3）准确记录每日液体出入量。每周测体重一次。

（4）指导患者每日留四段尿的方法，7~11点，11~17点，17~21点，21~次日7点。每周留1~2次24小时尿测尿糖定量。

（5）注意口腔清洁及皮肤护理，避免感染。注意保暖，防止着凉。

（6）出现酮症酸中毒者护理应注意：①绝对卧床、安慰患者稳定情绪。②遵医嘱及时、准确给予足够的胰岛素。③根据医嘱及时静脉补液纠正脱水、酸中毒，必要时插入胃管以胃肠道补液，清醒患者鼓励其多饮水。④及时留取标本，送检尿糖、尿酮体、血糖、血钾、血钠、血酮及二氧化碳结合力。

（7）出现低血糖昏迷护理应注意：①如意识尚清楚者立即口服糖水或进含糖饮料，意识丧失或出现抽搐者，立即静脉注射50%葡萄糖液，必要时持续静脉点滴葡萄糖液，严密观察神志的变化。②根据病情设专人护理，注意安全，严密观察血压、体温、脉搏、呼吸及双侧瞳孔大小、对光反射情况，保持呼吸道通畅。③严密观察血糖浓度和尿糖变化。

（8）糖尿病病程较长，反复发作，患者精神负担重，因此，要做好心理护理，消除其思想顾虑，安定情绪，鼓励患者树立与疾病长期的做斗争的信心。

（二）病情观察与护理

（1）严密观察酮症酸中毒、低血糖昏迷、高渗性非酮症昏迷的临床表现；注意尿糖、血糖、血酮的变化，若患者出现四肢无力、头痛、头晕、意识障碍等，应立即通知医生。

（2）密切观察生命体征及神志变化，例如，有无心悸、出汗、头昏等低血糖先兆，定时监测血糖，注意血压、脉搏、呼吸等生命体征的变化。要注意观察尿、便情况，记录出入量。观察治疗前后的病情变化，评估治疗效果。临床上可见到低血糖症抢救成功后再度发生昏迷的病例，因此，患者清醒后，仍需要观察12~48小时，以便及时处理。

（3）在糖尿病的治疗过程中注射胰岛素或口服降糖药过多时，要注意低血糖的发生。除要严格掌握剂量外，还要密切观察，熟悉低血糖的诊断、临床症状、不同患者存在个体敏感性的差异。

（4）遵医嘱及时采血、留尿，送检尿糖、尿酮、血糖、血酮、电解质及血气等。出现糖尿病酮症酸中毒时，应保持呼吸道通畅。应密切观察和详细记录患者意识状态、瞳孔、血压、脉搏、呼吸等变化，还应注意呼吸道、口腔、泌尿道、皮肤、眼睛、大便、肢体等的护理，防止并发症的发生。

（5）当患者出现高渗性非酮症糖尿病昏迷时，在病情观察方面尚需注意以下情况，如迅速大量输液时，可发生肺水肿等并发症。补充大量低渗溶液，有发生溶血、脑水肿及低血容量休克的危险，故应随时观察呼吸、脉搏，如发现呼吸困难、咳嗽、咳粉红色泡沫样痰，烦躁不安，脉搏加快，特别是在昏迷好转过程中出现上述表现，应及时处理，并调整输液速度或停止输液。为防止输液过量，应及时测定中心静脉压。此外，应注意患者血压、脉搏、尿液情况及意识状态。在治疗中如意识逐渐恢复而再次出现意识不清应立即停用低渗溶液；如发现尿色变为粉红，即应及时报告医生。

六、健康教育

（1）糖尿病是一种终身性疾病，应帮助患者及其家属掌握有关糖尿病的知识，树立战胜疾病的信心，积极控制血糖，预防慢性并发症的发生。

（2）帮助患者学会监测尿糖，学会胰岛素的注射方法，每日收集 4 次尿做尿糖定性试验。使用胰岛素的患者应学会注射消毒方法、注射方法、胰岛素剂量计算方法及胰岛素保存方法。

（3）掌握饮食控制的具体措施，坚持定时、定量进食。饮食清淡，菜谱应多样化，多食蔬菜。但要避免少吃主食、多吃副食的倾向。血糖控制较好时，可吃少量水果，但应禁烟酒。

（4）服用降糖药时，应指导患者观察药物疗效、不良反应及处理方法。教会患者识别低血糖反应，嘱其随身携带糖果，以备低血糖时食用。注意监测血糖、血压、血脂和体重的变化，定期检查眼底、肾脏及心血管状况等。

（周生军）

第二节　甲状腺功能减退症

甲状腺功能减退症（简称甲减），是由于甲状腺分泌甲状腺激素不足引起的疾病，以人体代谢率降低为其特征。老年人患本病时，由于症状不典型，许多症状与衰老过程的一些表现相似，故容易被误诊为一般老化现象，需引起注意。老年人的发病率高于甲状腺功能亢进症。

一、病因

大多数原因不明。继发性患者常因切除甲状腺组织过多；或用放射性碘治疗剂量过大，或长期服用大剂量抗甲状腺药物。亦可见于自家免疫性甲状腺炎、甲状腺组织被肿瘤组织广泛破坏、长期缺碘等。上述因素可导致甲状腺合成和分泌甲状腺素不足引起机体代谢率降低。

二、诊断

（一）病史

应询问患者有无长期使用糖皮质激素，头颅部手术史、放射治疗史。

（二）临床表现

起病缓慢，可有畏寒、乏力、水肿、肢端发凉、皮肤干燥粗糙、毛发脱落、动作迟钝、言语缓慢、记忆力减退、厌食、便秘等症状。部分老年人仅有淡漠、少动、无力，易误认为是衰老所致。当因寒冷、外伤、感染或用镇静、麻醉药等可诱发黏液性水肿昏迷。

（三）实验室及其他检查

基础代谢率（BMR）在 -30% 以下，蛋白结合碘（PBI）< 236 nmol/L，血胆固醇 < 7.77 mmol/L，甲状腺吸 ^{131}I 和血清 T_4 水平低于正常，促甲状腺激素（TSH）升高（TSH 是诊断早期甲减的最敏感指标）。

根据病史、临床特点及实验室检查可以诊断本病。

三、鉴别诊断

老年人甲减约 2/3 缺乏典型表现，容易误诊。如在精神神经方面，约 1/4 老年人甲减表现沉默、抑郁，认知和定向差，易与阿尔茨海默病混淆。

听神经功能障碍方面，可有失听、耳鸣、中耳积液、眩晕、共济失调，易与衰老混淆。

在肌肉骨骼方面，甲减老年人常有关节炎样症状、关节肿胀、滑囊积液、肢体疼痛、僵硬、痉挛、肌无力，易误诊为骨关节病、类风湿性关节炎。

在心血管方面，老年人甲减可有心脏扩大、心包积液、腹水、水肿、易伴高血压，易误诊为心力衰竭。

此外，老年人甲减还可出现体温调节能力差、睡眠呼吸暂停综合征及对镇静剂特别敏感，常用剂量的镇静剂可使甲减老年患者嗜睡，甚至昏迷等，应注意鉴别。

四、治疗

用甲状腺激素替代治疗效果显著，并需终身服用。

（一）甲状腺激素替代治疗

是治疗时用药从小剂量开始。

1. 甲状腺片

初剂每日 15 mg 口服，每隔 2 周每日增加 15~30 mg，症状控制后改为维持量，终身服用。维持量个体差异很大，一般为 40~120 mg。

2. 甲状腺素

每日 25 μg（0.025 mg），每 2~4 周增量 25 μg，以防引起心绞痛或心律不齐。维持量男性每日 0.15~0.2 mg，女性 0.10~0.15 mg。

3. 其他

T_3、T_4 粉剂也可应用。

（二）黏液性水肿昏迷的治疗

（1）即刻补充甲状腺激素，首选 L - T$_3$ 静脉注射，首次 40 ~ 120 μg，以后每 6 小时 5 ~ 15 μg；或 L - T$_4$ 100 ~ 200 μg，以后每日静脉注射 50 μg，至患者清醒后改为口服。如无注射剂的可以 T$_3$ 或 T$_4$ 片剂（每次 20 ~ 30 μg，每 4 ~ 6 小时 1 次）或甲状腺片（每次 30 ~ 60 mg，每 4 ~ 6 小时 1 次）经胃管给药。无论静脉注射或鼻饲，T$_3$ 均优于 T$_4$，有冠心病者应酌情减量。

（2）氢化可的松 200 ~ 300 mg 静脉滴注，待患者清醒及血压稳定后减量。

（3）加温、支持治疗及对症处理。

（三）对症及病因治疗

有贫血者在补充甲状腺激素的同时需补充铁剂、维生素 B$_{12}$、叶酸等，胃酸低者补充稀盐酸。部分甲减患者尚需强调针对病因的早期治疗，以降低本病的危害性。

五、护理措施

（一）一般护理

（1）注意休息，轻症患者可适当活动，合并心肾功能不全及黏液性水肿者，应卧床休息。昏迷患者应注意安全，防止坠床。

（2）给高热量、高蛋白、高维生素、低盐饮食，严重水肿者给无盐饮食。

（3）呼吸困难时给氧，体温低时注意保暖。

（4）加强皮肤护理，对皮肤干燥者每日用温水擦浴或涂油剂，以防干裂、脱屑。

（5）准确记录出入液量，严密观察尿量及全身水肿消退情况。避免发生水、电解质紊乱。

（6）做好心理护理，避免不良刺激、消除顾虑，稳定情绪。

（二）病情观察与护理

（1）注意患者体温、脉搏、呼吸、心率、血压变化；严格观察有无黏液性水肿、昏迷发生，如体温在 30 ~ 32℃、呼吸浅而慢、心率过缓、血压下降、反应迟钝、昏迷等应立即通知医生并备好抢救物品。

（2）应用甲状腺制剂治疗时，按医嘱给予递增量，密切观察疗效及不良反应，尤其对重型、年老、严重贫血患者应注意有无心动过速、失眠、兴奋、多汗等。若患者出现黏液性水肿、昏迷征象应立即通知医生，并备好抢救物品。

六、健康教育

此病若系地方性甲状腺肿流行区，嘱患者坚持长期应用碘化食盐预防。出院后注意保暖、饮食卫生，防止交叉感染。

（周生军）

第三节 肥胖症

肥胖症是由包括遗传和环境因素在内的多种因素相互作用而引起的体内脂肪堆积过多、分布异常、体重增加的一组慢性代谢性疾病。根据肥胖的病因,可分为单纯性肥胖与继发性肥胖两大类。单纯性肥胖症是指无明显的内分泌和代谢性疾病病因引起的肥胖,它属于非病理性肥胖。单纯性肥胖是各类肥胖中最常见的一种,占肥胖人群的95%左右。许多城市的流行病学调查显示单纯性肥胖的患病率随着年龄的增长而增加,不同年龄段的患病率是不同的。本节主要讲述单纯性肥胖。

一、病因与发病机制

单纯性肥胖的病因和发病机制尚未完全阐明,其主要原因是遗传因素和环境因素共同作用的结果。总的来说,热量摄入多于热量消耗使脂肪合成增加是肥胖的物质基础。正常脂肪组织主要由脂肪细胞、少数成纤维细胞和少量细胞间胶原物质组成。脂肪组织平均含脂肪约80%,含水约18%,含蛋白质约2%。深部脂肪组织比皮下脂肪组织含水略多,肥胖者脂肪组织含水量增多。当肥胖发生时,一般仅见脂肪细胞的明显肥大,但是当缓慢长期持续肥胖时,脂肪细胞既肥大,同时数量也增多。

二、诊断

(一)临床表现

任何年龄都可以发生肥胖,但是女性单纯性肥胖者发病多在分娩后和绝经期后,男性多在 35 岁以后。喜欢进食肥肉、甜食、油腻食物或啤酒者容易发胖。睡前进食和多吃少动为单纯性肥胖的常见原因。一般轻度肥胖症无自觉症状。中重度肥胖症可以引起气急、关节痛、肌肉酸痛、体力活动减少、焦虑及忧郁等。肥胖症常有高胰岛素血症、血脂异常症、高尿酸血症、糖尿病、脂肪肝、胆囊疾病、高血压、冠心病、睡眠呼吸暂停综合征、静脉血栓等疾病伴发。

(二)辅助检查

1. 体重指数(BMI)

BMI = 体重(kg)/身高(m)^2,是较常用的指标,可以更好地反映肥胖的情况。我国正常人的 BMI 在 24 以下,≥24 即为超重,≥28 为肥胖。

2. 理想体重(IBW)

可衡量身体肥胖程度,主要用于计算饮食中热量。40 岁以下,IBW(kg)= 身高(cm)-105;40 岁以上 IBW(kg)= 身高(cm)-100,但通常认为合理体重范围为理想体重正负 10%。

3. 腰围（WC）

WHO 建议男性 WC >94 cm，女性 WC >80 cm 诊断为肥胖。中国肥胖问题工作组建议，我国成年男性 WC≥85 cm，女性 WC≥80 cm 为腹型肥胖的诊断界限。

4. 腰/臀比（WHR）

以肋骨下缘至髂前上棘之间的中点的径线为腹围长度与以骨盆最突出点的径线为臀部围长（以厘米为单位）之比所得的比值。正常成人 WHR 男性 <0.90、女性 <0.85，超过此值为内脏型肥胖。

5. 血液生化

单纯性肥胖者可有糖耐量异常，故应检查空腹及餐后 2 小时血糖；可合并有高脂血症，严重者有乳糜血，应定期检查血脂；血尿酸可有升高，但机制尚未清楚。

6. 腹部 B 超

检查肝脏和胆囊，有无脂肪肝、胆结石、慢性胆囊炎。

三、治疗

本病防治的两个关键环节是减少热能摄取及增加热能消耗。治疗方法强调以行为、饮食、运动为主的综合疗法，必要时辅以药物或手术治疗。继发性肥胖症应针对病因进行治疗，各种并发症与伴随病应给予相应处理。结合患者实际情况制订合理减肥目标极为重要，体重短期内迅速下降而不能维持往往使患者失去信心。

四、护理措施

（1）一般护理：①评估患者：评估患者发病的原因，体重增加的情况，饮食习惯、进餐量及次数，排便习惯。有无行动困难、腰痛、便秘、怕热、多汗、头晕、心悸等伴随症状及其程度。观察是否存在影响摄食行为的精神心理因素。②制订个体化饮食计划和目标，对患者进行行为教育，包括食物的选择与烹饪，摄食行为等，护士应检查计划执行情况。③教导患者改变不良饮食行为技巧，如增加咀嚼次数、减慢进食速度；进餐时集中注意力，避免边看电视、边听广播或边阅读边吃饭。避免在社交场合因为非饥饿原因进食。④克服疲乏、厌烦、抑郁期间的进食冲动。

（2）饮食护理：①合理分配营养比例：碳水化合物、蛋白质、脂肪所提供能量的比例，分别占总热量的 60% ~65%、15% ~20% 和 25% 左右。②合理搭配饮食：适量优质蛋白质、复合碳水化合物（例如谷类）、足够的新鲜蔬菜（400 ~500 g/d）和水果（100 ~200 g/d）、适量维生素及微量营养素。③避免进食油煎食品、方便面、快餐、巧克力等，少食甜食，可进食胡萝卜、芹菜、黄瓜、西红柿、苹果等低热量食物来满足"饱腹感"。④提倡少食多餐，可每日 4 ~5 餐，每餐 7 ~8 分饱，因为有资料表明若每日 2 餐，可增加皮脂厚度和血清胆固醇水平。限制饮酒，鼓励患者多饮水。

（3）制订个体化运动方案，提倡有氧运动，循序渐进并持之以恒。建议每次运动 30 ~60 分钟，包括前后 10 分钟的热身及整理运功，持续运动 20 分钟左右。运动形式包括散步、快走、慢跑、游泳、跳舞、做广播体操、打太极拳、各种球类活动等。运动方式及运动量根据患者的年龄、性别、病情及有无并发症等情况确定。避免运动过度或过猛，避免单独运动。

（4）应指导患者正确服药，并观察和及时处理药物的不良反应。如西布曲明的不良反应有头痛、畏食、口干、失眠、心率加快等，一些受试者服药后血压轻度升高，因此，禁用于患有冠心病、充血性心力衰竭、心律失常和脑卒中的患者。奥利司他主要的不良反应是胃肠积气、大便次数增多和脂肪泻，恶臭，肛门周围常有脂滴溢出而容易污染内裤，应指导患者及时更换，并注意肛门周围皮肤护理。

（5）对因焦虑、抑郁等不良情绪导致进食量增加的患者，应针对其精神心理状态给予相应的辅导；对于有严重心理问题的患者建议转入心理专科治疗。

（6）观察患者的体重变化，并评估其营养状况，是否对日常生活产生影响或引起并发症。注意热量摄入过低是否引起衰弱、脱发、抑郁，甚至心律失常，因此，必须严密观察并及时按医嘱处理。

五、健康教育

对患者进行健康教育，说明肥胖对健康的危害性，使他们了解肥胖症与心血管疾病、高血压、糖尿病、血脂异常等患病率密切相关。宣讲基本的营养、饮食知识，培养患者养成健康的饮食习惯。

（周生军）

第四节 血脂异常和脂蛋白异常血症

血脂异常指血浆中脂质量和质的异常，通常指血浆中胆固醇和（或）甘油三酯（TG）升高，也包括高密度脂蛋白胆固醇降低。由于脂质不溶或微溶于水，必须与蛋白质结合形成脂蛋白才能在血液循环中运转，因此，血脂异常实际上表现为脂蛋白异常血症。据报道，我国成人血脂异常患病率为18.6%，估计患者数为1.6亿。

一、病因与发病机制

脂蛋白代谢过程极为复杂，不论何种病因，若引起脂质来源、脂蛋白合成、代谢过程关键酶异常或降解过程受体通路障碍等，均可能导致血脂异常。

（一）原发性血脂异常

大多数原发性血脂异常认为是由多个基因与环境因素综合作用的结果。有关的环境因素包括不良的饮食习惯、体力活动不足、肥胖、年龄增加以及吸烟、酗酒等。

（二）继发性血脂异常

1. 全身系统性疾病

如糖尿病、甲状腺功能减退症、库欣综合征、肝肾疾病、系统性红斑狼疮、骨髓瘤等可引起继发性血脂异常。

2. 药物

如噻嗪类利尿剂、β受体阻滞剂等。长期大量使用糖皮质激素可促进脂肪分解、血浆总胆固醇和甘油三酯水平升高。

二、诊断

（一）临床表现

多数血脂异常患者无任何症状和异常体征，只是在常规血液生化检查时被发现。血脂异常的临床表现主要包括：

（1）黄色瘤、早发性角膜环和脂血症眼底改变：由于脂质局部沉积所引起，其中以黄色瘤较为常见。黄色瘤是一种异常的局限性皮肤隆起，颜色可为黄色、橘黄色或棕红色，多呈结节、斑块或丘疹形状，质地一般柔软，最常见的是眼睑周围扁平黄色瘤。早发性角膜环出现于40岁以下，多伴有血脂异常。严重的高甘油三酯血症可产生脂血症眼底改变。

（2）动脉粥样硬化：脂质在血管内皮沉积引起动脉粥样硬化、早发性和进展迅速的心脑血管和周围血管病变。

（二）辅助检查

1. 生化检查

测定空腹状态下（禁食12～14小时，抽血前的最后一餐应忌食高脂食物和禁酒）血浆或血清总胆固醇、甘油三酯、低密度脂蛋白胆固醇和高密度脂蛋白胆固醇是最常用的实验室检查方法。低密度脂蛋白胆固醇和高密度脂蛋白胆固醇分别指低密度脂蛋白和高密度脂蛋白中的胆固醇含量。

2. 超速离心技术

是脂蛋白异常血症分型的金标准。

三、治疗

（一）治疗原则

继发性血脂异常应以治疗原发病为主。治疗措施应是综合性的，生活方式干预是首要的基本的治疗措施。治疗血脂异常最主要的目的在于防治缺血性心血管疾病。

（二）治疗方案

1. 治疗性生活方式改变（TLC）

（1）医学营养治疗（MNT）：为治疗血脂异常的基础，需长期坚持。根据患者血脂异常的程度、分型以及性别、年龄和劳动强度等制订食谱。饮食中减少饱和脂肪酸和胆固醇摄入，增加植物固醇和可溶性纤维。

（2）控制体重：增加有规律的体力活动，保持合适的体重指数（BMI）。

（3）其他：戒烟；限盐；限制饮酒，禁烈性酒。

2. 药物治疗

（1）羟甲基戊二酸单酰辅酶A还原酶抑制剂：又称他汀类，适用于高胆固醇血症和以胆固醇升高为主的混合性高脂血症。常用药物有辛伐他汀、阿托伐他汀等。

（2）苯氧芳酸类：又称贝特类，适用于高甘油三酯血症和以甘油三酯升高为主的混合型高脂血症。常用药物有非诺贝特、苯扎贝特等。

（3）烟酸类：烟酸属B族维生素，其用量超过作为维生素作用的剂量时，有调脂作用。常用药物有烟酸、阿昔莫司。

（4）胆酸螯合剂：又称树脂类，适用于高胆固醇血症和以胆固醇升高为主的混合性高脂血症。常用药物有考来烯胺等。

（5）依折麦布：肠道胆固醇吸收抑制剂，适用于高胆固醇血症和以胆固醇升高为主的混合性高脂血症。

（6）普罗布考：适用于高胆固醇血症，尤其是纯合子型家族性高胆固醇血症。

（7）n-3脂肪酸制剂：n-3（ω-3）长链多不饱和脂肪酸是海鱼油的主要成分。适用于高甘油三酯血症和以甘油三酯升高为主的混合性高脂血症。

3. 血浆净化治疗

仅用于极个别对他汀类药物过敏或不能耐受的严重难治性高胆固醇血症者。

4. 手术治疗

对于非常严重的高胆固醇血症，可考虑手术治疗，包括部分回肠末段切除术、门腔静脉分流术和肝脏移植术等。

5. 基因治疗

可能成为未来根治基因缺陷所致血脂异常的方法。

四、护理措施

（一）一般护理

1. 饮食护理

给予患者低脂、低热量、高纤维素饮食。

（1）低脂饮食：避免高脂、高胆固醇饮食，如少食脂肪含量高的肉类，尤其是肥肉，进食禽肉应去除皮脂；少食油炸食品；少食用动物油脂、棕榈油等富含饱和脂肪酸食物，以及蛋黄、动物内脏、鱼子、鱿鱼、墨鱼等高胆固醇食物。

（2）低热量饮食：如淀粉、玉米、鱼类、豆类、奶类、蔬菜、瓜果等，可减少总热量摄入，减少胆固醇合成，促使超体重患者增加脂肪消耗，有利于降低血脂。控制糖类的摄入量，防止多余的糖分转化为血脂。

（3）高纤维素饮食：多吃粗粮、杂粮、米糠、麦麸、干豆类、蔬菜、海带、水果等，增加食物纤维含量，满足患者饱腹感，有利于减少热能的摄入，并提高食物纤维与胆汁酸的结合，增加胆盐在粪便的排泄，降低血清胆固醇浓度。

（4）戒烟限酒，禁用烈性酒，以减少引起动脉粥样硬化的危险因素。

2. 运动护理

根据患者生活方式、体重的不同，制订科学的运动计划。提倡中、低强度的有氧运动方式，如快步行走、慢跑、游泳、做体操、打太极拳、骑自行车等，每天坚持30分钟，每周5次以上，活动时心率以每分钟不超过170减年龄为宜，运动后以微汗、不疲劳、无不适反应为宜。做到持之以恒，根据个体情况循序渐进。

（二）用药护理

指导患者正确服用调节血脂药物，观察和处理药物不良反应。

1. 他汀类药物

少数病例服用大剂量时可引起转氨酶升高、肌肉疼痛，严重者可引起横纹肌溶解、急性肾衰竭等，用药期间定期监测肝功能。除阿托伐他汀和瑞舒伐他汀可在任何时间服药外，其余制剂均为每晚顿服。此类药物不宜用于儿童、孕妇及哺乳期妇女。

2. 贝特类药物

不良反应一般较轻微，主要有恶心、腹胀、腹泻等胃肠道反应，有时有一过性血清转氨酶升高，宜在饭后服用。

3. 烟酸类药物

不良反应为面部潮红、瘙痒、胃肠道症状，严重不良反应是使消化性溃疡恶化，偶见肝功能损害，可指导患者饭后服用。

4. 树脂类药物

主要不良反应为恶心、呕吐、腹胀、腹痛、便秘。也可干扰其他药物的吸收，如叶酸、地高辛、贝特类、他汀类、抗生素、甲状腺素、脂溶性维生素等，可在服用本类药物前1~4小时或4小时后服用其他药物。

（周生军）

第九章　神经系统疾病

第一节 动脉粥样硬化血栓形成性脑梗死

动脉粥样硬化血栓形成性脑梗死简称动脉硬化性脑梗死，是供应脑部的动脉系统中的粥样硬化和血栓形成导致动脉狭窄、阻塞，引起急性的局灶性脑内缺血，临床表现为一组突然发生的局灶性神经功能丧失症状群。旧称脑血栓形成。

一、病因与发病机制

最常见的病因是动脉粥样硬化，其次为高血压、糖尿病和血脂异常等。较少见的病因有脑动脉炎（巨细胞动脉炎、系统性红斑狼疮、多结节性动脉炎、梅毒性动脉炎及AIDS 等引起的感染性血管炎）、高半胱氨酸血症、颈动脉或椎动脉剥离、药物滥用、烟雾样血管病及偏头痛等。血液学异常如红细胞、血小板或白细胞增多等有关的细胞性血液高黏度综合征，多发性脊髓痛等有关的血浆蛋白浓度增高性血液高黏度综合征，高纤维蛋白原血症、抗凝血酶Ⅲ缺乏、肿瘤、妊娠、蛋白 C／S 缺乏，抗磷脂抗体综合征等多种原因引起的血液高凝状态，镰状细胞病等血红蛋白病也可以是少见病因。其发病机制与血脂质代谢异常、内皮细胞受损、高血压、血液流变学、血流动力学等改变密切相关。因其内膜、中膜增厚，动脉壁弹性降低，管腔狭窄甚而闭塞；或因硬化斑块、血小板聚集性血凝块脱落，随血循环而造成远端血管栓塞性脑梗死；或因病变血管局部血栓形成而致脑梗死；此外，尚可因血流动力学改变而造成一过性脑供血不足及边界性（分水岭）脑梗死。其梗死面积大者称大面积脑梗死，常跨叶或多叶受损；不足 1.5 cm 者称腔隙性脑梗死；伴有出血者称出血性脑梗死。其病理演变过程为早期水肿，继而软化、坏死、液化，病灶小者可被吞噬细胞清除，病灶大者可形成囊腔。部分患者因病灶小且居脑功能静区，可无任何临床症状表现，偶有影像学体检发现而称为无症状性脑梗死。具有多个梗死灶者称多发性脑梗死。反复发作者称再发性脑梗死。

二、诊断

（一）一般临床表现

（1）好发于中老年及有家族史者。

（2）病前常有脑梗死的危险因素，如高血压、糖尿病、冠心病及血脂异常等。

（3）常在安静状态下或睡眠中起病。

（4）病程，可表现为一过性或可逆性（TIA 或 RIND），进展型或完全型。

（5）前驱症状，可有头痛、头晕、肢体麻木等。

（6）先兆症状，可反复多次 TIA 发作。

（二）定位症状与体征

1. 颈内动脉受累征

颈内动脉闭塞的临床表现复杂多样，如侧支循环代偿良好，可以全无症状，若侧支循环不良，可出现：①交叉性失明—偏瘫综合征；②交叉性霍纳—偏瘫二联征；③发作性晕厥—偏瘫二联征；④精神障碍—偏瘫二联征；⑤多数常有偏盲、偏身感觉障碍、偏瘫或失语，并呈急性或亚急性起病，部分进展呈痴呆状。

2. 大脑前动脉受累征

①主干受损常有对侧偏瘫及感觉障碍、精神症状、记忆障碍、意识障碍、大小便失禁；②皮质受累常表现为对侧下肢的皮质型感觉及运动障碍、精神障碍、遗忘、虚构、大小便失禁等；③深支受累可导致对侧面舌及上肢轻瘫，常有额叶性共济失调；④双侧大脑前动脉阻塞可出现淡漠、欣快等精神症状，双下肢瘫痪，尿潴留、尿失禁等原始反射；⑤主侧半球可出现 Broca 失语；⑥大脑前动脉受损时由于前交通动脉的代偿，可全无症状。

3. 大脑中动脉受累征

①主干受累呈现大面积额、顶、颞叶梗死而表现有典型三偏综合征，主半球尚有失语症，甚而有严重脑水肿高颅压综合征或发生脑疝。②皮质支受损：上半部分支多表现为对侧以面、舌、上肢为重的感觉、运动障碍，主侧尚有运动性失语症；下半部分支则表现为对侧同向性下或上象限盲及感觉性失语、失用等征。③深支受累不论是内外分支均以腔隙梗死为多见，常表现纯运动性卒中或感觉性卒中等"一偏"或"两偏"征。亦可伴偏盲征。

4. 脉络膜前动脉受累征

可表现似大脑中动脉的三偏征及失语症，同侧瞳孔扩大及对光反射迟钝及偏身感觉过敏，忽略症及偏瘫侧血管运动障碍、肢体水肿等。

5. 后交通支受累征

可产生丘脑外侧、丘脑下部及底丘脑有关症候，如多汗、血管运动障碍、交感神经功能亢进、内分泌障碍及偏侧投掷运动。

6. 大脑后动脉受阻征

（1）主干受累征：可表现为对侧偏身感觉障碍、感觉过敏、丘脑性疼痛及丘脑手、轻偏瘫、偏盲、健忘性失语、视觉失认症等。双侧受损可有皮质盲、精神盲及 Anton 综合征。

（2）皮质支受累征：可表现为皮质型偏盲。视觉失认、失读症，健忘性失语，记忆障碍等。

（3）深支受累征：①大脑脚综合征：为同侧动眼神经麻痹，对侧中枢性偏瘫。②下红核综合征：病变对侧不随意运动、肌张力增高、运动过度，同侧呈动眼神经麻痹。③上红核综合征：为丘脑穿通动脉受阻而表现为小脑共济失调、短暂性舞蹈样手足徐动及轻度丘脑型感觉障碍。④丘脑综合征：为丘脑膝状体动脉阻塞所致表现为对侧偏身感觉障碍、共济失调、偏盲、自发剧痛、暂时性轻瘫及舞蹈样手足徐动动作。

7. 小脑后下动脉受累综合征

病变侧第 8、9、10 脑神经受损征及共济失调，霍纳征及交叉性感觉障碍。

8. 小脑前下动脉受损征

病变同侧周围面瘫、霍纳征、小脑性共济失调及交叉性感觉障碍，向病侧注视麻痹，伴眩晕、呕吐、眼震。

9. 小脑上动脉闭塞征

病侧小脑共济失调、霍纳征、向病侧注视麻痹，病变对侧偏身感觉呈痛—触分离性感觉障碍。

10. 基底动脉受阻征

①主干受累如完全阻塞，则迅即昏迷、四肢瘫痪及多数脑神经受损征，瞳孔偏小或大小不等，高热，常迅即死亡；②不全阻塞常表现为各脑神经受损征的交叉性偏瘫征及上述小脑动脉与大脑后动脉受累征。此外，尚可出现去大脑强直、闭锁综合征、无动性缄默等意识及肌张力障碍等。

（三）其他症状体征

1. 腔隙梗死

腔隙梗死多为高血压长期作用于小动脉及微小动脉，致管壁呈脂质透明样变而引起，所累血管多在 200 μm（100 ~ 400 μm）以下，形成腔隙在 0.5 ~ 1.5 cm，好发于基底节、内囊、丘脑、大脑白质、脑桥等处，可为 1 个或数个，临床表现有纯运动性偏瘫、纯感觉性卒中、共济失调性轻偏瘫、感觉运动性卒中、构音障碍—手笨拙综合征等及其他形式腔隙综合征（多发腔隙梗死）。

2. 大面积梗死

梗死面积直径大于 4.0 cm 或波及两个脑叶以上者称之。约占脑梗死 10%，多见于50 岁以上患者，起病急、进展快，除病灶症状外，尚有颅内高压症、意识障碍及原发病相应症状，因病变较大，合并症多，故预后差。

3. 出血性脑梗死

有近期内脑梗死的病史，且在其病情稳定后又出现症状加重、扩大或出现新体征，常伴有颅内压增高、意识障碍、脑膜刺激征，多发生于大面积梗死后 1 天至 3 周。

4. 分水岭脑梗死

为两支主要脑动脉分布的边缘发生脑梗死，多由严重低血压或血流动力学紊乱引起，可分前、后及皮质下等天幕上分水岭脑梗死。也可见天幕下小脑各动脉交界区分水岭脑梗死。其临床表现，①前分水岭梗死：居大脑前、中动脉交界带区，有轻偏瘫及半身感觉障碍，以下肢明显，伴皮质型运动性失语及精神、情绪改变；②后分水岭梗死：有皮质感觉障碍、偏盲或下象限盲、感觉性失语、失用、空间忽略症等；③皮质下分水岭梗死：可表现为轻偏瘫、偏身感觉障碍、不全运动性失语等；④小脑分水岭梗死：具轻度小脑性共济失调症。

5. 无症状性脑梗死

静止性脑梗死（ACI）原指既往无卒中病史，又无神经系统定位体征，而由影像学

（CT、MRI）或尸检发现，也包括有卒中发病同时存在神经系统缺损征相关病灶以外或卒中无关的梗死。新近认为，ACI 并无症状只是表现轻微、时间短暂而被忽略。常为症状性脑梗死的前期表现或主要危险因素，分类学中已将之立为一个新的亚型。

6. 多发性脑梗死

是两个或两个以上不同供血系统脑血管闭塞引起的梗死，是反复发生脑梗死所致。

（四）实验室及其他检查

1. 血管物理检查

①颈内动脉、颞动脉、锁骨下动脉触诊有搏动减弱、变硬及压痛；②颈部血管听诊有杂音。

2. 血液检查

多有血脂增高而高密度脂蛋白降低，血糖高，血黏度、血细胞比容、血小板聚集性等增高。

3. 脑脊液

脑脊液一般正常，大面积或出血性脑梗死可有脑压升高、蛋白微增并可含红细胞增多等。

4. 经颅多普勒超声（TCD）

示血流速度及频谱形态异常，狭窄段血流速度增高，近端流速降低，完全闭塞则受累血管 TCD 信号消失等。

5. 单光子发射型计算机断层摄影（SPECT）、正电子发射计算机断层显像（PET）

可示梗死灶区血流量、代谢降低或消失。

6. 脑血管成像（DSA、MRA、CTA）

可显示阻塞血管的部位及范围。

7. 头颅 CT

发病 24 小时后，CT 检查可显示梗死区边界不清的低密度灶；2 周后，由于水肿消退和侧支循环的改善，梗死区可呈等密度灶；5 周后，梗死灶为边缘清楚的持久性低密度灶。

8. 头颅 MRI

一般发病 6~12 小时，则可显示 T_1 低信号、T_2 高信号的梗死灶，并很快发现脑干、小脑或 CT 不能显示的小病灶。

9. 超声心电图

可发现心脏附壁血栓、心房黏液瘤和二尖瓣脱垂。

（五）诊断要点

本病诊断要点是：①多发于中老年；②静态下发病多见，不少患者在睡眠中发病；③病后几小时或几天内达到高峰；④面、舌、肢体麻痹、共济失调、情感障碍等定位症状和体征；⑤头颅 CT 提示症状相应的部位有低密度影或 MRI 显示 T_1 和 T_2 异常信号；⑥多数患者腰穿提示颅高压，CSF 常规和生化正常；⑦有高血压、糖尿病、高血脂、心脏病等病史；⑧病前有过短暂性脑缺血发作者。

三、鉴别诊断

（一）其他类型脑卒中

如脑出血、脑栓塞鉴别。

（二）颅内占位性病变

颅内肿瘤、硬膜下血肿和脑脓肿可呈卒中样发病，出现偏瘫等局灶性体征，颅内压增高不明显，可与脑梗死相混淆，CT 和 MRI 检查可以确诊。

（三）偏侧性帕金森病

有的帕金森病表现为单侧肢体肌张力增高，往往被误认为脑梗死。通过体检可发现偏侧肢体张力增高，无锥体束征以及影像学上异常，即可区别。

（四）高血压脑病

高血压脑病可以出现椎基底动脉系统脑梗死的症状，有效鉴别方法是进行降压治疗，如血压下降后病情迅速好转者为高血压脑病，如明显改善者则为椎基底动脉脑梗死，复查 CT，或 MRI 有助于两者鉴别。

四、治疗

（一）常规治疗

1. 一般治疗

（1）维持呼吸功能：尽量减轻脑缺氧，定期监测 PaO_2 和 $PaCO_2$，一般可经鼻导管吸氧，有意识障碍者，必要时应予开放气道及辅助吸氧，及时治疗呼吸道感染。

（2）调整血压：急性期血压升高是对颅内压升高的一种代偿反应，也可因烦躁、膀胱充盈等因素而引起，因此，首先要去除血压升高的诱因，并予脱水颅压治疗，如静脉注射呋塞米 40 mg，而不急于使用降血压药物。但血压仍高于 200/120 mmHg 或可能损害心脏功能时，应谨慎采用容易控制药量的降压方法，如严密监测血压下，用硝酸甘油 25 mg 加入 5% 葡萄糖液 500 ml 中，以 10～100 μg/min 为宜。尤其注意尽量不用舌下含服硝苯地平或肌内注射利血平等药物降压，以免降压过速加重脑缺血。脑分水岭区脑梗死主要是由低血压和血容量减少所致，应及时输液，同时避免过度脱水，必要时可加用升压药。

（3）控制血糖：高血糖将加重脑梗死，因此，急性脑梗死患者出现的高血糖应积极处理。急性期不宜输注高糖液体，空腹血糖高于 9.0 mmol/L 时，可在补液中加入适量胰岛素。低血糖应及时纠正。

（4）控制体温：全身亚低温（32～35℃）对缺血性脑损害有保护作用，可用冰毯行全身降温。发热患者应予病因治疗，并用物理降温，必要时可慎用退烧药。

（5）预防并发症：有昏迷或肢体瘫痪时，应按时翻身。鼓励患者早期在床上适当活动肢体，以预防肺栓塞、下肢深静脉血栓形成、压疮、肌肉痉挛及关节强直等，并及时进行康复训练。注意口腔护理，保持大小便通畅。

（6）营养支持：起病后神智清楚、胃肠功能正常者应尽早进食。昏迷或其他原因不能进食者，可行胃管鼻饲。频繁呕吐或有上消化道大出血者，可行静脉营养，但应适当限制液体入量，一般每日不宜超过 2 500 ml。如有高热、呕吐、多汗、利尿过多等可酌情增加。避免使用 10% 以上的葡萄糖液体，必要时给乳化脂肪、白蛋白、氨基酸或能量合剂等。

2. 溶栓治疗

（1）静脉溶栓：适应证，①急性缺血性脑血管病，发病时间 3 小时之内，MRI 显示 PWI > DWI，DWI 面积 < 1/3MCA 分布区。②年龄 > 18 岁。禁忌证，①TIA；②脑出血或蛛网膜下腔出血；③血压 > 185/110 mmHg，降压效果不明显；④14 天之内有手术、创伤史；⑤活动性出血；⑥1 周内进行过颈动脉穿刺；⑦出凝血时间异常，血小板减少（ $< 10 \times 10^{9}$ /L）；⑧正在应用抗凝剂或发病前 48 小时内应用肝素者。治疗方法：rt – Pt：0.9 mg/kg，其中 10% 先静脉推注，其余加入液体连续静脉滴注（1 小时）。UK：0.9% 盐水 100 ml ＋ UK100 万 ~ 150 万 U，静脉点滴 1 小时。监测神经功能和有无出血倾向，24 小时后如无出血倾向用阿司匹林 200 ~ 300 mg/d，用药 10 天。

（2）动脉溶栓：适应证，大脑中动脉阻塞，发病 3 ~ 6 小时，基底动脉阻塞 < 12 小时。禁忌证，基本同静脉栓塞。穿刺部位皮肤破溃，感染禁忌动脉栓塞。方法，经股动脉选择性脑血管造影，明确脑血管闭塞的部位及程度，经导管放入 3 F 导管，尽可能地接近血栓部位，或用多侧孔的纤维导管插入栓子部位，在 X 线的监测下，微量泵持续滴入尿激酶 50 万 ~ 90 万 U，时间不少于 30 分钟，滴入完毕注入少量造影剂，在 X 线荧屏下观察闭塞血管再通情况。

3. 降纤治疗

主要用于合并高纤维蛋白原血症患者，也有用于早期溶栓治疗。常用药物包括降纤酶、巴曲酶及安克洛酶等。一般用降纤酶首剂 10 U，隔日 5 U，静脉注射，3 次为 1 个疗程。使用时仍需注意出血并发症，确切疗效仍在进一步观察中。

4. 抗血小板剂

主要通过失活脂肪酸环酶，阻止血小板合成 TXA_2，并抑制血小板释放 ADP、5 - 羟色胺、肾上腺素、组胺等活性物质，以抑制血小板聚积，达到改善微循环及抗凝作用。

阿司匹林：大规模多中心随机对照临床试验显示，为选择的急性脑梗死患者发病 48 小时内服用阿司匹林 100 ~ 300 mg/d，可降低死亡率和复发率，推荐应用。但溶栓或抗凝治疗时不要同时应用。也可用其他抗血小板聚集剂如噻氯匹定 0.125 ~ 0.25 mg，1 ~ 2 次/天，疗效较阿司匹林佳，但须注意白细胞、血小板减少等副作用。氯吡格雷 75 mg，1 次/d，疗效与噻氯匹定相似。副作用少，主要为皮疹和消化道刺激。奥扎格雷可静脉用药，80 mg 溶于生理盐水 500 ml 中，静脉滴注，2 次/天，2 周为 1 个疗程，偶有皮肤过敏或血小板减少。双嘧达莫口服每次 50 ~ 100 mg，每日 3 次，可长期服用，合用阿司匹林更有效。副作用有恶心、头痛、眩晕、面潮红等。

5. 抗凝治疗

适应证：急性心肌梗死、进展性心肌梗死。禁忌证：患者最初 NIHSS 评分 >15 分，头颅 CT 有出血倾向，大面积脑梗死，血小板计数及 INR 超过正常范围。方法：发病 1 ~ 2 天，肝素 104 ~ 208 mg 加入生理盐水 500 ml 中静脉滴注，20 滴/分钟，8 ~ 12 小时滴完。低分子肝素 0.4 ml，2 次/天，皮下注射。注意有无出血倾向。根据活化部分凝血活酶时间（APTT）调整肝素用量。华法林：尤其适用于心房纤颤和颈动脉不稳定斑块的患者，3 mg/天，口服，INR 维持在 2 ~ 3 之间。

6. 脱水降颅压

大面积脑梗死有明显颅内高压时，应使用脱水降颅压药物，常用 20% 甘露醇 125 ~ 250 ml，快速静脉滴注，1 次（6 ~ 8 小时）；呋塞米 20 ~ 40 mg，静脉注射，1 次（6 ~ 8 小时），或交替使用，可减少甘露醇所致的肾损害；甘油脱水作用弱，可用于水肿程度较轻、后期水肿程度已减少者，副作用较少，但滴速过快时，可引起溶血；糖皮质激素治疗脑梗死有争议，对颅内高压者尤其是脑疝形成时可短期试用。

7. 脑保护治疗

（1）钙通道拮抗剂：能阻止平滑肌细胞钙内流，预防和解除脑血管痉挛，增加血流量，改善脑循环，阻止神经细胞钙超载。但对急性脑梗死的疗效尚未肯定。临床可选用的药物有尼莫地平，用法：每次口服 20 ~ 40 mg，每日 3 次，可经常服用；尼卡地平，用法：每次口服 20 ~ 40 mg，每日 3 次，可经常服用；桂利嗪，又称脑益嗪，用法：每次口服 25 ~ 50 mg，每日 3 次，可经常服用。

（2）胞磷胆碱：是磷脂胆碱体的前体，能降低参与自由基形成的游离脂肪酸水平，具有抗氧化、稳定细胞膜和促进神经细胞恢复作用。可用 0.5 ~ 1.0 g 加入生理盐水 250 ~ 500 ml 静脉点滴，1 次/天，10 ~ 14 天为 1 个疗程。

（3）其他脑保护剂：如谷氨酸拮抗剂、一氧化氮相关毒性调节剂、钙通道拮抗剂、γ - 氨基丁酸增强剂、5 - 羟色胺协同剂、抗炎和抗白细胞介质剂等药物正进入临床试验。

8. 高压氧舱疗法

对收缩压控制在 160 mmHg 以下的患者，脑水肿消退后，用 2 个大气压 * 的高压氧舱治疗 1.5 ~ 2 小时，1 次/天，10 天为 1 个疗程，对部分患者有一定疗效。

9. 血管扩张药

由于梗死部位二氧化碳聚集、乳酸堆积，血管运动处于麻痹状态，此时血管扩张药将会使梗死区的血流倒流入周围区域，加重周围水肿，所以急性期不主张应用血管扩张药，病情稳定后仍可采用。烟酸，200 ~ 300 mg 加入盐水 500 ml 静脉点滴，7 ~ 10 次为 1 个疗程。川芎嗪，40 ~ 80 mg 加入盐水 500 ml 静脉点滴，1 次/天，14 天为 1 个疗程。路路通，200 ~ 400 mg 加入葡萄糖液 250 ml 中静脉点滴，1 次/天，疗程为半个月。

---

* 1 个大气压 = 0.1 MPa。

10. 梗死的基因治疗

治疗脑梗死很有前景，将腺病毒载体直接注射到局灶性脑缺血的动物模型缺血区和非缺血区，缺血区表达很少，而在缺血灶周围，即缺血性半暗带区，转染基因表达良好，基因转染后脑血流阈值可达静息状态下的40%，提示此基因转染治疗脑梗死可行。但需进行深入研究，其安全性有待于评价。

11. 外科治疗

大面积脑梗死导致颅内高压、脑疝，危及生命时，可行开颅去骨瓣减压术。动脉血栓性脑梗死的血管内介入治疗有多种方法，如颅内外血管经皮腔内血管成形术、血管内支架介入等。介入与溶栓治疗结合已越来越受重视。

（二）恢复期治疗

1. 康复治疗

包括物理康复和机械康复，促进神经功能恢复，尽早给予瘫痪肢体运动，防止关节挛缩，对失语患者要加强语言训练，吞咽困难者给予吞咽功能训练。康复治疗还包括高级神经功能的康复。

2. 药物治疗

可配合使用改善循环和促进脑细胞代谢的药物，如B族维生素、ATP、吡拉西坦、钙通道拮抗剂等。服用抗血小板聚集剂对预防复发有益。

（三）心理治疗

卒中后焦虑抑郁是脑卒中的并发症，严重影响患者的康复和预后。表现为情绪低落，对治疗失去信心，严重者可导致自杀倾向。诊断：焦虑抑郁量表 > 41 分，即可诊断。治疗：心理治疗，在积极治疗原发病的基础上，心理医生、责任护士对患者进行心理治疗，消除存在的顾虑，增加患者战胜疾病的信心。药物治疗，百忧解 20 mg，1 次/早，路优泰 300 mg，1 次/晚，口服。

（四）中医治疗

本病一经发生，急性期以标实为急，治无缓法。病以风、火、痰、气、血为因，导致心、肝、肾三脏阴阳失调，气机逆乱，闭窍阻络发为本病。临床时应把握其病情的轻重，病位的深浅，证候的虚实程度等，便于立法遣方用药，以祛其邪，邪去病自安。

1. 针刺治疗

1）气虚血瘀型

（1）毫针法

①印堂、合谷、手三里、外关、阳陵泉、悬钟、昆仑穴。

②印堂、合谷、太溪、三阴交、太冲、足三里穴。

操作：选1组处方或两组交替应用，留针30~40分钟，每日或隔日1次，20次为1个疗程。

（2）水针疗法

① 肩髃、支沟穴。

②阳陵泉、三阴交穴。

③肩髃、手三里、外关穴。

④风市、悬钟、足三里穴。

操作：选用红花注射液或维生素 B$_{12}$注射液，每隔日选 1 组处方，每穴注入药液 0.5 ~ 1 ml，10 ~ 20 次为 1 个疗程。

2）风阳上扰型

（1）毫针法

①百会、印堂、风池、外关、后溪、合谷、太冲穴。

② 前顶、印堂、上星、支沟、曲池、三阴交、太溪、照海穴。

操作：选 1 组或两组处方交替应用，留针 30 ~ 40 分钟，每日或隔日 1 次，20 次为 1 个疗程。

（2）舌针法

①心穴、肝穴、上肢穴、下肢穴。

②额穴、神根穴、上肢穴、下肢穴。

操作：选 1 组或两组处方交替应用，用毫针点刺或留针 3 ~ 5 分钟即可，可单独应用，亦可配合其他针法治疗。隔日 1 次，10 次为 1 个疗程，休息 3 ~ 5 天，进行第 2 个疗程。

（3）水针疗法

①后溪、太冲穴。

②支沟、行间穴。

③肩髃、阳陵泉穴。

④肝俞、肾俞穴。

操作：选用维生素 B$_{12}$注射液，隔日 1 次，在上述处方中选 1 组或两组交替进行治疗，每次每穴注入药液 0.5 ~ 1 ml。10 次为 1 个疗程，可配合其他针法进行治疗。

3）痰湿阻络型

（1）毫针法

①印堂、中脘、气海、曲池、丰隆、足三里、合谷穴。

②百会、建里、天枢、手三里、阴陵泉、三阴交、脾俞、胃俞、上巨虚、解溪穴。

操作：选 1 组或两组处方交替应用，留针 30 ~ 40 分钟，每日或隔日 1 次。20 次为 1 个疗程。

（2）头针疗法

①顶中线、顶旁 1 线。

②顶颞前斜线、顶旁两线。

操作：选 1 组或两组处方交替应用，按头针操作方法，留针 1 小时，每 10 ~ 20 分钟施手法 1 次。每日针 1 次，10 ~ 20 次为 1 个疗程。

（3）水针疗法

①丰隆、解溪、曲池穴。

②足三里、阳陵泉、手三里穴。

③肝俞、胃俞、脾俞穴。

④血海、三阴交、合谷穴。

操作：选两组处方，交替应用，选用维生素 B_{12} 注射液、每穴注入 0.5 ml 药液。每隔日 1 次，10～20 次为 1 个疗程。

2. 体针加贴压耳穴疗法

体针取患侧穴位，上肢取肩三针、臂臑、极泉、曲池、外关、合谷、手三里，下肢取环跳、阳陵泉、足三里、三阴交、解溪。失语者加金津、玉液点刺放血，针刺廉泉；吞咽障碍加刺风池透喉结；血压升高者泻太冲、太溪。针刺手法以平补平泻为主，其他手法为辅。每日贴压一侧耳穴，次日贴压对侧，以此类推。取穴为脑点、皮质下、肩、肘、膝、踝等穴。血压升高者加贴耳后降压沟，失眠者加神门。在上述耳穴内找准压痛点后，用王不留行子进行贴压。嘱患者隔 2 小时按压一次以增强刺激度。体针和耳针同时进行，1 个疗程后休息 2 天再进行下 1 个疗程治疗。一般治疗 3～5 个疗程。

3. 穴位埋线疗法

主要适用于较晚期肢体功能障碍的治疗。

（1）上肢瘫痪：取穴分为两组。第一组取臂臑、曲池、内关、列缺、合谷；第二组取颈 4～颈 7 夹脊穴、天井、外关。

（2）下肢瘫痪：取穴分为三组。第一组取肾俞、大肠俞、秩边、环跳、殷门、承山；第二组取腰 1～腰 5 夹脊穴、三阴交、绝骨；第三组取伏兔、足三里、丰隆、陷谷、太冲。

（3）操作方法：采用穿刺针埋线法，该法适用于单个穴位埋线。

上肢瘫痪：每次从两组穴位中双侧各取 2～3 个，每天治疗 1 次，连续治疗 2～3 天，穴位不重复使用，直到两组穴位均埋线 1 次。

下肢瘫痪：每次从三组穴位中双侧各取 2～3 个，每天治疗 1 次，连续治疗 3～5 天，穴位不重复使用，直到三组穴位均埋线 1 次。

上肢瘫痪：向上平刺臂臑（2.5±0.5）寸*，平刺列缺（1.2±0.2）寸，直刺曲池（1.2±0.2）寸，直刺内关（1.2±0.2）寸，直刺合谷（1.2±0.2）寸。颈 4～颈 7 夹脊穴向脊椎方向斜刺（0.6±0.2）寸，直刺外关（1.2±0.2）寸，直刺天井（0.8±0.2）寸。

下肢瘫痪：向脊椎方向 45°角斜刺肾俞、大肠俞（0.8±0.2）寸，直刺秩边（1.2±0.2）寸，环跳（3.0±0.5）寸，直刺殷门、承山（1.4±0.2）寸。腰 1～腰 5 夹脊穴向脊椎方向斜刺（0.8±0.2）寸，直刺三阴交、绝骨（1.4±0.2）寸。斜刺伏兔（1.4±0.2）寸，直刺足三里、丰隆（2.0±0.5）寸，直刺陷谷、太冲（0.8±0.2）寸。

---

* 寸：指中医的同身寸。

常规消毒局部皮肤，用镊子取一段 1 ~ 2 cm 长已消毒的羊肠线，放置在腰椎穿刺针管的前端，后接针芯，左手拇、示指绷紧或捏起进针部位皮肤，右手拿针，刺入皮肤至所需要的深度；出现针感后，边推针芯边退针管，将羊肠线埋植在穴位的皮下组织或肌层内，针孔处敷盖消毒纱布，5 天后取下纱布即可。每个月治疗 1 次即可。

4. 耳针疗法

适宜于后遗症期。

取穴：皮质下、脑点、肝、神门、三焦、降压沟、肾、心。

方法：毫针强刺激。留针 30 ~ 60 分钟，隔日 1 次。

5. 头针疗法

适于肢体瘫痪等后遗症者。

取穴：远动区、足运感区、语言区。

方法：同头针常规操作法。

6. 穴位注射疗法

适于后遗症期。

取穴：肩髃、曲池、合谷、伏兔、阳陵泉、足三里。

方法：用红花、川芎、当归注射液，常规操作，每穴注药 1 ~ 2 ml，隔日 1 次，10 次为 1 个疗程。

五、护理措施

（1）急性期患者应卧床休息，取头低位，以利脑部的血液供给。有眩晕症状的患者，头部取自然位，避免头部急转动和颈部伸屈，以防因脑血流量改变而加重头晕和产生不稳感。病情稳定后鼓励患者早期于床上或下地活动。

（2）起病 24 小时后，仍不能自行进食的患者应给予鼻饲。对有高血压、心脏病的患者，可根据病情给低脂或低盐饮食。

（3）由于患者长期卧位，要加强皮肤、口腔及大小便的护理，防止压疮的发生。早日进行被动、主动运动，按摩患肢，以促进血液循环。

（4）加强心理护理，由于老年人在病前曾看到过脑梗死后遗症对健康的危害，都存有不同程度的恐惧感，瘫痪和失语造成自理能力的丧失，给患者增加了精神上的负担，要做好精神护理，给予安慰、照顾患者，使其积极配合治疗。

（5）密切观察病情变化，注意患者的意识改变、呼吸循环状况、瞳孔大小及对光反射、体温、脉搏、血压等，并详细记录。发现异常及时报告医生。

（6）应用双香豆素类或肝素等药物抗凝治疗时，应严格执行医嘱，密切观察皮肤、黏膜、大小便、呕吐物，注意有无出血倾向，如有出血立即通知医生。

（7）观察血压变化，备好止血药物，做好输血准备。

（8）使用链激酶或尿激酶溶栓治疗者，注意有无发热、头痛、寒战或其他过敏反应，观察有无出血倾向。发现异常及时报告医生处理。

六、健康教育

（1）积极防治高血压、糖尿病、高脂血症、高血黏稠度等脑血管疾病的危险因素，尤其是患高血压的老年人，必须定期监测血压，定期有规律的服用降压药物。高脂血症能促进动脉粥样硬化和血液黏稠度增高等血液流变学变化，所以老年人应定期复查血脂、血糖、胆固醇等。注意劳逸结合，避免过度的情绪激动和重体力劳动。

（2）多食谷类、豆类、蔬菜、水果等高复合碳水化合物、高纤维、低脂肪的食物，少食甜食，戒除烟酒，保持大便通畅。

（3）出院时应注意指导患者避免过度劳累和精神刺激，加强瘫痪肢体功能锻炼，低脂饮食，多吃新鲜蔬菜，坚持语言训练。

（李芹）

第二节　脑栓塞

由于异常物体（固体、液体、气体）沿血液循环进入脑动脉或供应脑的颈部动脉，造成血流阻塞而引起相应供血区的脑功能障碍，称为脑栓塞，亦属于缺血性卒中。

据我国六城市调查，脑栓塞的患病率为 13/10 万人口，年发病率为 6/10 万人口。只要产生栓子的病原不消除，脑栓塞就有反复发生的可能。2/3 的复发均发生在第 1 次发病后的 1 年之内。

一、病因

脑栓塞的栓子来源可分为心源性、非心源性、来源不明性三大类。

（一）心源性

是脑栓塞最常见的原因。在发生脑栓塞的患者中有一半以上为风湿性心脏病二尖瓣狭窄并发心房颤动。在风湿性心脏病患者中发生脑栓塞占 14% ~ 48%。亚急性细菌性心内膜瓣膜上的炎性赘生物易脱落；心肌梗死或心肌病时心内膜病变形成的附壁血栓脱落均可形成栓子。

近代心脏手术的发展，也增添了一部分心源性脑栓塞发病。心脏黏液瘤、二尖瓣脱垂等也可引起脑栓塞。

（二）非心源性脑栓塞

1. 气栓塞

胸壁内肺部损伤可引起空气栓子；许多诊疗措施如静脉穿刺或手术，产科手术和刮宫术，以及鼻旁窦通气术等，都可并发空气栓塞。

减压疾病的发病机制是，人在高压下减压过速，高压下溶解在血液中的气体（主要是氮气），就会变成气泡，气泡不断产生，由小变大，便可引起气体栓塞。

2. 大动脉粥样硬化性栓塞

动脉粥样硬化溃疡面由血小板与纤维素凝集成血栓栓子，脱落后形成栓塞。颅外动脉硬化斑栓塞是引起短暂性脑缺血发作和老年人脑栓塞最常见的原因。

3. 脂肪栓塞

多发生在长骨骨折、长骨手术、脂肪组织严重挫伤后。骨折引起的栓塞多发生在骨折后 6 ~ 12 小时。长骨中的血管壁附着于骨小管上，当长骨骨折后，血管并不回缩，脂肪球可以进入血管。脂肪组织挫伤时，必须同时有血管破裂才能引起脂肪栓塞。

4. 寄生虫或虫卵栓子

溶组织阿米巴、恶性疟原虫、囊虫病和旋毛虫病的病原虫，都可以作为栓子进入脑循环引起脑栓塞。

5. 细菌性栓子

肺脓肿、支气管扩张并感染或肺炎都可引起感染性栓子。感染性栓子内含病原菌，除能阻断动脉血流外，可引起血管内膜炎，感染性动脉瘤、动脉破裂。感染扩散后可致局灶性脑炎。

6. 其他

来自大循环静脉的栓子可引起脑静脉栓塞。

（三）栓子来源不明的脑栓塞

有些患者虽经仔细检查，仍未能发现栓子来源，可能与检查部位不全面及目前的检查手段不够完善有关。

栓子经颈总动脉进入颈内动脉的机会比进入颈外动脉多 3 倍，颈内动脉的栓子绝大多数进入大脑中动脉或其分支，左右半球受累的机会大致相等。临床上，大脑前动脉栓塞几乎没有，大脑后动脉栓塞亦属少数，椎基底动脉及其分支发生脑栓塞者甚少见。栓子进入脑动脉后，一方面通过直接栓塞血管而引起相应动脉供血区发生脑梗死，另一方面栓子刺激可导致广泛的血管痉挛。脑血管痉挛可发生于阻塞的血管，也可导致弥漫性血管痉挛。脑血管对栓子的敏感性有差异，有的栓子虽小，但痉挛反应很广泛，有的栓子虽大，但动脉痉挛不严重。

脑栓塞所致的缺血性脑梗死已转化为出血性梗死。一般认为，栓子阻塞脑动脉后固定不动者只引起缺血性脑梗死。部分栓子进入血流后易破碎，碎片能通过原来的阻塞部位到达远端更小的动脉，有的分支血流就可恢复。若缺血时间过久，阻塞部位的血管壁易发生缺血性改变，血流就可从病变的血管壁漏出并进入组织中，形成出血性梗死。

二、诊断

(一) 临床表现

1. 症状

好发年龄以 20～40 岁的青壮年，有风湿性心脏病、心房纤颤、感染性心内膜炎、心肌梗死、二尖瓣脱垂、左心房黏液瘤、心脏手术或全身其他疾病病史。起病急骤，重者数秒钟或数分钟内达高峰，轻者为时数日至数周的脑部症状。较大动脉阻塞时可突然昏迷，全身抽搐，因脑水肿或颅内出血可导致颅内高压综合征甚至脑疝而死亡。

2. 神经系统体征

临床表现常与栓子数量有关。单个血栓者症状较轻，常有局限性定位体征。多发性栓塞则症状重，体征显示病灶弥散。

3. 原发疾病表现

如心悸、心脏扩大、心脏杂音、动脉硬化征等。若同时发生脑外栓塞，如肺、肠黏膜栓塞等则可出现急性胸痛、咯血、呼吸困难、腹痛、皮肤出血点及肢端发绀等表现。

(二) 实验室及其他检查

1. 脑脊液检查

脑脊液检查压力不高，多无红细胞，常规化验正常。

2. CT 检查

发病 24～48 小时 CT 可发现阻塞动脉供血区低密度影。

3. MRI 检查

起病后数小时可见病灶区异常信号影，T_1W 呈低信号，T_2W 呈高信号。

4. 单光子发射型计算机断层摄影检查

发病后即可见病灶部位出现灌注减退区或缺损区。

5. 经颅多普勒超声检查

梗死区出现相应血管多普勒信号的减弱或者消失。

6. 颈动脉超声检查

颈动脉超声检查可显示颈动脉及颈内、外动脉分叉处的血管情况及有无管壁粥样硬化斑及管腔狭窄等。

7. 心脏超声

心脏超声能证实心源性栓子，但阴性者不能排除心源性栓塞。二维超声对左心室大型血栓比较敏感，对诊断心房血栓不可靠。

8. 动态心电图

动态心电图可查出间歇性心房颤动，而心房颤动是诱发心源性脑栓塞的最常见原因。

（三）诊断要点

通过询问有关心脏病、骨折、气胸等栓子来源的病史和急骤起病、局限性神经系统体征，可诊断脑栓塞。CT 和 MRI 检查对明确脑梗死的部位、范围、数目和是否伴有出血有决定性意义。心电图的异常有诊断参考价值，脑脊液检查一般无异常。

三、鉴别诊断

脑脊液含血时应与脑出血相鉴别，病情发展稍慢时须与脑血栓形成鉴别。

四、治疗

治疗包括两方面，一是治疗脑栓塞，二是治疗原发病。

（一）治疗脑栓塞

1. 一般处理

一般患者应采取平卧位或头稍低位，以利脑部血液供应。气体栓塞应取头低位、左侧卧位。如患者意识不清，其一般治疗同脑出血。

2. 降颅内压

伴有颅内高压者可选用脱水剂，由于栓子来源常由于心脏病，应用甘露醇、山梨醇时应慎重，有心力衰竭或肾功能不全者禁用；利尿剂或高渗葡萄糖，可用 50% 葡萄糖液 40 ml，静脉注射，每日 4 次。呋塞米 20 mg，肌内注射，每日 2～3 次。或依他尼酸 25 mg 口服，每日 3 次。

3. 抗凝治疗

治疗原则与动脉硬化性脑梗死相同。已被证明有梗死灶出血者及无症状性二尖瓣脱垂症等不宜抗凝治疗，由亚急性细菌性心内膜炎所致的脑栓塞，抗凝治疗也被禁止，因为有导致颅内出血的危险。此外，要求有良好的实验室条件，而且要多次检查，以防止出血。现临床常用精制蝮蛇抗栓酶及藻酸双酯钠。

4. 抗血小板聚集剂

常用阿司匹林、双嘧达莫、磺吡酮等，应早期使用。

5. 抗感染

对亚急性感染性心内膜炎、败血症及其他感染所致脑栓塞，应积极抗感染治疗。通常用大剂量青霉素加链霉素，也可选用头孢菌素。最好是根据药物敏感试验，来选择适当的抗感染药物。

6. 其他

血管扩张药、脑细胞营养剂的应用同脑血栓形成。有条件者可使用高压氧疗法。

（二）治疗原发病

即病因治疗，可预防脑梗死再发。如心源性栓塞患者需卧床休息数周，以减少复发，同时纠正心律失常，控制心率，防治心力衰竭。空气栓塞则应头低位并卧向左侧，避免气体继续进入左心室及脑部；对脂肪栓塞可静脉滴注低分子右旋糖酐 500 ml 或 5%碳酸氢钠 250 ml 静脉滴注，每日 2 次。

五、预后

脑栓塞的预后与被栓塞的血管大小、栓子数目及性质有关。急性期病死率为 5% ~ 15%，多死于严重脑水肿、脑疝、肺部感染及心力衰竭。如栓子来源未消除，半数以上患者可复发，再发时病死率更高。心肌梗死引起的脑栓塞预后较差，存活的栓塞患者后遗症较多。如栓塞发生后很快即有神经功能恢复者，可能是脑血管痉挛较快解除或栓子向远端移动，预后较好。

六、护理措施

（1）急性期应绝对卧床休息，气体栓塞的患者取头低位，并向左侧卧位，预防更多的空气栓子到脑部与左心室。恢复期视病情逐渐适当活动。

（2）给予富有营养、易于消化的食物，若合并心脏疾患应给予低盐饮食，如有吞咽障碍可给予鼻饲。

（3）严密观察有无新的栓塞，如突然失语、瘫痪肢体加重、意识逐渐不清、肢体皮肤变色、疼痛及所属动脉是否搏动等，如有异常及时报告医生。

（4）注意心率、心律、血压变化，对合并心力衰竭的患者，按医嘱给予强心剂和利尿剂。

（5）抗凝治疗时应准确给药，注意药物剂量，根据各种不同药物的作用，观察其不良反应。注意观察出血先兆，如皮肤、黏膜下有无出血点，定期检查凝血酶原时间及小便常规，如有异常及时通知医生。

（6）使用血管扩张剂及改善微循环药物时，因此类药物有扩张血管的作用，常见的不良反应有皮肤潮红、发痒、恶心，一般短时即过，可减量用之。盐酸罂粟碱直接作用于血管平滑肌，可使脑血管扩张，脑血管阻力减低，脑血流增加从而改善氧供量，注射前应先稀释，静脉滴入须缓慢，过速可致心室纤颤，甚至心搏停止。

（7）头痛、烦躁不安者应注意安全，床边加床栏防止坠床，按医嘱给予止痛剂。

（8）脑栓塞伴有抽搐的患者，大多意识不清，不能自主，需加床栏，备缠有纱布的压舌板，插入上下臼齿之间，防止舌咬伤。一切治疗操作应集中，避免光刺激及触动诱发抽搐，应由专人护理，严密观察抽搐的部位，持续的时间和次数，并立即采取有效的措施终止抽搐。

（韩春霞）

第三节 脑出血

脑实质内的出血称为脑出血。据我国六城市的调查，脑出血的患病率为 112/10 万人口，年发病率为 81/10 万人口。

一、病因和发病机制

85% 的脑出血是由于长期高血压和动脉硬化的结果。其常见原因如下：

（1）高血压。

（2）动脉瘤。囊状动脉瘤、真菌性动脉瘤、动脉粥样硬化性动脉瘤、海绵状动脉瘤。

（3）血管畸形。动静脉血管畸形、静脉性血管畸形、毛细血管扩张。

（4）脑淀粉样血管瘤。

（5）感染性血管瘤和血管炎。

（6）出血性梗死。

（7）颅内静脉血栓形成。

（8）Moyamoya 病。

（9）原发性和继发性颅内肿瘤如绒毛膜上皮细胞癌、黑色素瘤、肺癌、胶质瘤、少突胶质细胞瘤、脉络丛乳头状瘤。

（10）血友病和其他凝血因子病、血小板减少症、血小板减少性紫癜、弥散性血管内凝血、肾衰竭、肺衰竭、蛇咬伤、白血病等。

（11）抗凝治疗、溶栓治疗、血小板凝集抑制药。

（12）单纯疱疹、钩端螺旋体、炭疽病、急性出血性坏死性肺炎、假性脑膜炎。

尸解可见脑深穿支动脉有粟粒状动脉瘤。其发生频率依次是大脑中动脉深穿支豆纹动脉、基底动脉脑桥支、大脑后动脉丘脑支、供应小脑齿状核及深部白质的小脑上动脉分支、顶枕交界区和颞叶白质分支。病理检查：出血侧半球肿胀、充血，血液可流入蛛网膜下腔或破入脑室系统，出血灶呈大而不规则空腔，中心充满血液或紫色葡萄浆状血块，周围是坏死组织，并有瘀点状出血软化带，血肿周围的脑组织受压，水肿明显，血肿较大时引起中线移位，重者出现脑疝，胶质增生，小出血灶形成胶质瘢痕，大出血灶形成中风囊。

二、诊断

（一）临床表现

1. 症状

症状与出血部位、出血量及病因有关。①头痛：大多数患者有头痛，但必须注意，少量出血及未破入脑室的外囊较大的脑出血可无头痛，而大量出血引起意识障碍者可掩盖头痛；②意识障碍：基底核外侧型及脑叶出血大多数意识清楚，或仅有轻度意识模糊，内侧型出血量大者72%出现昏迷，而且多为突起昏迷，少数意识障碍逐渐加深，数日后才昏迷；③呕吐：这是脑出血常见症状，由颅内压增高所致，少量出血可无呕吐。

2. 体征

1）血压：急性期血压明显增高，多在180/110 mmHg以上，血压增高与下列因素有：①原来有高血压；②颅内压增高引起的血管加压反应；③躁动不安引起的反应性增高。

2）呼吸：出血量大者常出现呼吸深而慢，有鼾声，严重者呼吸不规则或呈潮式呼吸。

3）脉搏：多为洪大、有力、缓慢。

4）眼底：可有动脉硬化、视网膜静脉充盈；脑出血量大者，出现视乳头边缘模糊、视乳头水肿及视网膜出血。

5）脑膜刺激征：脑出血破入脑室或蛛网膜下腔者，出现颈强直及克氏（Kernig）征，但需注意深昏迷者脑膜刺激征消失。

6）神经系统定位征

（1）壳核—内囊出血：这是高血压性脑出血的好发部位，占70%~80%，多由大脑中动脉深穿支——豆纹动脉破裂所致。主要体征为：①双眼向病侧注视；②偏瘫，表现为不同程度的病灶对侧中枢性面、舌瘫与偏瘫，急性期偏瘫肢体开始呈弛缓性，腱反射低，无病理反射，休克期（数日至2~3周）过后逐渐为肌张力增高（上肢屈肌、下肢伸肌），腱反射亢进，出现病理反射；③偏身感觉障碍，多表现为病灶对侧（包括面部）的感觉减退；④偏盲，出血累及内囊后肢的视放射时，引起病灶对侧的同向偏盲；⑤失语或顶叶综合征，出血位于主侧大脑半球，出现失语症，出血在非主侧半球则出现顶叶综合征；⑥脑疝，出血量大、病情严重者，出现病灶侧瞳孔扩大，及生命体征不稳定等脑疝现象。

（2）尾状核出血：较少见，具有以下特点。①血液局限于尾状核头部时，不影响内囊区的锥体束与感觉传导束，故无明显定位征，当血液向后方扩展，累及内囊后肢时，才有对侧轻瘫和感觉障碍；②尾状核头内侧与侧脑室相连，此外，出血很容易破入脑室，引起脑膜刺激征与血性脑脊液，类似蛛网膜下腔出血的临床表现。

（3）丘脑出血：占脑出血的20%~25%，多见于50岁以上，有高血压动脉硬化的病史。常为丘脑膝状体动脉或丘脑穿动脉破裂出血，前者常为丘脑外侧核出血，后者常为丘脑内侧核出血。丘脑出血的血肿部位很深，位于基底节和内囊的内侧，故又称为内侧型出血。主要体征有：①病灶对侧偏身深浅感觉障碍，可伴自发性疼痛或感觉过度；②出血影响内囊时出现病灶对侧偏瘫；③主侧半球丘脑出血可引起丘脑性失语，表现为言语缓慢、重复言语、发音困难、含糊不清、复述较差，但朗读及认读正常；④非主侧半球丘脑出血可引起偏身失认症、偏瘫无知症及偏侧忽视症；⑤当出血累及丘脑内侧部、后连合、下丘脑、外侧膝状体时，可出现以下眼部体征：双眼上视不能，常处于同时向下或内下方注视，即双眼看鼻尖，瞳孔缩小，光反应迟钝或消失，眼球浮动，霍纳征，双眼向病灶侧注视，同向偏盲等。

（4）额叶出血：疼痛位于痛侧前额。主要体征为，①偏瘫：常表现为对侧上肢无力或伴下肢轻瘫；②癫痫发作：表现为发作性头眼转向对侧，伴对侧上下肢或面部抽搐；③两眼侧视障碍；④精神症状；⑤摸索及强握征；⑥优势半球额下回后部受累时，出现运动性失语。

（5）顶叶出血：头痛位于颞顶部。体征为：①对侧偏身感觉障碍；②格斯特曼（Gerstmann）综合征，包括左右定向、手指识别、书写及计算不能；③两眼对侧视野的同向下 1/4 象限失盲；④偏瘫无知症和偏身失认症。

（6）颞叶出血：头痛在病灶侧，以耳部为中心。主要体征有感觉性失语，颞叶癫痫，及两眼对侧视野的同向上 1/4 象限失盲。

（7）枕叶出血：头痛位于病侧枕部或眼眶周围。主要体征为，①视野缺损：出血累及视觉中枢，引起两眼对侧视野同向偏盲，但有黄斑回避现象；②视幻觉：出现的部位比较固定，多在病灶对侧视野范围内；③视觉失认：对物体失去视觉认识能力，但用手抚摸能认识。

（8）小脑出血：好发于小脑上动脉供血区，即半球深部齿状核附近，多数表现为突然眩晕、呕吐、枕部疼痛，定位征为：①病灶侧肢体共济失调；②眼球向病灶侧注视时有粗大震颤；③说话含糊不清、缓慢或呈爆发性言语；④枕骨大孔疝，仅见于重症大量出血者。

（9）①脑干出血：90% 以上的高血压所致的原发性脑干出血发生在脑桥，少数发生在中脑。脑干出血一直被认为是发病急骤、死亡率很高、预后很差的疾病。②中脑出血：侵犯一侧大脑脚则同侧眼球神经麻痹，伴对侧肢体瘫痪（Weber 综合征）。③脑桥出血：症状取决于出血灶的部位和大小，常突然剧烈头痛、恶心、呕吐、头晕或眩晕，一侧或双侧肢体乏力，偏身或半侧面部麻木；大量出血常迅速出现深昏迷，瞳孔明显缩小呈针尖样，但对光反射存在；四肢瘫痪，双侧锥体束体征阳性，高热，呼吸不规则，血压不稳；头眼和前庭反射消失，部分患者并发消化道出血，病情进行性恶化，多在短时间内死亡。出血量小者，可有核间型眼球运动麻痹、外展麻痹、面神经麻痹、偏瘫、交叉性麻痹或四肢瘫、双下肢瘫等。④延髓出血：一经出现即迅速死亡。

（10）脑室出血：分原发性和继发性两种。原发性脑室出血罕见，系指脉络丛血管瘤或室管膜下 1.5 cm 区域内血管畸形等破裂出血引起的脑室出血；继发性占绝大多数，系指脑实质出血破入脑室。Pia 根据脑室内血肿大小将脑室出血分为三型：Ⅰ型为全脑室积血；Ⅱ型为部分性脑室出血；Ⅲ型为新鲜血液流入脑室内，但不形成血凝块者。Ⅰ

型因影响脑脊液循环而急剧出现颅压增高、昏迷、高热、四肢弛缓性瘫痪或呈去皮质强直、呼吸不规则。Ⅱ型及Ⅲ型仅有头痛、恶心、呕吐、脑膜刺激征阳性，无局限性神经体征。继发性脑出血还有脑实质出血的定位症状和体征。

多部位同时发生脑出血者极为罕见，但幕上脑出血可在对称部位发生，称镜像现象，如两侧壳核同时出血。脑出血极易并发内脏综合征如胃大出血、呼吸节律改变、肺水肿、心电图异常等，这主要由于严重脑水肿、脑疝而累及丘脑下部及边缘系统所致。

（二）辅助检查

1. 血常规

常有白细胞及中性多核白细胞增高，大多总数在 $10 \times 10^9/L$ 以上。

2. 尿常规

多有尿蛋白增高，少数有尿糖出现，可能系应激血糖增高所致。

3. 血生化

高血压动脉硬化性脑出血者尤易出现尿素氮增高。常有应激性血糖增高及糖耐量试验呈延缓现象。昏迷患者发病稍久可有血中电解质及酸碱平衡紊乱。

4. 脑脊液

脑脊液压力增高，脑实质内血液破入脑室或蛛网膜下腔者，脑脊液呈血性，蛋白增高，否则脑脊液可为无色透明。目前因 CT 可确诊脑出血，因此，脑脊液检查仅在缺乏 CT 情况下才考虑，还需注意腰穿有发生脑疝的危险。

5. 脑电图检查

大脑半球出血病例，血肿区有弥漫性慢波病灶。

6. 颅脑超声波检查

颅脑超声波检查早期应用有一定的辅助价值。主要测定中线结构是否移位，发病后数小时之内即发现有明显的中线波向出血对侧移位超过 3 mm，则提示确有出血灶存在。若移位出现在发病 24 小时以后，则应考虑是由于脑梗死引起的脑水肿所致。

7. 颅脑 CT

颅脑 CT 可明确出血的部位、范围和脑水肿的程度以及脑室系统情况。临床一旦怀疑脑出血应立即行颅脑 CT 检查，对指导治疗、估计预后有重要价值。急性期（<1 周）：新鲜血肿平扫呈边界清楚，均匀一致的高密度影，圆形或卵圆形，周围常有一低密度环，半球血肿或蚓部血肿较大时，均可产生占位效应，一般 3~7 天达到高峰，可压迫第四脑室和脑干，甚至发生小脑扁桃体疝。血肿可向前破入脑室；若少量积血，CT 显示脑室内局限高密度影，出血量大可发生脑室铸型时，全脑室呈均匀一致的高密度影，血肿与脑室相连的高密度影，为血肿破入脑室的通道。伴发脑积水时，则脑室系统扩大。出血进入蛛网膜下腔时则显示相应的高密度影。血肿吸收期（2 周至 2 月）：2 周左右（或更早一些），血肿周边溶解，血肿变小，密度变低，边缘较模糊，第四脑室受压者，脑室形态可有恢复。3~4 周，血肿可完全溶解，病灶呈低密度。囊肿形成期（>2 月）：6~8 周，低密度灶明显缩小，无占位表现，最后呈低密度囊腔，边缘较清楚，CT 值近于脑脊液。小病灶形成瘢痕。

8. 颅脑 MRI

颅脑 MRI 同 CT 一样，也可明确出血部位、范围，脑水肿及脑室情况。以往认为 MRI 对脑出血不敏感。现在高磁场强度下（1.5 T），磁化率序列对脑出血敏感，是由脱氧血红蛋白的顺磁效应所决定的，其在血肿发生初几个小时就存在。T_1 加权像呈等密度，T_2 加权像呈略高密度影。故脑出血早期也可经 MRI 诊断。有人研究发现 MRI 上 80% 的多发性原发性脑内血肿具有脑室周低度密度区，且 74% 与高血压性脑出血有关，而淀粉样血管病仅占 16.7%。由于磁场强度不同的 MRI 信号显示有差异，现以中、高场强的 MRI 为准进行介绍。MRI 分层血肿在 MRI 上由内向外分 4 层，即核内层、核心外层、边缘层和周围脑组织反应带。MRI 表现 分为五期。①急性早期（≤24 小时）：T_1 加权像上血肿呈略高或等信号，T_2 加权像为高信号。此期核心层和核外层表现相仿，但无边缘层的信号减低带，早期阶段可无水肿带，但数小时出现轻度水肿。②急性期（2～3 日）：T_1 加权像呈等信号，T_2 加权像为略高信号。此期血肿周围有较明显的血管源水肿，表现 T_1 加权像低信号，T_2 加权像高信号。③亚急性期（4～21 日）：核心层 T_1 加权像呈等信号，T_2 加权像为低信号，核外层 T_1 加权像为高信号，T_2 加权像呈低信号。典型表现是：T_1 加权像上高信号核外层围绕一等信号核心层，而周围水肿带可不甚明显或为一低信号带，在 T_2 加权像上为低信号核外层和连成一片的低信号核心层，绕一高信号的周围水肿带。④慢性早期（14～21 日）：核心层、核外层信号一致，均为高信号，周围水肿带消失，出现低信号边缘层。⑤慢性期（>3 周）：与上一期大致相仿，核心层、核外层、T_1 加权像为均匀一致的高信号，不显示边缘层。无周围带；T_2 加权像上核心层、核外层亦为均匀一致的高信号，边缘层显示低信号，组织水肿不明显或无水肿。此种情况可持续数周或更长，此后形成囊腔，T_1 加权像和 T_2 加权像均为低信号。其余的 MRI 征象基本与 CT 相似。

9. 脑血管造影

脑出血患者脑血管造影，其价值在于寻找破裂的动脉瘤或动静脉畸形等病因。出血灶在大脑半球内呈一无血管区，其外血管因受压而移位、集拢或分开，借此有助于确定血肿的大小、位置及范围。小脑出血者，颈动脉造影显示脑室对称性扩大，为手术探查提供间接条件。部分脑出血患者，脑血管造影结果可以正常。

三、鉴别诊断

（一）脑梗死

具有以下特点：①常见病因为动脉粥样硬化；②多于安静时发病；③起病较缓慢；④多无头痛及呕吐；⑤意识清楚；⑥血压正常；⑦颈软，无脑膜刺激征；⑧眼底显示动脉硬化，典型病例根据上述特点可与脑出血鉴别，但大面积脑梗死因有明显头痛、呕吐、昏迷，临床表现与壳核—内囊出血相似，而小量出血因无头痛、呕吐、脑膜刺激征及意识障碍，难与一般脑梗死鉴别。需靠颅脑 CT 才能确定，脑梗死 CT 表现为脑内低密度灶。

（二）蛛网膜下腔出血

蛛网膜下腔出血具有以下特点：①可发生于任何年龄；②突起剧烈头痛；③颈硬、脑膜刺激征明显；④眼底多有视网膜出血或玻璃体下出血；⑤无偏瘫等神经定位征。根据这些特点可与脑出血鉴别，但蛛网膜下腔出血有时症状与脑室出血甚相似，需 CT 检查才能确诊。

（三）与脑肿瘤的鉴别

脑肿瘤一般表现为逐渐加重的颅内压增高及神经系统定位征，根据病史、体征，特别是结合脑 CT 检查不难做出诊断。但有少部分病例，特别是老年病例初期症状不典型类似于缺血性脑血管病的起病形式，无明显颅内压增高的症状，脑 CT 征象又类似于脑梗死，则极易误诊，而部分脑肿瘤患者由于瘤内出血，可使病情突然加重，临床表现类似脑出血的表现，所以在临床上应引起高度重视。一般脑肿瘤患者经临床积极治疗，在降颅压后症状可有短暂性好转，但总的趋势是病情在发展加重。因此，对于颅内高密度病灶除了考虑脑出血外也应考虑脑肿瘤的可能。必要时可做强化扫描。

关于脑瘤引起的脑血管病，即脑瘤卒中，与脑血管病的鉴别，下列几点可做参考：①脑瘤性卒中一般不伴有高血压，而脑血管病多有高血压病史。②脑瘤性卒中多为转移瘤所致，有原发病灶的表现，而脑血管病则无相关疾病症状。③脑瘤性卒中经脱水及对症治疗后，症状可有暂时性好转，但症状很快出现反复，仍会再加重，脑血管病经治疗好转后，一般没有再反复。④脑瘤性卒中偏瘫较轻，并常伴有癫痫发作，而脑血管病偏瘫重，癫痫发生率很低或没有。⑤脑瘤性卒中眼底检查视盘水肿较重，且常呈进行性加重；而脑血管病视盘往往没有水肿或水肿较轻，多数经治疗后很快消失。⑥脑瘤性卒中多有头痛，呕吐等颅内压增高的病史，并且逐渐加重，而脑血管病多为急性发病，既往一般没有颅内压增高的病史。⑦脑瘤性卒中一般而言，发病相对较慢，症状多为持续性，进行性加重；而脑血管病发作性疾病，发病相对较急。⑧脑 CT 平扫和强化，以及脑 MRI 检查可明确诊断。

（四）肝性昏迷

肝性昏迷即肝性脑病是由于急慢性肝细胞功能衰竭或广泛门—腔侧支循环形成，或门—腔静脉分流术后，使来自肠道的有毒分解产物绕过肝脏而经门—腔分流进入体循环，产生中枢神经系统的功能障碍，而引起精神神经症状或昏迷。

（五）尿毒症

尿毒症是慢性肾功能不全最严重的并发症。

（1）常见原因：各型原发性肾小球肾炎、继发性肾小球肾炎，如狼疮肾、紫癜肾以及亚急性感染性心内膜炎引起的肾脏病变等；慢性肾脏感染性疾病，如慢性肾盂肾炎；代谢病，如糖尿病、肾小球硬化症、高尿酸血症、多发性骨髓瘤、长期高血压及动脉硬化等。

（2）临床表现：精神萎靡、疲乏、头晕、头痛、记忆减退、失眠。可有四肢麻木、手足灼痛和皮肤痒感；晚期出现嗜睡、烦躁、谵语、肌肉颤动甚至抽搐、惊厥、昏迷，可以伴有胃肠道症状、心血管系统症状、造血系统症状、呼吸系统症状以及皮肤失去光泽、干燥、瘙痒、代谢性酸中毒、电解质平衡紊乱等系列症状。

（3）神经系统检查：没有定位体征，主要是根据肾脏病史、临床表现和实验室检查可做出诊断。

（六）糖尿病酮症酸中毒

脑血管病患者常伴有糖尿病，所以应注意与糖尿病酮症酸中毒鉴别。

（1）在糖尿病的基础上胰岛素治疗中断或不适当减量，饮食不当、创伤、手术、感染、妊娠和分娩等可诱发酮症酸中毒。

（2）糖尿病酮症酸中毒的实验室检查是尿糖和尿酮体阳性，可伴有蛋白尿和管型尿；血糖明显增高 16.7 ~ 33.3 mmol/L，有时可达 55.5 mmol/L，伴酮体增高，血液的 pH 值下降，碱剩余负值增大等。

（3）临床表现和诊断：早期酮症处于代偿性酸中毒阶段，多尿，口渴，多饮等糖尿病症状加重或首次出现，酸中毒到失代偿阶段病情迅速恶化，出现饮食减退、恶心、呕吐、极度口渴、尿量显著增多等症状，常伴有嗜睡、头痛、烦躁、呼吸急快，呼气中含有丙酮如烂苹果味；后期严重失水，尿量减少，皮肤黏膜干燥，弹性差，眼球下陷，眼压低，声音嘶哑，脉细数，血压下降；晚期各种反射迟钝甚至消失，终于昏迷。少数患者可有腹痛，易误诊为急腹症。

（七）单纯疱疹病毒性脑炎

是由单纯疱疹病毒引起的一种急性中枢神经系统感染，又称急性坏死性脑炎，多急性起病，有神经系统定位体征，容易与脑血管病混淆。单纯疱疹病毒性脑炎，一般年轻人多见，急性起病，以发热和颞叶症候群为主要临床表现，如伴有反复发作的皮肤黏膜单纯疱疹史支持诊断。

（八）一氧化碳中毒

一氧化碳中毒诊断主要应依靠详细的病史资料，必要时检查血液碳氧血红蛋白浓度，呈阳性反应可确诊，早期脑 CT 检查或脑 MRI 检查有一定的鉴别诊断意义。

四、治疗

（一）内科治疗

1. 应保持安静，卧床休息，减少探视

严密观察体温、脉搏、呼吸和血压等生命体征，注意瞳孔和意识变化。保持呼吸道通畅，及时清理呼吸道分泌物，必要时吸氧，使动脉血氧饱和度维持在 90% 以上。加强护理，保持肢体的功能位。有意识障碍、消化道出血宜禁食 24 ~ 48 小时，然后酌情安放胃管。

2. 水电解质平衡和营养

病后每日入液量可按尿量 500 ml 计算，如有高热、多汗、呕吐或腹泻者，可适当增加入液量。维持中心静脉压 5 ~ 12 mmHg 或肺楔压在 10 ~ 14 mmHg 水平。注意防止低钠血症，以免加重脑水肿。每日补钠 50 ~ 70 mmol/L，补钾 40 ~ 50 mmol/L，糖类 13.5 ~ 18 g。

3. 控制脑水肿，降低颅内压

脑出血后脑水肿约在 48 小时达到高峰，维持 3 ~ 5 天逐渐消退，可持续 2 ~ 3 周或更长。脑水肿可使颅内压增高，并致脑疝形成，是影响脑出血死亡率及功能恢复的主要因素。积极控制脑水肿、降低颅内压是脑出血急性期治疗的重要环节；有必要及有条件时可行 ICP 监测。可选用，① 甘露醇：可使血浆渗透压在短时间内明显升高，形成血与脑组织间的渗透压差，当甘露醇从肾脏排出时可带走大量水分，约 8 g 甘露醇可带出 100 ml 水分；用药 20 ~ 30 分钟颅内压开始下降，可维持 4 ~ 6 小时；通常用 20% 甘露醇 125 ~ 250 ml，每 6 ~ 8 小时一次，疗程 7 ~ 10 天；如有脑疝形成征象可快速加压经静脉或颈动脉推注，但症状缓解是暂时的，只能为术前准备提供时间；冠心病、心肌梗死、心力衰竭和肾功能不全者宜慎用。② 利尿剂：呋塞米较常用，常与甘露醇合用可增强脱水效果，每次 40 mg，每日 2 ~ 4 次，静脉注射。③ 甘油：宜在症状较轻或重症的病情好转期使用，10% 复方甘油溶液 500 ml，每日 1 次，静脉滴注，3 ~ 6 小时滴完；脱水、降颅内压作用较甘露醇和缓，用量过大或输液过快时易发生溶血。④ 10% 血清白蛋白：50 ~ 100 ml，每日 1 次，静脉滴注，对低蛋白血症患者更适用，可提高胶体渗透压，作用较持久。⑤地塞米松：可降低毛细血管通透性，维持血脑屏障功能，用药后 12 ~ 36 小时才显示抗脑水肿作用；因易并发感染或促进上消化道应激性溃疡，影响血压和血糖的控制，故不主张常规使用；对病情危重者可早期短时间应用，10 ~ 20 mg/d，静脉滴注。

4. 控制高血压

脑出血后血压升高是对颅内压增高情况下为保持相对稳定的脑血流量（CBF）的脑血管自动调节反应，当颅内压下降时血压也会随之下降，因此通常可不使用降压药，特别是注射利血平等强降压药；应根据患者年龄、病前有无高血压、病后血压情况等确定最适血压水平。收缩压 180 ~ 230 mmHg 或舒张压 105 ~ 140 mmHg 宜口服卡托普利、美托洛尔等降压药；收缩压 180 mmHg 以内或舒张压 105 mmHg 以内可观察而不用降压药。急性期后颅内压增高不明显而血压持续升高者，应进行系统抗高血压治疗，把血压控制在较理想水平。急性期血压骤然下降提示病情危险，应及时给予多巴胺、间羟胺等。

5. 并发症的防治

（1）感染：发病早期病情较轻的患者如无感染证据，通常可不使用抗生素；合并意识障碍的老年患者易并发肺部感染，或因尿潴留或导尿等易合并尿路感染，可给予预防性抗生素治疗，可根据经验或痰培养、尿培养及药物敏感试验结果选用抗生素；同时保持气道通畅，加强口腔和气道护理；痰多不易咳出者可及时行气管切开术，尿潴留时留置尿管应定时进行膀胱冲洗。

（2）应激性溃疡：可致消化道出血。预防可用 H_2 受体阻滞剂，如西咪替丁 0.2 ~ 0.4 g/d，静脉滴注；雷尼替丁 150 mg 口服，每日 1 ~ 2 次；奥美拉唑每日 20 ~ 40 mg 口服或静脉注射；奥美拉唑 200 mg 口服，每日 3 次；并可用氢氧化铝凝胶 40 ~ 60 ml 口服，每日 4 次；一旦出血应按上消化道出血的常规进行治疗，可应用止血药，如去甲肾上腺素 4 ~ 8 mg 加冷盐水 80 ~ 100 ml 口服，4 ~ 6 次/天；云南白药 0.5 g 口服，每日 4 次；若内科保守治疗无效可在内镜直视下止血；应防止呕血时引起窒息，同时应补液或输血以维持血容量。

（3）抗利尿激素分泌异常综合征：又称稀释性低钠血症，可发生于约 10% 脑出血患者，因经尿排钠增多，血钠降低，加重脑水肿，应限制水摄入量在 800 ~ 1 000 ml/d，补钠 9 ~ 12 g/d；低钠血症宜缓慢纠正，否则可导致脑桥中央髓鞘溶解症。

（4）痫性发作：以全面性发作为主，频繁发作者可静脉缓慢推注地西泮 10 ~ 20 mg，或苯妥英钠 15 ~ 20 mg/kg 控制发作，不需长期治疗。

（5）中枢性高热：宜先行物理降温，效果不佳者可用多巴胺能受体激动剂如溴隐亭 3.75 mg/d，逐渐加量至 7.5 ~ 15.0 mg/d，分次服用；也可用丹曲林（硝苯呋海因）0.8 ~ 2.5 mg/kg，肌肉或静脉给药，6 ~ 12 小时 1 次，缓解后用 100 mg，2 次/d。

（6）下肢深静脉血栓形成：表现为肢体进行性浮肿及发硬，勤翻身、被动活动或抬高瘫痪肢体可以预防，一旦发生，应进行肢体静脉血流图检查，并给予普通肝素 100 mg 静脉滴注，每日一次，或低分子肝素 4 000 U 皮下注射，每日 2 次。

（二）外科治疗

脑出血的外科治疗对挽救重症患者的生命及促进神经功能恢复有益。应根据出血部位、病因、出血量及患者年龄、意识状态、全身状况决定。手术宜在超早期（发病后 6 ~ 24 小时）进行。

1. 手术适应证

如下列患者无心、肝、肾等重要脏器的明显功能障碍，可考虑手术治疗：①脑出血患者逐渐出现颅内压增高伴脑干受压的体征，如心率缓慢、血压升高、呼吸节律变慢、意识水平下降，或有动眼神经瘫痪；②小脑半球出血的血肿 >15 ml、蚓部血肿 >6 ml，血肿破入第四脑室或脑池受压消失，出现脑干受压症状或急性阻塞性脑积水征象者；③脑室出血致梗阻性脑积水；④年轻患者脑叶或壳核中至大量出血（>30 ml），或有明确的血管病灶（如动脉瘤、动静脉畸形和海绵状血管瘤）。脑桥出血一般不宜手术。

2. 常用的手术方法

①开颅血肿清除术；②钻孔扩大骨窗血肿清除术；③锥孔穿刺血肿吸除术；④立体定向血肿引流术；⑤脑室引流术：用于脑室出血。

（三）康复治疗

脑出血后，只要患者的生命体征平稳，病情稳定，停止进展，康复治疗宜尽早进行。早期康复治疗对恢复患者的神经功能，提高生活质量会大有裨益。并应针对患者可能发生的抑郁情绪，及时给予药物治疗和心理支持，如氟西汀 10～20 mg 口服，每日 1 次。

（四）特殊治疗

1. 非高血压性脑出血

如凝血功能异常可用新鲜冰冻血浆和维生素 K 或静脉注射鱼精蛋白纠正；溶栓治疗并发的脑出血可用鱼精蛋白和 6－氨基己酸治疗；血友病所致脑出血可补允缺乏的凝血因子或用新鲜血浆治疗；白血病、再生障碍性贫血等血小板功能异常患者应输入血小板；阿司匹林、噻氯匹定等抗血小板药物引起的脑出血停药即可，药物滥用所致的脑出血应立即停药。

2. 多发性脑出血

高血压动脉粥样硬化，淀粉样血管病变、脑血管畸形、瘤卒中、血液病等是常见的病因；通常病情较重，预后差，应积极寻找病因，进行病因治疗。

3. 防治再出血

脑出血再发率约为 10%，调整血压最为关键。

4. 不稳定脑出血

可因血压过高、长期大量饮酒或与发病后不适宜的搬动有关；CT 显示血肿边缘不整、密度不均、形状不规则，病情可继续加重或迅速恶化，或一度稳定后又突然加重，应密切监测，及时复查头颅 CT，并加强治疗措施。

（五）中医治疗

1. 针灸治疗

针灸对脑出血有很好的疗效。急性期闭证针十宣（出血）、百会、合谷、丰隆、涌泉穴。脱证针百会、人中、合谷、足三里穴。后遗症期可选风池、下关、颊车、地仓、肩髃、曲池、外关、合谷、环跳、风市、阳陵泉、悬钟等穴，偏瘫侧用轻刺激，健侧用强刺激。

2. 推拿疗法

按摩患侧肢体，可防止关节变形、肌肉萎缩，手法多为滚法、按法、搓法和擦法等。

3. 头针疗法

根据功能障碍的不同而选用相应的头穴，四肢运动障碍取病变对侧头部运动区，感觉障碍取头部对侧感觉区，语言障碍取头部语言区，视力障碍取视区，震颤取舞蹈震颤控制区，平衡功能障碍取平衡区，尿失禁取生殖区、足运感区。单侧肢体功能者，取对侧的头穴为主。

操作方法：常规消毒后，选用 28 号 1.5 寸毫针进行针刺。采用平刺法进针，各穴的刺入深度为（1.2±0.2）寸。每天治疗 1～2 次，每次留针 20 分钟，留针期间行针 2～3 次，用较强刺激的手法行针，捻转的幅度为 3～4 圈，捻转的频率为每秒 3～5 个往复，每次行针 5～10 秒。

4. 电针头穴疗法

根据功能障碍的不同而选用相应的头穴，四肢运动障碍取病变对侧头部运动区，感觉障碍取头部对侧感觉区，语言障碍取头部语言区，视力障碍取视区，震颤取舞蹈震颤控制区，平衡功能障碍取平衡区，尿失禁取生殖区、足运感区。单侧肢体功能者，取对侧的头穴为主。除此之外，语言障碍者、面瘫者，均加取用风池穴；上肢功能障碍者，加取内关、曲池穴；下肢功能障碍者加取足三里、三阴交穴。

操作方法：分为两步，第一步进针操作与普通头针疗法一样，第二步为电针疗法操作方法。第一步操作完毕后，语言障碍者、面瘫者，将头穴与风池穴接电针治疗仪；上肢功能障碍者，将头穴与内关、曲池穴接电针治疗仪；下肢功能障碍者将头穴与足三里、三阴交穴接通电针治疗仪。采用疏密波，刺激量的大小以出现明显的局部肌肉颤动或患者能够耐受为宜。每次电针 20 分钟，每天治疗 1 ~ 2 次。

5. 电针加穴位注射疗法

治疗方法：①头穴取患侧运动区、足运感区、患侧感觉区、百会，语言不利加廉泉、通里、外金津、玉液。②体穴取对侧上肢肩髃、曲池、手三里、外关、合谷、中渚；下肢取环跳、髀关、足三里、阳陵泉、悬钟、太冲、侠溪、丘墟透照海。手足拘挛加八风、后溪。皮肤常规消毒后，选用 30 ~ 32 号 1.5 ~ 2.0 寸毫针，用平补平泻手法；上肢选曲池、外关，下肢选足三里、阳陵泉，正极在上，负极在下。得气后在针柄上接通 G6805 II 型电针治疗仪，选取疏波，频率 150 次/分，刺激量的大小以患者能耐受为度，治疗 30 分钟，每日 1 次，逢周六、日休息 2 天。③穴位注射取当归注射液 4 ml，维生素 B_{12} 注射液 1 ml，上、下肢选取 4 ~ 5 个穴位，每穴注射 0.5 ~ 1 ml，隔日 1 次，10 天为 1 个疗程。

6. 体针加贴压耳穴疗法

体针取患侧穴位，上肢取肩三针、臂臑、极泉、曲池、外关、合谷、手三里，下肢取环跳、阳陵、足三里、三阴交、解溪。失语者加金津、玉液点刺放血，针刺廉泉；吞咽障碍加刺风池透喉结；血压升高者泻太冲、太溪。针刺手法以平补平泻为主，其他手法为辅。每日贴压一侧耳穴，次日贴压对侧，以此类推。取穴为脑点、皮质下、肩、肘、膝、踝等穴。血压升高者加贴耳后降压沟，失眠者加神门。在上述耳穴内找准压痛点后，用王不留行子进行贴压。嘱患者隔 2 小时按压一次以增强刺激度。体针和耳针同时进行，1 个疗程后休息 2 天再进行下 1 个疗程治疗。一般治疗 3 ~ 5 个疗程。参照《中医病证诊断疗效标准》。

7. 穴位注射疗法

治疗中风偏瘫。方法：取穴以患侧阳明经穴位为主，上肢取肩髃、臂臑、曲池、外关、合谷，下肢取伏兔、梁丘、足三里、阳陵泉、丰隆。从上向下，每次上肢和下肢各取一穴，单肢瘫者只取患肢的一穴。采用上海福达制药有限公司生产的黄芪注射液 2 ml（相当生药 4 g）。穴位常规消毒后，用 5 号长注射针头直刺入穴位 1.5 寸，提插得气，产生酸麻胀感后，回抽无血，缓缓推入药液。每天 1 次，10 次为 1 个疗程，疗程间休息 3 天。2 个疗程统计疗效。采用以上治疗的同时，根据病情需要，给予减轻脑水肿、保护脑组织治疗。

8. 针罐结合疗法

针罐结合治疗中风偏瘫关节挛缩。方法：①针刺取风池、肩髃、曲池、外关、合谷、肾俞、大肠俞、环跳、髀关、伏兔、风市、阳陵泉、足三里、解溪、昆仑等穴，常规消毒后，用毫针刺入，并根据体质虚实，施以补泻手法，留针 20 分钟，每日 1 次，8次为 1 个疗程，疗程间休息 3 天。②根据"治痿独取阳明"的原则，主要选阳明经通过的上肢屈肌群、下肢伸肌群的穴位及背部腧穴和肩井、肩三针作为拔罐点。先涂抹红花油，再选用大小合适火罐拔罐，留针罐 15 分钟，每日 1 次，8 次为 1 个疗程，疗程间休息 3 天。

五、护理措施

（1）预防脑出血的发生和再发，关键是控制高血压病，定期监测血压，有规律地接受降压药物治疗等。

（2）适当的锻炼身体，如太极拳、太极剑和医疗气功等，平时老年人应生活规律，劳逸结合，心平气和，戒除烟酒，以防诱发高血压性脑出血。

（3）脑出血的急性期病死率虽高，但如能及时抢救，合理治疗，坚持康复训练，约有半数或更多的患者可以存活，半数以上的患者可重获自理生活和工作能力。

（4）本病在急性期除积极抢救外，还应加强护理，要给患者多翻身，防止压疮、肺部和尿路感染。

（5）对吞咽功能不全的患者，进食时要防止食物误入气管，食物应低盐、清淡、易消化。

（6）尽早康复锻炼，如按摩、被动运动，以促进功能的恢复和代偿，减轻后遗症。

（7）要克服急躁、悲观情绪，预防再次发生脑出血。

（韩春霞）

第十章　外科疾病

第一节 急性阑尾炎

急性阑尾炎是外科急腹症的常见病。由于老年人机体功能低下，反应能力减退，临床症状不典型，伴随其他疾病较多，故易误诊。若能早期诊断，及时治疗，则可以在短期内康复。

一、病因和病理

急性阑尾炎属于中医"肠痈"的范畴。以发热、右下腹痛及拒按为主要临床表现。

阑尾是一个细长的管状结构，阑尾的远端是盲端，所以发生梗阻时，远侧的无效腔易发生感染。

阑尾排空欠佳，管腔狭小，开口细小，致使阑尾易因食物残渣、粪石、异物、蛔虫等异物堵塞，堵塞后阑尾黏膜分泌黏液增多，腔内压力增高，血液循环发生障碍，使阑尾炎症加剧，组织破坏，发生穿孔。

当阑尾发生炎症后，因各体质的强弱，阑尾腔的梗阻程度不同，出现不同的发展过程。根据其病理解剖学变化和临床表现可分为四种类型。

（一）急性单纯性阑尾炎

此型处于病变早期，炎症从黏膜和黏膜下层开始，逐渐向肌层和浆膜层侵犯。阑尾外观轻度水肿、充血，有少量的纤维素渗出物，黏膜面有小溃疡形成。老年人此类型约占52%。

（二）急性化脓性阑尾炎

阑尾炎症加重，肿胀明显，浆膜高度充血，有脓性分泌物附着，阑尾周围有炎性渗出物聚积易形成局限性腹膜炎，阑尾管壁溃疡面加大，腔内积脓。老年人此型约占27.5%。

（三）坏疽性及穿孔性阑尾炎

由于阑尾腔内压力升高，管壁受压缺血坏死。血管被细菌栓塞，血液循环障碍进一步加重。早期穿孔和穿孔引起弥漫性腹膜炎是老年急性阑尾炎的一个突出特点。

（四）阑尾周围脓肿

阑尾被大网膜及周围组织粘连包裹形成炎性包块，也可能继穿孔后形成腹膜炎局限于右下腹而形成阑尾周围脓肿。此型在老年人少见。

二、诊断

(一) 病史

询问患者既往病史，尤其有无急性阑尾炎发作史、胃及十二指肠溃疡穿孔、右肾与右输尿管结石、急性胆囊炎及胆石症或妇产科疾病史、手术治疗史。了解患者发病前是否有剧烈活动及不洁饮食等诱因。对老年患者，需了解其是否有心血管疾病、糖尿病及肾功能不全等病史。

(二) 临床表现

1. 腹痛

腹痛局限在上腹部或脐周，数小时后渐渐转移至右下腹并固定。其机制是发病初期由于阑尾功能失常，阑尾痉挛通过内脏神经反射引起上腹部或脐周痛，当炎症波及浆膜层后，则可刺激腹膜引起右下腹痛。但在老年人中，转移性右下腹痛仅占35%，其原因在于老年人反应能力差，记忆力减退等。老年人急性阑尾炎不典型的很常见，因此，没有转移性右下腹痛病史，也不能排除老年急性阑尾炎的存在。即使出现了化脓性阑尾炎和坏疽性阑尾炎，老年人由于反应能力差，腹部症状也较轻，故不容忽视。

2. 胃肠道症状

典型者起病常伴有恶心、呕吐、便秘或腹泻。老年人急性阑尾炎伴恶心症状占45%；伴呕吐症状占39%。盆腔位阑尾炎或盆腔内积脓，可刺激直肠引起里急后重和尿痛症状。腹膜炎时可引起肠麻痹而出现腹胀。部分老年人急性阑尾炎往往以腹胀为主要症状就诊。

3. 全身症状

初期有乏力、头痛等。当炎症加重时可有出汗、口渴、尿黄、脉率加快、发热等中毒症状。如有黄疸可能并发门静脉炎。老年人伴随病多，往往问诊时以并发症的症状为主，这样就很容易造成误诊。

体征：老年人急性阑尾炎具有右下腹固定压痛的特点，尤其当腹痛的症状在上腹或中腹时，压痛已固定在右下腹，其压痛多数轻微，反跳痛亦不明显。

下列检查可协助诊断：

1. 结肠充气试验

先用一手压住左下腹降结肠区，再用一手按压其上部，如诉右下腹痛者为阳性。在老年人中阳性率占46.8%。

2. 腰大肌试验

左侧卧位，使右下肢向后过伸，引起右下腹痛者为阳性。说明阑尾位置深，贴近腰大肌。由于老年人易患腰椎骨质增生，故可出现假阳性，应注意鉴别。

3. 闭孔肌试验

仰卧位，右腿前屈90°并内旋引起右下腹痛者为阳性，提示阑尾位置较低，贴近闭孔内肌。

（三）实验室及其他检查

1. 实验室检查

急性阑尾炎时，年轻人白细胞计数多升高，老年人可正常，但中性粒细胞计数升高有意义，尤其是核左移。

2. X 线检查

主要是排除其他类似阑尾炎的疾病。X 线上仅表现为右下腹局限性肠管积气。

3. B 超检查

B 超对阑尾周围脓肿有一定的诊断价值。

（四）诊断要点

老年人如有转移性右下腹痛或固定压痛点，白细胞计数升高，诊断并不困难。因老年人的表现多不典型，有时诊断较困难，故应注意下列几点：

（1）由于老年人防御功能差，一旦发生炎症易使阑尾迅速坏死穿孔和形成弥漫性腹膜炎。

（2）老年人反应能力差，症状和体征往往与病变程度不相符，腹痛不剧烈，反跳痛及压痛亦不明显。

（3）全身反应如体温、脉搏和白细胞计数变化不如年轻人明显，有时甚至完全正常。

因此，老年急性阑尾炎的表现多不典型，故应仔细询问病史，全面检查，必要时做右下腹诊断性穿刺，一定不能疏忽大意，否则可导致严重的后果。

三、鉴别诊断

老年急性阑尾炎应与急性胃肠炎、胃及十二指肠球部急性穿孔、急性胆囊炎、便秘、盲肠癌、急性肠系膜上动脉供血不足、右输尿管结石、右卵巢肿瘤扭转、右下肺炎、心绞痛等相鉴别。

四、治疗

（一）非手术治疗

非手术治疗时，一般用青霉素、氨苄西林或庆大霉素，同时加用甲硝唑 250 ml 静脉滴注或甲硝唑 0.4 g，每日 2 次。手术前后应用抗生素预防伤口感染。对因有高热、禁食、呕吐频繁而有脱水及酸碱平衡紊乱者应行静脉补液。

（二）手术治疗

1. 适应证

①急性化脓性和坏疽性阑尾炎；②急性阑尾炎并发局限性腹膜炎或弥漫性腹膜炎；③多数局限单纯性阑尾炎；④复发性阑尾炎。

2. 方法

阑尾切除术一般采用硬脊膜外、腰椎麻醉或局麻。切口通常采用右下腹斜切口，诊断不明确时也可采用右下腹直肌旁切口。逐层进入腹腔后，通常手术的步骤包括：①寻找阑尾；②处理阑尾系膜；③处理阑尾根部，切除阑尾；④阑尾残端的处理和荷包包埋；⑤切口处理和引流。

五、护理措施

（一）非手术疗法护理

（1）密切观察病情变化。

（2）定时复查血常规，嘱患者卧床休息，给予敏感的抗生素静脉输液。

（3）未明确诊断前禁用吗啡等止痛药物，以免掩盖症状。

（4）按医嘱使用抗生素或口服中药，注意药物反应。按时做针刺治疗，以阑尾穴或足三里为主穴，留针30分钟，每6小时1次。

（5）经上述处理病情不见好转，或反而加重者，应及时改为手术治疗。按医嘱做好术前准备。

（二）手术疗法护理

（1）如确诊需手术治疗者，应按外科疾病术前常规准备。

（2）化脓性阑尾炎或坏疽性阑尾炎及合并穿孔者应及时选用有效的抗生素，以控制感染。

（3）术后平卧，血压平稳后改半卧位，并嘱早期下床活动。

（4）阑尾炎穿孔合并腹膜炎应禁食，给予静脉补液，保持肠蠕动恢复后进流质饮食，单纯性阑尾炎切除术后1~2天可给易消化少渣饮食，2天内免进牛奶，以免腹胀。

（5）术后严密观察伤口有无出血、切口感染、肠粘连等情况。

（6）康复期患者应鼓励早期下床活动，单纯性阑尾炎术后24小时即可下床，合并腹膜炎可手术后2天下床活动，以防发生肠粘连。

六、健康教育

帮助患者及家属掌握本病有关知识，多食含纤维素多的食物，保持大便通畅，避免暴饮暴食及饭后剧烈活动。加强体育锻炼，积极治疗肠寄生虫病。

（仲丽霞）

第二节　急性胆囊炎

急性胆囊炎是老年人较为常见的一种严重且危险的急腹症。胆囊炎多同时伴有胆石症。临床表现不典型，发热、胆绞痛、右上腹压痛程度均较轻，白细胞增多者较少见。单纯性急性胆囊炎大多没有黄疸或仅有轻度黄疸，如同时有胆管结石感染和胆总管结石发作则病情常较重且复杂，出现显著的梗阻性黄疸。

一、病因和病理

（一）病因

1. 胆囊管梗阻

由于结石或蛔虫梗阻于胆囊管，造成胆汁滞留、浓缩，产生刺激损害胆囊壁，同时梗阻使胆囊内压力增高，加重了胆囊壁黏膜的压力和损伤，引起感染。

2. 细菌感染

大都通过胆道逆行侵入胆囊，也有自血液经门静脉入肝后随胆汁顺行至胆囊。致病菌有大肠杆菌、产气杆菌和铜绿假单胞菌等。

3. 其他

严重创伤及大手术后，胆囊功能降低，胆道先天异常，胆囊管纤维组织增生、扭曲，胆囊管阻塞或胰腺炎胰液反流入胆囊等亦可引起非结石性的急、慢性胆囊炎。

（二）病理

1. 急性水肿型

此型病情最轻。大体解剖见胆囊稍胀大，胆囊黏膜仅有不同程度的充血和水肿，而浆膜层一般无炎症反应或仅轻度充血。邻近淋巴经常肿大、充血。病变较重时浆膜表面可有纤维蛋白渗出物，并可与邻近组织相粘连。

2. 急性化脓型

此型病情较重。胆囊炎因炎症浸润而明显增厚。囊壁可因血液循环障碍而形成局限性坏死区域。胆囊内积液变为浑浊，或为脓样。

3. 急性坏疽型

此型病情最严重，胆囊壁有穿破倾向。胆囊壁坏疽常由于结石压迫胆囊壁局部，导致血液循环障碍而引起。因而穿孔多位于胆囊底部或胆囊颈的哈氏（Hartmann）囊处，这是由于这些部位易发生胆石压迫或嵌顿，并导致坏死和穿孔之故。老年患者较易罹患坏疽性胆囊炎。老年人常有胆囊壁肌层的退行性变，加以动脉粥样硬化的存在，胆囊壁受压时易引起缺血、坏死和穿孔。

二、诊断

(一) 临床表现

老年人急性胆囊炎占急性胆囊炎的18%～23%。在老年肥胖的女性更易发生。

1. 症状

主要表现为右上腹痛，恶心、呕吐，发热。疼痛常在夜间发生，呈阵发性，并向右肩背部放射。随着病情发展，疼痛呈持续性，穿孔后出现剧烈的全腹痛。

2. 体征

右上腹部有明显的压痛，肌紧张，15%～30%的患者可扪及肿大胆囊，莫菲征、Boas征阳性。穿孔后全腹压痛反跳痛明显，但仍以右上腹为重。严重患者可出现轻度黄疸。

(二) 实验室及其他检查

1. 白细胞计数

约有30%的患者正常或低于正常，中性粒细胞计数增高意义较大。部分患者可出现血清胆红素及转氨酶轻度升高。

2. X线检查

少数患者可见胆囊结石及增大的胆囊软组织阴影。胸部X线可出现两膈顶升高，盘状肺不张，膈角模糊及膈下炎症。

3. 胆囊造影

口服胆囊造影及静脉胆囊造影均不是理想的检查方法。Moncada介绍的静脉滴注胆囊断层摄影的方法，通过显示急性炎症增厚的胆囊壁，使诊断正确率有了很大提高。将150 ml泛影葡胺加入5%葡萄糖液150 ml中稀释后，20分钟内静脉滴注完毕，然后行胆囊断层摄片，异常者表现为显影的胆囊壁增厚至2～5 mm，呈环状致密影，其诊断正确率阳性96%。

4. B超检查

是目前诊断胆囊炎伴结石的首选方法，可显示胆囊增大，壁厚呈双边影，胆囊内可见强回声（结石）或絮状物等。其诊断符合率在90%以上。

(三) 诊断要点

根据病史、查体、实验室及B超等检查，多能获得正确的诊断。但老年人应注意以下几点：

(1) 老年人临床表现可能轻微或症状模糊，有的症状发生后随即有所好转，而实际病情仍在发展，体温、血常规可不高，临床表现与病理变化不成比例。

(2) 老年急性胆囊炎的病变进展快，消退慢，易发生胆囊积脓、坏疽、穿孔，以及门静脉炎，败血症等。

(3) 多数患者同时有胆囊结石，无结石性胆囊炎仅占10%左右。

（4）伴随疾病多，如糖尿病、慢性肺部疾病、心血管疾病等，并与原发病相互影响，使病情复杂化。

三、鉴别诊断

本病需与以下疾病相鉴别：

（一）急性胰腺炎

急性胰腺炎患者腹痛和压痛多在上腹正中或偏左侧，血清淀粉酶升高幅度较急性胆囊炎为高，B超显示胰腺肿大、水肿、边界不清等急性胰腺炎征象而没有急性胆囊炎征象，CT检查对诊断急性胰腺炎较B超更为准确。

（二）急性溃疡穿孔

多数患者有溃疡病病史，腹部板样强直、压痛、反跳痛明显，肠鸣音消失，腹部X线平片或透视显示腹腔内有游离气体，鉴别诊断多不困难。

（三）高位急性阑尾炎

发病开始时腹痛在上腹部或脐周围，随后转移至右上腹或右侧腹部而与急性胆囊炎相混淆，B超检查没有急性胆囊炎征象，有助于二者鉴别。

（四）右肾结石

肾绞痛位于右上腹部，有可能误诊为胆绞痛，肾结石多伴腰背痛，放射至会阴部，肾区有叩击痛，往往有肉眼血尿或显微镜下血尿，发热不多见，X线腹部平片可显示阳性结石，B超显示肾结石或伴有肾盂扩张。

（五）心绞痛

有时与急性胆绞痛、胆囊炎相混，心电图检查有助于二者鉴别。

四、治疗

（一）内科治疗

1. 一般治疗

卧床休息、禁食。静脉滴注葡萄糖盐水及钾盐等。

2. 抗生素治疗

选择适当抗生素，种类和剂量视病情而定。常用氨苄西林8 g/d静脉滴注；庆大霉素20万U/d静脉滴注；阿米卡星0.4～0.6 g/d静脉滴注或肌内注射。也可选用氯霉素和头孢菌素类。在厌氧菌，尤其是脆弱类杆菌感染时，可用林可霉素0.9～1.8 g加入葡萄糖溶液内静脉分次滴入。

3. 解痉止痛

阿托品 0.5～1 mg 肌内注射，或加异丙嗪 25 mg 肌内注射，皮下注射苯巴比妥钠 0.1 g，每 4～6 小时 1 次。疼痛严重者可使用哌替啶 50 mg 或优散痛 7.5 mg 肌内注射，忌单独使用吗啡，必要时可与阿托品同用。

4. 利胆

33% 硫酸镁 10 ml 和去氢胆酸 0.5 g，每日 3 次，饭后口服。

（二）手术治疗

胆囊一旦发炎，即使急性症状消失，多数易复发。近年来，对急性胆囊炎多主张早期手术，可以避免许多并发症和后遗症。理由是急性胆囊炎的病理变化与临床表现症状并不完全一致。早期手术可以解除坏疽、穿孔、腹膜炎等危险，降低死亡率。而且早期手术，因组织水肿粘连得不牢固易于分离。但是早期手术并不等于紧急手术，必须在术前有一定的准备时间，就会大大提高手术的安全性。一般发病在 72 小时以内者，应早期手术。发病超过 72 小时者，应先采取非手术疗法，因此时胆囊周围组织严重的充血、水肿、粘连、解剖关系不清，极易出血，操作困难，应继续观察治疗，待炎症完全消退后 4～6 周，择期行胆囊切除术。在内科保守治疗急性胆囊炎时，如出现下列情况应采取手术治疗：经非手术治疗无效，出现胆囊肿大、毒性症状加重；胆囊坏死、穿孔，伴弥漫性腹膜炎，全身与局部的症状较重者；以往频繁发作，影响生活和工作，B 超和 X 线造影已证实胆囊结石或胆囊未显影者；并发重症急性胰腺炎者；60 岁以上的老年患者，容易发生严重并发症者，应多采取早期的手术处理。

老年人有严重的合并症，如心肺和糖尿病等严重疾患者，病死率可达 10%。并发胆囊局限性穿孔预后尚好；如胆囊穿孔，引起弥漫性腹膜炎时，病死率高达 25%。

五、护理措施

（一）非手术治疗的护理和术前准备

（1）给高糖、高蛋白、低脂饮食。

（2）采取非手术治疗时应严密观察病情，注意血压、脉搏变化，体温超过 39℃ 应对症处理。服中药时观察粪便中有无结石排出。

（3）稳定患者情绪。起病急，剧烈的疼痛刺激常给患者心理造成较大的恐慌。护士对患者的主诉可采取同感性倾听，以亲切适当的语言予以安慰，解释病情和手术方式，降低或消除因对麻醉、疼痛、疾病预后等问题所产生的焦虑和压力，说明尽快手术的重要性和必要性。

（4）卧床休息。协助患者更换体位、按摩背部，绞痛发作时用手重压痛区可使绞痛减轻，增加安全及舒适感。

（5）协助解痉的药物应用，如阿托品、硝酸甘油酯等，禁用吗啡。避免因 Oddi 括约肌收缩，增加胆道压力。及时评价止痛效果。

（6）补液和调整电解质。急性期患者可因未能进食、呕吐、胃肠减压持续引流等原因易造成脱水和电解质不平衡。须迅速建立静脉输液途径，适量补充液体和电解质，以保持体液平衡。

（7）黄疸患者有瘙痒时，注意皮肤护理。

（8）术前安胃管，备无菌引流瓶。

（二）术后护理

（1）术后根据麻醉方法取一定的卧位，然后改半卧位，休克者取休克卧位。

（2）立即接好引流管，引流装置的接管及引流瓶不可高于患者的腋中线，并保持无菌。

（3）测体温、脉搏、血压、呼吸。

（4）禁食。按医嘱行胃肠减压。肠蠕动恢复和排气后开始进流食，如无不良反应，逐渐改为半流食等。

（5）禁食和给流食期间应按医嘱静脉输液。

（6）按医嘱继续使用抗生素。

（7）观察病情变化，包括体温、黄疸、腹部体征、休克表现。

（8）术后置腹腔引流者，注意保持引流通畅，观察引流液性状及量，及时更换敷料。

（9）对于胆囊造口者，应在病情好转后，多在术后第 2 周行胆囊造影，如胆总管远端通畅，可拔除造瘘管。更换敷料直至瘘口愈合。

（10）对放置 T 形管引流患者执行 T 形管引流护理常规。

六、健康教育

（1）术前须建立教育目标，预防术后并发症。特别要告诉患者术后可有需放置引流管。鼓励患者学习术后翻身、起坐、深呼吸及 T 形管护理知识，并让患者复述、实践、理解和掌握术后 T 形管自我护理及控制不适的方法。

（2）指导患者定时定量采用低脂肪饮食。患者应尽量不吃肥肉等高脂肪饮食。为预防复发，可根据结石成分选择饮食，如对胆固醇结石者应指导避免食用胆固醇含量高的食物，如蛋黄、鱼卵、家禽类皮及动物的内脏。改变煮调方式，不吃油炸食品。避免食用花生、核仁类及减少食油用量。如胆汁引流过多，应增加含钾食物。

（3）指导患者对异常现象的观察。胆囊切除术后常有大便次数增多现象，数周或数月后逐渐减少。若持续存在或有腹胀、恶心、呕吐、黄疸、白陶土大便、茶色尿液，全身不适或伤口红、肿、痛、热等症状出现都应及时到医院检查。

（仲丽霞）

第三节　尿石症

尿石症是指从肾脏至尿道的任一部位所发生的结石的统称，其中以肾、输尿管结石多见，是泌尿外科常见病。

一、病因和发病机制

本病病因尚未明确，与下列因素有关。

（一）外界因素

如地理、气候环境、水质，以及社会条件、生活水平等。

（二）尿路因素

如尿路的梗阻、狭窄、尿淤积、感染及异物等，均可导致结石形成。

（三）其他因素

如种族遗传、全身新陈代谢紊乱、营养失调等。

结石形成后常见的病理现象是梗阻，最易导致梗阻是输尿管结石，老年人由前列腺增生引起尿道梗阻而继发膀胱结石目前有增多趋势。结石可对局部黏膜造成损害，形成溃疡和细胞间变，黏膜长期受结石的刺激可能诱发鳞状上皮癌。结石还可合并感染，进一步损害泌尿系统。

二、诊断

（一）临床表现

部分患者可长期无症状。当结石突然阻塞尿路时，可有绞痛，如刀割样，疼痛沿输尿管向下腹部、外阴部和大腿内侧放射，同时伴面色苍白、出冷汗、恶心和呕吐等症状。半数患者可有钝性腰痛和腹痛。同时可伴有镜下或肉眼血尿。膀胱结石由于结石在膀胱内可自由滚动，到膀胱颈部位时可产生梗阻而表现出排尿过程突然尿线中断，改变体位后结石移开又可恢复排尿为其特点。尿道结石则主要表现为排尿受阻。有时输尿管结石降至输尿管末端时，常可同时出现尿频、尿急等膀胱刺激症状。重者可致肾积水和肾功能不良。

（二）实验室及其他检查

1. 实验室检查

尿常规大多以红细胞为主，若合并感染时也可见脓细胞。测定 24 小时尿磷、尿钙、尿酸，对尿结石诊断及确定结石性质有意义。

2. X 线检查

95% 尿路结石在 X 线平片上可以看到，静脉肾盂造影和逆行肾盂造影叫以明确结石部位和肾功能情况。

3. B 超检查

大部分结石可以发现，并可了解肾盂积水的情况。

4. 核素肾图

可以诊断肾结石对肾功能及尿液排出的影响。

（三）诊断要点

根据病史及上述症状，结合尿常规、X 线检查、尿路造影等检查，诊断不难，但不应满足于诊断结石的部位、大小、数目和形态，同时应进一步检查肾功能，有无梗阻和感染，估计结石成分和可能的原发病因。

三、鉴别诊断

结石引起的急性腹痛不典型而血尿不显著时需与胆石症、胆囊炎、溃疡病、胰腺炎、急性阑尾炎等相鉴别。

四、治疗

治疗的目的是解除痛苦，保护肾功能，排出结石并防止其复发，治疗方案应依人而异。

（一）一般治疗

对于结石小于 1 cm、无尿路梗阻和感染、肾功能正常、多发或复发性小结石。可大量饮水以尿液冲洗排石。应用结石溶解剂溶石、中草药排石，针刺穴位促进排石。

（二）肾绞痛时的治疗

肾绞痛时应予解痉止痛药物。①哌替啶 50 mg，加阿托品 0.5 mg，肌内注射；②黄体酮 20 mg，肌内注射；③吲哚美辛 25 mg，口服；④颠茄片：每次 8～16 mg，每日 3 次口服；⑤维生素 K_3：本品可直接松弛平滑肌，尤其是呈痉挛状态时更明显，用法：维生素 K_3 8 mg 肌内注射，剧痛者可用至 16 mg；⑥可待因：疼痛较轻者，可用本品 15 mg 口服。剧烈绞痛用上述诸法治疗无效时，可用 0.25% 普鲁卡因 80 ml 肾囊封闭，效果极好。此外，肾区、疼痛区热敷、热水浴、理疗、针灸三阴交或肾俞穴等，对缓解痉挛都有一定帮助。

（三）体外冲击波碎石（ESWL）

体外冲击波碎石是近年来临床上广泛治疗尿石症的新方法。

1. 适应证

①下尿路无梗阻；②肾功能检查：血肌酐 <265 μmol/L；③无急性尿路感染；④手术残留或术后复发性肾结石。

2. 作用原理

通过 X 线或 B 超对结石定位，将冲击波聚焦后作用于结石，成功率在90% 以上。

3. 并发症

①血尿：因排石和冲击波可致肾、输尿管、消化道和肺的轻度损伤，部分患者可有血尿、咯血、大便隐血。血尿严重者须用止血药。②肾绞痛：碎石排出过程中可引起肾绞痛，可用解痉和镇痛剂。③感染：碎石堵塞可继发感染，患者有发热。

（四）手术治疗

由于腔内泌尿外科及 ESWL 的快速发展，绝大多数上尿路结石不再需要开放手术。手术前必须了解双侧肾功能。在感染时应先行抗感染治疗。输尿管结石手术，入手术室前需再做腹部平片，作最后定位。有原发梗阻因素存在时，应同时予以纠正。

1. 肾盂切开取石术

肾盂切开取石术适用于肾盂结石。

2. 肾窦内肾盂切开取石术

肾窦内肾盂切开取石术适用于大的肾盂结石。

3. 肾盂及肾实质同时切开取石术

肾盂及肾实质同时切开取石术适用于稍大的鹿角形结石。

4. 剖肾取石术

剖肾取石术适用于巨大鹿角形结石。

5. 肾部分切除术

肾部分切除术用于结石局限于一极而难以取出者，一极多发性结石不易彻底清除或形成结石的局部因素不易去除者。

6. 肾切除

肾结石合并肾积脓或严重肾积水肾功能丧失者，合并肾肿瘤，但对侧肾功能正常者，可行肾切除。

7. 双侧结石

一般是选择病变较轻、功能较好、结石少而易取的一侧先行手术；待情况改善后，再做对侧。

8. 经皮肾镜取石术

经皮肾镜取石术适于较小结石伴肾盂积水者，尤其是孤立肾结石肾积水、全身条件差不适于行开放性手术者，取石的同时可行肾盂置管引流。

9. 输尿管切开取石

输尿管切开取石适用于结石较大（横径大于 1 cm 或长径大于 2 cm）几乎无自行排出可能者；输尿管结石合并其他梗阻性疾病；虽结石直径小于 1 cm，但经非手术治疗 3~6 个月出现肾积水或肾积水逐渐加重者；继发感染、肾积水及肾功能受损者；急性尿闭者。

（五）抗感染

应用抗生素防止泌尿系感染。

五、护理措施

（一）一般护理

1. 心理护理

加强与患者进行交流沟通，消除患者焦虑、恐惧心理。解释特殊检查及治疗的有关事项，让患者了解有关知识，达到积极配合治疗的目的。

2. 肾绞痛护理

肾绞痛发作时，卧床休息，同时按医嘱皮下注射阿托品 0.5 mg，绞痛剧烈者加用哌替啶 50~100 mg，肌内注射。进行局部热敷、针灸等，可缓解疼痛。对膀胱结石引起的疼痛，改变体位，如侧卧排尿，能缓解疼痛和排尿困难。

3. 促进排石

采取鼓励患者多饮水以增加尿量、按医嘱用利尿、排石的中草药和溶石药物等措施，并适当运动，促进结石的排出。

4. 防治感染

按医嘱使用抗生素预防控制感染。

（二）术前护理

（1）执行泌尿外科一般护理常规。

（2）手术前 1 天晚给镇静药，晚 12 点后禁食。

（3）手术日晨需做术前结石定位拍腹部平片者，肥皂水灌肠 1 次，以防因术前或做特殊检查使结石移位，给手术造成困难。

（4）按医嘱给术前用药。

（三）术后护理

（1）执行外科手术后护理常规。

（2）了解术中情况、手术名称、血压及输血情况等。

（3）行肾盂或肾切开取石者，应特别注意出血情况，严密观察血压、脉搏、尿液及引流液的性质。术后至少卧床一周，防止继发性出血。耻骨上膀胱切开取石术后，应注意引流通畅，使膀胱保持在排空状态，以利手术创口愈合；引流不畅、阻塞可造成切口裂开，甚至尿瘘。

（4）术后 1～2 天，肠蠕动恢复后，给半流质或普通饭，鼓励患者多饮水，防止结石再发。

（5）伤口放烟卷引流者，保持敷料干燥。一般在术后 3～5 天无渗液时拔除。

（6）有肾盂与输尿管支架导尿管引流者，应接床旁无菌引流瓶，妥善固定，防止脱出，保持其通畅。

（7）分别记录引流管流出的尿量和尿道排出的尿量。

（8）保持床铺干燥平整，注意翻身，防止压疮发生。

六、健康教育

（1）经常向患者宣传卫生知识，使患者了解患尿石症的病因、病理、症状及预防知识，加强患者康复信心。

（2）向患者讲述饮水、饮食注意事项，适当体育活动的重要意义，争取患者从生活细节中防病治病以及定期检查，防止结石复发。

（3）宣传体外震波碎石的原理，避免碎石时声波等刺激而引起循环系统的改变。

（4）宣传震波碎石后可有绞痛、血尿等反应。震波碎石后，半个月复查腹部平片，以观察碎石排出情况。必要时需重复碎石。

（5）对手术患者讲解手术的目的、术式、放置引流管、卧床、活动、血尿等知识。

（赵林飞）

第四节　血　尿

血尿是指尿液中含有较多的红细胞。血尿是泌尿外科疾病常见症状，老年人出现血尿更应重视。

一、病因和发病机制

血尿有以下几种因素所致：

（一）泌尿系肿瘤

生长在肾、输尿管、膀胱和尿道的肿瘤都可引起血尿，当前列腺肿瘤侵及尿道黏膜及膀胱时可出现血尿。

（二）结石

老年人患尿石症多见于前列腺增生症未及时治疗，尿路长期梗阻而继发的膀胱结石。

（三）感染

如肾盂肾炎、膀胱尿道炎、前列腺炎、肾结核、膀胱结核等。

（四）其他

如全身性疾病、尿路邻近器官肿瘤（如宫颈癌、直肠癌）、肾炎、肾下垂、多囊肾、外伤、手术、器械检查损伤、化学药品或药物损害等。

上述因素均可作用于尿路黏膜，产生炎性或其他病变，导致镜下血尿或肉眼血尿。血尿临床上可分为全血尿、开始血尿及终末血尿3种。

二、诊断

（一）临床表现

血尿是泌尿系常见的症状，而且是重要的症状，临床上一旦出现血尿症状均由器质性病变引起，因此必须给予重视。

1. 泌尿系肿瘤

肾癌早期毫无症状，晚期多为间歇性、无痛性、全程肉眼血尿。膀胱癌主要表现为无痛性、间歇性血尿，晚期可出现严重的持续性血尿，可伴有尿频、尿急、尿痛、排尿困难等。

2. 泌尿系结石

突发性肾区绞痛，呈刀割样痛，沿输尿管行径向下放射至同侧阴部或大腿内侧，疼痛发作期间或发作后出现不同程度的血尿多为输尿管结石。膀胱及后尿道结石多呈终末血尿，可出现尿频、尿急、尿痛、尿流中断等。

3. 泌尿系感染

患者伴有畏寒、发热、腰痛和膀胱刺激症状，镜下血尿、脓尿、尿细菌培养阳性多为肾盂肾炎。膀胱尿道炎女性多见，多为终末血尿，重者可呈全程血尿，可伴膀胱刺激症状。前列腺炎多为终末血尿。

4. 前列腺增生症

除表现排尿障碍，夜尿次数增多，排尿费力，尿潴留等症状外，有少数老年人也可出现肉眼全血尿，主要是前列腺部位黏膜水肿，甚至静脉曲张，用力排尿时血管破裂出血所致。

5. 其他

如手术、器械检查、外伤、全身性疾病等出现血尿多有相应病史及症状。

（二）实验室及其他检查

1. 实验室检查

尿液中可见红细胞，对尿中可直接找到或培养出病原菌及瘤细胞有鉴别诊断意义。

2. 膀胱镜检查

在肉眼血尿发作期间做此项检查，对无伴随症状的血尿有诊断价值，若出血灶位于膀胱，则可直接发现病灶。

3. B 超

B 超可诊断结石及观察肾脏形态。

4. X 线检查

如腹部平片、静脉与逆行肾盂造影、膀胱造影等，有助于进一步确诊。

5. CT 及 MRI 检查

如有肿瘤可确诊。

三、鉴别诊断

根据病史及检查，首先确定是否为血尿，以及出血的原因及部位，并注意与血红蛋白尿、紫质尿及某些药物、染料试剂等药物色素所致的红色尿相鉴别。

四、治疗

（一）泌尿系肿瘤的治疗

泌尿系肿瘤的治疗仍以手术为主，必要时辅以化疗、放疗或中医治疗，详见有关书籍。

（二）泌尿系结石的治疗

泌尿系结石的治疗可采用体外冲击波碎石，膀胱结石则可在去除病因的同时去除，详见有关书籍。

（三）泌尿系感染的治疗

详见有关书籍。

（四）前列腺增生症的治疗

详见有关书籍。

（五）中医治疗

1. 辨证施治

（1）湿热型

症见腰部或下腹部持续性疼痛，呈阵发性加剧，伴有恶心，呕吐，发热，尿频、尿急、尿痛等尿路刺激症状，或有血尿、脓尿，苔黄腻，脉滑数。

治法：清热利石，通淋排石。

方药：八正散加减。

金钱草 30 g，海金沙 30 g，滑石 30 g，萹蓄 15 g，瞿麦 15 g，鸡内金 12 g，栀子

10 g，生大黄 12 g，车前子 15 g，木通 10 g，黄柏 10 g，甘草 6 g。

（2）气滞型

症见腰部或下腹部剧烈绞痛，阵发性加剧，或有血尿，苔薄白而腻，脉弦紧。

治法：行气活血，通淋排石。

方药：石韦散合琥珀散加减。

金钱草 30 g，海金沙 30 g，滑石 30 g，石韦 15 g，瞿麦 15 g，萹蓄 15 g，冬葵子 12 g，赤茯苓 12 g，车前子 15 g，川楝子 12 g，元胡 12 g，蒲黄 10 g，五灵脂 12 g，川牛膝 10 g。

（3）肾虚型

症见腰痛，腰膝酸软无力，结石日久，偏阴虚者兼见头昏耳鸣，失眠多梦，盗汗，五心烦热，脉细数，舌红少苔或剥苔；偏阳虚者兼见全身怯寒，四肢不温，面色㿠白，自汗出，脉沉细或沉迟，舌淡苔白。

治法：偏阳虚者宜温阳利水；偏阴虚者宜滋阴利水。

方药：偏阳虚者用济生肾气丸加减。

熟附子 10 g，桂枝 10 g，熟地 15 g，山萸肉 10 g，仙灵脾 15 g，牛膝 12 g，车前子 15 g，金钱草 20 g，海金沙 15 g，茯苓 12 g，泽泻 12 g。

偏阴虚者用知柏地黄丸加减。

熟地 15 g，山药 15 g，山萸肉 12 g，茯苓 12 g，泽泻 10 g，丹皮 10 g，女贞子 12 g，知母 12 g，黄柏 12 g，金钱草 15 g，海金沙 15 g，白茅根 30 g，猪苓 15 g。

2. 秘验方

（1）金钱草 50 g，王不留行籽 25 g，木香、芒硝冲服各 10 g，石韦、冬葵子、牛膝、元胡、滑石各 15 g。便秘加生大黄 10 g；尿血重者加小蓟 25 g；石淋日久、血尿不止，神疲乏力加黄芪、当归各 15 g。每日 1 剂，水煎服。治疗期间嘱患者多饮水，多做跳跃活动。

（2）山药、茯苓、海金沙各 20 g，山萸肉、泽泻、丹皮、瞿麦、萹蓄、木通、石韦各 15 g，生地 30 g，金钱草 40 g。血尿者加白茅根 15 g，大小蓟各 20 g；剧痛加乳香、没药、元胡各 15 g，体弱加人参、当归各 15 g，黄芪 25 g。水煎服，每日 1 剂，每日肌内注射山莨菪碱早晚各 1 支，以利排石。

（3）金钱草、玉米须各 50 g。水煎服，每日 1 剂。

（4）琥珀 30 g，芒硝 100 g，硼砂 20 g，海金沙 10 g。研细粉，每次 5 g，每日 3 次服用，有较好消石、排石作用。

五、护理措施

（1）卧床休息，尽量减少剧烈的活动。必要时可服用苯巴比妥、地西泮等镇静安眠药。

（2）大量饮水，减少尿中盐类结晶，加快药物和结石排泄。肾炎已发生浮肿者应少饮水。

（3）应用止血药物，如安络血、止血敏、维生素 K，还可合用维生素 C。

（4）慎用导致血尿的药物，尤其是已经有肾脏病的人。

（5）血尿是由泌尿系感染引起者，可口服和注射抗生素和尿路清洁剂，如诺氟沙星、呋喃嘧啶、氨苄西林、青霉素、甲硝唑等药。

（6）泌尿系结石常有剧烈腹痛，可口服颠茄片、山莨菪碱、阿托品以解痉止痛。

（7）血尿病因复杂，有的病情很严重，应尽早去医院检查确诊，进行彻底治疗。肾结核和肾肿瘤在明确诊断后可做一侧肾脏切除手术，以达到根治的目的。

六、健康教育

积极锻炼身体，增强机体抵抗力，预防感染，对急、慢性泌尿系感染灶，均应积极治疗。避免过劳，节制房事。忌烟、酒。患病后应加强护理，并记录小便情况，包括次数、血色的浓度及有无血块等。禁食辛辣刺激性食物及鱼腥虾蟹等，宜多食水果。

（赵林飞）

第五节　急性肾盂肾炎

肾盂肾炎是尿路感染中常见的重要临床类型，主要是由细菌引起的肾盂肾盏和肾实质的感染性炎症。尿道炎和膀胱炎称为下尿路感染，肾盂肾炎为上尿路感染。肾盂肾炎一般都伴有下尿路感染，而下尿路感染临床可单独存在。肾盂肾炎临床上分为急性和慢性，多发于女性，女:男为10:1，而育龄女性，女幼婴和老年妇女患病率更高。已婚和未婚者发病率之比为2:1。

一、病因和发病机制

（一）致病菌

革兰阴性杆菌为尿路感染的常见致病菌，约占所有尿路感染的95%，其中以大肠杆菌为最多，占60%～80%，其次为副大肠杆菌、变形杆菌、葡萄球菌、粪链球菌和产碱杆菌。少数为绿脓杆菌，偶尔可由真菌、病毒和寄生虫等感染致病。通常致病菌为一种，但两种或多种细菌混合感染也并非少见。

（二）传染途径

1. 上行感染

约95%尿路感染其致病菌从尿道口上行进入膀胱或肾脏引起感染。由于女性尿道远较男性为短而宽，女婴的尿道口常被粪便污染，故本病好发于女性。

2. 血行性感染

不足3%的尿路感染致病菌从身体内的病灶经血流播散至肾脏，首先侵犯皮质，然后沿肾小管向下扩散至肾盂。其病变常为双侧性，致病菌以金黄色葡萄球菌最多见。

3. 淋巴道感染

升结肠与右肾之间淋巴管以及下腹和盆腔器官的淋巴管与肾周围的淋巴管，均有多数的交通支相通，因此盆腔部位有炎症或肠道感染时，致病菌可经淋巴道侵犯肾脏。

4. 直接感染

少数情况下，肾周围组织器官的感染可直接蔓延到肾脏。

近年来发现急性肾盂肾炎过后在肾瘢痕中可残留细菌抗原，并可刺激机体产生抗体，从而引起免疫性肾损害，这一发现使肾盂肾炎的发病机理增加了一条途径，值得重视。

（三）机体抗病能力

虽然细菌常可进入膀胱，但并不都引起尿路感染。这主要是人体对细菌入侵尿路有自卫能力：①在尿路通畅时，尿液可冲走绝大部分细菌；②男性在排尿终末时，前列腺收缩，排泄前列腺液于后尿道，有杀菌作用；③尿路黏膜有杀菌能力，可分泌有机酸和IgG、IgA及通过吞噬细胞的作用来杀菌；④尿液 pH 值低，内含高浓度尿素及有机酸，尿液 pH 值过低或高，均不利于细菌生长。

（四）易感因素

1. 尿路梗阻

各种尿路梗阻是尿路感染最重要的易感因素。尿路梗阻有利于细菌在局部停留和繁殖，见于泌尿系先天性畸形（肾发育不全，多囊肾，马蹄肾及其他肾、肾盂、输尿管畸形）、肾下垂、泌尿道结石、肿瘤、尿道狭窄（如前列腺肥大）、神经性尿潴留、妊娠子宫、下腹部肿瘤压迫输尿管等。

2. 膀胱输尿管尿液反流

排尿时尿液从膀胱反流至肾盂。小儿泌尿道感染有尿液反流者可为35% ~ 60%，婴儿更高。随着年龄的增长，尿液反流可渐消失，但仍可发生这种功能反常现象。

3. 尿道内和尿道口附近有炎症病灶

如阴道炎、包皮炎、会阴皮肤炎、尿道憩室炎、小儿蛲虫病等。

4. 局部及全身性防御能力降低

泌尿道器械检查、留置导尿管损伤尿道黏膜，营养不良，维生素 A 缺乏症以及全身性慢性疾病，如糖尿病、肾病综合征、晚期癌肿、重症肝脏病等，均有利于泌尿道感染。

（五）细菌的致病力

细菌进入膀胱后，能否引起尿路感染，和它的致病力有很大关系。以大肠杆菌为例，并不是它的所有菌株均能引起症状性尿路感染，能引起者仅为其中的少数菌株，如O、K 和 H 血清型菌株，它们具有特殊的致病力。细菌对尿路上皮细胞的吸附能力，是引起尿路感染的重要致病力。细菌表面有菌毛，是由蛋白质组成的头发样物，能与尿路上皮细胞的特殊受体吸附。例如能引起急性非复杂性尿路感染的大肠杆菌的某些菌株，都具有特殊的菌毛（P菌毛），它可吸附于尿路上皮细胞的含糖基团脂类的受体上。此外，这些菌株能产生溶血素等毒素，以及对人类血清的杀菌能力有抵抗性。目前认为，只有少数致病能力强的细菌才能引起急性非复杂性尿路感染，相反，急性复杂性尿路感染，则不一定都由致病力强的细菌引起。

二、病理

急性肾盂肾炎的病理形态、资料，多来自动物模型。肉眼见肾体积肿大，剖开肾脏时可见肾盂、肾盏黏膜充血、肿胀，表面有脓性分泌物。镜检见黏膜下和肾间质中有白细胞浸润，还可有小脓肿形成。炎症常侵犯多个肾乳头部，在肾髓质部形成楔形病灶，尖顶指向肾乳头，基底伸入肾髓质，在炎症区域内的肾小管上皮肿胀、脱落，管腔中有脓性分泌物。炎症剧烈时，可发生肾实质大片出血，这样的病灶，恢复后会留下瘢痕。

三、诊断

（一）临床表现

本病以育龄妇女多见。起病急骤，以炎症轻重程度不同，临床表现有较大差异，主要表现如下。

1. 全身症状

即高热、寒战，体温多在39℃以上，热型不定，以弛张热型较多见。伴头痛、全身酸痛、乏力、食欲下降、恶心、呕吐等。

2. 泌尿系统症状

绝大多数患者有腰痛或肾区不适，多为钝痛或酸痛，程度不一。少数患者可有腹部绞痛，沿输尿管向膀胱方向放散。体检有上输尿管点（腹直肌外缘平脐处）或腰肋点（腰大肌外缘与第12肋骨交叉处）有压痛，肾区叩痛阳性。患者常有膀胱刺激症状，尤其在上行感染时，可出现在全身症状之前。

3. 儿童表现特点

泌尿系统症状多不明显。起病时除高热等全身症状外，常有惊厥和抽搐。多见厌食、呕吐、消化不良、腹泻等非特征性症状。少数出现无症状性菌尿和体重增长缓慢，或可出现尿失禁、遗尿、腹痛、腰痛等。

急性肾盂肾炎经及时治疗，1~3日症状可消失。有些可在数日后症状自行缓解，但菌尿持续阳性，以后易复发；少数患者可因机体抵抗力差、不利因素存在、致病菌毒性强或为耐药菌株等，使病情进展或迁延不愈。

（二）实验室及其他检查

1. 血常规检查

血白细胞轻度或中度增高，中性粒细胞可有核左移现象。红细胞沉降率可轻度加快。

2. 尿常规检查

脓尿（每高倍视野≥5 个白细胞）为其特征性改变；若平均高倍视野中有 0~3 个白细胞，而个别视野中可见成堆白细胞，仍有诊断意义。尿中白细胞也可间歇性出现。红细胞数目多少不一，少数患者甚至有肉眼血尿。白蛋白一般不多（<1~2 g/24h 尿），如出现大量蛋白尿，应考虑合并其他肾脏病的可能。如发现白细胞管型，特别是粘有细菌者，尤其有诊断意义。

3. 尿细菌检查

（1）尿沉渣涂片染色检查：当尿中含有大量细菌时，用尿沉渣涂片做革兰染色镜检，约90%可找到细菌。此法简单，阳性率高。

（2）细菌定量培养：清洁中段尿培养，细菌、菌落数 $<10^4$/ml 为阴性；$10^4~10^5$/ml 为可疑；$>10^5$/ml 为阳性。

（3）尿细胞计数：白细胞数大于 30 万个/小时为阳性；小于 20 万个/小时属于正常范围；介于 20 万~30 万个/小时应结合临床判断。

4. 血清抗体滴定度测定

用直接细菌凝集法测定血清抗革兰阳性细菌的"O"抗原的抗体，若为阳性者，均可提示肾盂肾炎。

5. 抗体包裹细菌试验

肾盂肾炎时肾实质能产生抗体将细菌包裹，通过免疫荧光技术处理，荧光显微镜检可见绿色的荧光包裹细菌，有助于肾盂肾炎的诊断。

6. 肾功能检查

在急性期多无改变，慢性期随着病情的发展，可出现夜尿增多，尿浓缩功能减退，晚期可有血尿素氮升高甚至发展为尿毒症。

7. 影像学检查

急性期不宜做 X 线静脉肾盂造影检查（IVP），如有需要，可做 B 超检查（确定有否梗阻、结石）。女性 IVP 的适应证为：①再发的尿路感染；②疑为复杂性尿路感染；③有肾盂肾炎的临床证据；④少见细菌，如变形杆菌等感染；⑤妊娠期曾有无症状细菌尿或尿路感染者；⑥感染持续存在，对治疗反应差。男性首次尿路感染亦应作 IVP。IVP 的目的是找寻有否能用外科手术纠正的易感因素。有反复发作史者，还应作有否排尿期膀胱—输尿管反流检查。个别尿路感染患者在很有必要时，还需做逆行肾盂造影。

（三）诊断标准

根据感染中毒症状、膀胱刺激症状、尿液改变及尿液细菌学检查诊断并不难。急、慢性肾盂肾炎的诊断标准如下。

1）有尿路感染的证据。

2）有感染累及肾脏的证据

（1）腰痛，肾区或肋脊角叩压痛及上输尿管点压痛。

（2）细菌白细胞管型。白细胞管型且能除外急性肾炎。

（3）尿液抗体包囊细菌。

（4）膀胱冲洗灭菌后尿细菌培养阳性。

（5）有下列症状之一有利于慢性肾盂肾炎的诊断：①血清铜蓝蛋白及唾液酸增高；②尿AKP、GOP、GPT明显增加；③慢性肾功能损害。

（6）四唑氮蓝试验阳性。

（7）尿蛋白十二烷基磺酸钠聚丙烯酰胺凝胶电泳阳性。

（8）泌尿道X线证实有结构异常。

判定：凡具有1）加2）中（2）或（3），1）加2）中的任何4项均可确诊。

四、治疗

1. 一般处理

症状明显者需卧床休息。鼓励患者多饮水，以增加尿量，促使细菌和炎性渗出物排出。口服碳酸氢钠1g，每日3次，可碱化尿液，以减轻尿路刺激症状。对反复发作或慢性患者，应积极寻找和去除易感因素，尤其是解除尿流不畅、尿路梗阻、矫正尿路畸形，提高机体免疫力。

2. 抗菌治疗

抗菌治疗为最重要的治疗方法，在留取尿标本做尿常规及细菌检查后应立即选择对革兰阴性杆菌有效的杀菌药物。常用药物有：

（1）喹诺酮类如诺氟沙星0.2g，每日3次；环丙沙星0.25g，每日2次；氧氟沙星0.2g，每日2次。

（2）青霉素类如青霉素160万~320万U，每日2次静脉滴注；氨苄西林4~6g，每日1次静脉滴注。

（3）磺胺类如复方磺胺甲基异噁唑2片，每日2次口服。

（4）氨基糖苷类如庆大霉素0.08~0.12g，每日2次肌内注射或静脉滴注。

（5）头孢类如头孢唑啉0.5g，每8小时肌内注射1次；头孢噻肟2g，每8小时肌内注射1次；头孢他啶1g，每日2次肌内注射或静脉滴注。

若药物选择得当，则用药24小时后症状即可好转，如48小时仍无改善，应考虑换药或联合用药，此时，最好根据药物敏感试验选药。抗生素疗程通常为10~14天，或用药至症状完全消失、尿检阴性后再继续用药3~5天，停药后应每周复查尿常规和尿细菌检查一次，共2~3周，第6周再复查1次，若尿培养均为阴性可认为临床治愈。若随访中有复发者，应再用抗生素1个疗程。

五、护理措施

（一）一般护理

（1）高热患者应卧床休息，护士除应给安置舒适、安静的休息环境外，还应对患者解释发病原因、病程，卧床休息与治疗的关系等，使患者自觉重视卧床休息。待体温正常，方可起床活动。

（2）发热者饮食应清淡，宜给高碳水化合物、高蛋白、高维生素的半流质饮食，钠盐可不受限制。

（3）饮水量应随出汗情况而定，一般以每 24 小时尿量维持在 1 500 ml 以上作为调节供水量的标准。因尿量增加有利冲洗尿路细菌和排泄细菌毒素。因此，护士要鼓励患者多饮水，每日至少达 3 000 ml。

（4）保持会阴部清洁：护士要协助或督促患者每日用 1∶2 000 苯扎溴铵或温水清洗会阴部 1～2 次，保持会阴部清洁。

（二）病情观察与护理

（1）注意观察体温的变化，尿的性质、量、次数，腰痛的部位、性质，慢性患者后期有无肾功能损害的表现。若体温逐渐下降，表示感染已被控制，病情好转。若体温持续升高，表示病情加重。若体温超过 39℃，应给予物理降温，同时报告医生，按医嘱给予药物降温或其他治疗措施。

（2）注意观察尿急、尿频、尿痛的变化，若不见减轻，说明病情未被控制，护士应报告医生并按医嘱采取措施；同时鼓励患者多饮水或其他饮料，借以冲洗尿路。症状严重的患者，可加服碳酸氢钠使尿液碱化，以减轻症状。

（3）应用抗生素时注意观察疗效及毒副反应。按医嘱留取中段尿或导尿做培养加药敏。腰痛剧烈者可局部热敷。尿痛明显者给予解痉剂。

六、健康教育

（1）增加营养，锻炼身体。多饮水，勤排尿，避免劳累和便秘。

（2）女性患者急性期治愈后一年内应避孕。

（3）保持外阴清洁，女性患者禁止盆浴，注意月经期、妊娠期、产褥期卫生，女婴应勤换尿布，以免粪便污染尿道。

（4）避免不必要的导尿或泌尿系器械检查。

（赵林飞）

第六节　前列腺增生症

前列腺增生症又称前列腺良性肥大，是以排尿困难为主要临床特征的男性老年人常见病，随着我国居民平均寿命延长，前列腺增生症发生率也随之增加。

一、病因和发病机制

本病过去曾认为是由性生活过度、单纯性或细菌性尿道炎未彻底治愈、睾丸功能异常、尿道梗阻等引起。近年来认为，本病主要由雄性激素代谢异常所致，雌性激素对前列腺增生发病也起一定作用。

前列腺增生从整体上讲发生在后尿道周围，从解剖上看最明显增生部位为两个侧叶及中叶，其主要危害是引起尿道梗阻，最初膀胱逼尿肌可代偿增厚，增加收缩力，保持排尿平衡，较长时间后膀胱肌束增厚突出形成小梁，小梁之间形成小室，当膀胱代偿失调后，逼尿肌收缩无力，逐渐萎缩、变薄、扩张。残余尿渐增多，膀胱肌肉的萎缩对壁段输尿管的括约作用失控。当膀胱内压增高时，尿可返流入输尿管，使输尿管肾盂扩张积水，损害肾功能，出现慢性肾衰竭。

二、诊断

（一）临床表现

主要为排尿障碍症状，多在 50 岁以后出现，前列腺大小与症状程度不成比例，早期症状轻微，以后逐渐加重，轻者出现尿频、首先夜尿次数增加。重者出现尿滴沥、尿失禁、排尿困难、尿潴留、尿路感染、血尿等。晚期由于肾衰竭可引起贫血及尿毒症等。直肠指检，前列腺可有不同程度的胀大。

（二）实验室及其他检查

1. 膀胱镜检查

可直视前列腺病变情况，发现膀胱内肿瘤、结石、憩室等。

2. 膀胱造影

泌尿系统排泄性或膀胱造影，可在膀胱颈部看到增大的前列腺所引起的压迹；膀胱底部抬高至耻骨联合上缘以上；前列腺尿道明显延长等变化。

3. 尿流率测定

尿流率曲线的主要特征是梗阻，最高尿流率和平均尿流率降低，排尿时间延长。

4. 超声波检查

可显示前列腺大小、形态和性质，有无结节、结石。经直肠探头检查较准确，可显示前列腺左右经及前后经增大的程度。

5. 肾图

肾图可了解肾的分泌功能及肾盂、输尿管引流情况。

（三）诊断要点

凡 55 岁以上男性，根据上述症状特点可做诊断。对老年人有尿路感染、膀胱结石、血尿、肾功能损害，即使无明显排尿困难，也应考虑前列腺增生症。直肠指检是简单而有价值的诊断方法。

三、鉴别诊断

前列腺炎多来自泌尿系统感染、血行感染、淋巴感染。此外，任何情况导致前列腺充血、过度饮酒、全身受寒、会阴损伤、性欲过度等均可诱发前列腺炎。

另需与前列腺结石、前列腺癌及神经源性膀胱功能障碍相鉴别。

四、治疗

多数患者年老体衰，在治疗时必须同时考虑尿道梗阻程度和全身情况，尤其是心、肺、肾功能是否能耐受手术。尿道梗阻较轻或难以耐受手术治疗的病例可采取非手术疗法或姑息性的手术。膀胱残余尿量超过 100 ml 或曾经出现过急性尿潴留者，应争取早日手术治疗。

（一）等待观察

良性前列腺增生症的病状有时长时间内变化不大，甚至改善。因此，症状比较轻的患者可以等待观察，不予治疗，但必须密切随访，如症状加重，再选择适宜的治疗方法。

（二）药物治疗

前列腺增生的治疗药物很多，包括 α 受体阻滞剂、激素、降胆固醇药物以及植物药等。

1. 激素

目前最常见的是雌激素疗法。第一周每日服己烯雌酚 5 ~ 6 mg，以后每日服 2 ~ 3 mg，1 个月为 1 个疗程。此法能使前列腺暂时萎缩，不良反应为乳房胀痛，食欲减退，血钙增加以及体内钠潴留，甚至影响肝功能。肾功不全及高血压者慎用。此外，还有戊酸雌二醇、醋酸赛普脱隆等。另据报道雄激素能增进前列腺的排泄和引流，减少其充血，如丙酸睾酮，但雄激素有致前列腺癌的可能。用雄、雌激素以 3:1 的比例治疗前列腺增生结果可使膀胱张力增强，前列腺有所缩小。孕激素主要是对抗雄性激素，抑制睾酮的合成，常用的有甲羟孕酮。用法：20 mg 肌内注射，每日 2 次。近年来从合成孕酮类衍化出抗雄激素药，如醋酸环丙氯酮。此类药有使血压升高、血糖上升等不良反应。

2. 肾上腺皮质激素

此类药主要是抑制泌尿道炎症充血，使尿路排泄通畅。常用泼尼松治疗。

3. α 受体阻断剂

以色列研究人员经 10 年的临床研究表明，用 α 受体阻断剂苯氧苄胺（酚苄明）治疗良性前列腺肥大有可能取代外科手术。研究人员每日给患者 10 mg 的苯氧苄胺，结果 46% 的患者排尿速率增加 1 倍，大部分患者残尿量减少。其适应证为：解除不需手术患者的症状；解除手术被推迟时患者的症状；解除不宜手术患者的症状；预防再次尿潴留；预防手术后尿潴留；以及解除早期急性尿潴留和利于导尿管撤除等。不良反应可见眩晕、鼻塞、逆行射精和血压下降。此外尚有酚妥拉明、氯丙嗪、妥拉唑啉、哌唑嗪、阿夫唑嗪等，均有较好疗效。由于 α 受体阻滞剂能引起血管扩张、血压下降，使患者感觉有头晕、心悸等不良反应，所以患者用此类药要平卧，对近期有心肌梗死、心力衰竭、晚期动脉硬化者忌用。

4. 西咪替丁

由于本品可竞争性阻断二氢睾酮受体，使二氢睾酮的血浆浓度升高，反馈性抑制其合成，从而抑制前列腺上皮的过度增生，并使增生上皮萎缩、变软。有人治疗 17 例，除 1 例改行手术，2 例排尿基本正常中止治疗外，余 14 例症状均明显改善。用法：起始剂量每日 1.2~1.6 g，然后逐渐减量至每日 0.4 g 维持。需长期用药才能避免复发。

5. 克念菌素

据报道，每日顿服 70 mg，2~3 个月为 1 个疗程，对前列腺增生所引起的尿频、尿急、尿潴留等症状有明显改善及缓解作用。

6. 氟尿嘧啶

资料表明本品可使尿潴留完全缓解，有效率在 70% 以上。方法：每日 250 mg，溶于 500 ml 生理盐水或 5% 葡萄糖液内静脉滴注，5~7 天为 1 个疗程，连用 1~2 个疗程。

7. 吲哚美辛

雌激素治疗前列腺增生症时可使部分患者容易产生血管栓塞，为此吲哚美辛与其同用可以防止和减轻这种现象。其作用机制为：吲哚美辛能对抗血小板聚集、阻止血栓产生。

8. 前列康片

饭前服，亦可用胶囊吞服，每次 4~6 粒，1 个月为 1 个疗程，一般连服 3 个疗程。总有效率 90%。此外，该药对前列腺炎也有较好治疗效果。机制是本品有抗雄性激素作用，可减轻前列腺被膜组织胶原纤维增生和腺上皮细胞内的分泌，从而排除腺腔纤维组织屏障，促进腺管引流通畅，改善尿道黏膜及周围组织水肿而获效。临床长期应用未见明显毒副反应。

9. 氟尿嘧啶

资料表明本品可使尿潴留完全缓解。有效率在 70% 以上。方法：每日 250 mg 溶于 500 ml 生理盐水或 5% 葡萄糖液内，5~7 天为 1 个疗程，用 1~2 个疗程。

10. 无水乙醇

凡急、慢性尿潴留经导尿失败者，在行耻骨上膀胱造瘘时，在前列腺实质中，依据前列腺大小注入 10~20 ml 无水乙醇。可多点刺入各叶。然后用金属尿道探子导入 F18~22 气囊导尿管留置。腹壁置梅花导尿管引流。注药后 5~7 天压扩尿道，将气囊导尿管向外拖，使气囊恰好位于前列腺尿道部，囊内注水 8~10 ml 盐水，使气囊膨胀扩大，持续 7~10 天。除掉气囊内水即解除对尿道前列腺的压迫，再留置导尿管 7~10 天，即可恢复正常经尿道排尿。对于已做耻骨上膀胱造瘘者或一般前列腺增生患者因各种原因不能耐受手术均适合无水乙醇注射疗法。注射乙醇部位可经会阴、直肠、下腹、耻骨联合后，方法同上，有人用此法治疗 36 例，经 2 年随访无复发。

11. 奥生多龙（普乐舒定）

该药直接作用于雄激素的靶器官，可与雄激素发生竞争性对抗，而几乎不显示其他激素的作用，其抗雄激素作用特异性很强。临床试验 352 例，有效及稍有效率 76.1%。用法：轻度前列腺肥大者每周 200 mg 肌内注射，中度以上者每周 400 mg 肌内注射，分 1~2 次注射，连续使用 12 周后改为每周 200 mg 肌内注射。不良反应主要为注射部位疼痛、肝功能异常、发热、红细胞减少等症状。偶见皮疹、倦怠感、性欲减退、心悸等。

12. 哌米松

本品具有抗雄激素的作用而无雌激素和孕激素的效应。作用于对雄激素敏感的靶器官并且不抑制垂体。本品对前列腺肥大所致的功能失调有治疗作用，且无明显的毒副反应和药物配伍禁忌。对本品过敏者禁用。用法：160 mg，每日 2 次。

13. 其他

5α 还原酶抑制剂非那雄胺在前列腺内阻止睾酮变为双氢睾酮，对体积较大的前列腺增生症可以缩小体积，降低尿潴留的发生率，改善病状，降低手术率。植物药伯泌松，花粉制剂舍尼通、前列康，非洲臀果木等也应用于治疗本病，降胆固醇药甲帕霉素也可减轻症状。总之，治疗本病的药物应用十分广泛，积累了经验，和发达国家十分相似。

（三）手术治疗

手术切除前列腺仍然是较严重前列腺增生症的首选治疗方法。

1. 适应证

排尿困难，影响生活及工作，尿流率小于 10 ml/s 者均应考虑手术治疗。伴有膀胱结石、憩室、肿瘤，有尿潴留史，残余尿超过 60 ml，肾功能损害，尤应及早手术。严重肾功能损害患者，宜先行膀胱引流，肾功能恢复后再行手术。

2. 手术方法

（1）耻骨上经膀胱前列腺切除术：此种方法目前比较广泛应用。其优点为方法简单，易于掌握，同时可在直视下进行，并可同时处理膀胱内结石、憩室或肿瘤等并发症。术后效果也较满意。

（2）耻骨后膀胱外前列腺切除术：亦较常用，效果也较好，但不能同时处理膀胱内并发症为其缺点。

（3）经会阴前列腺切除术：手术较安全，但因手术视野小，操作复杂，且易引起阳痿、尿失禁和直肠损伤，目前基本放弃此方法。

（4）经尿道前列腺切除术（TURP）：TURP 在术中和术后的出血量较少，术后的渗血天数也少，并发症少，手术痛苦较小，住院时间也较短。近年来该项手术国内正在逐渐开展。

（四）其他治疗

1. 扩张疗法

有人经尿道气囊扩张、金属扩张器扩张及手术中经膀胱手指扩张等方法，可扩张至 F30 ~ 42，症状可以明显改善。此种治疗仍属姑息治疗的范畴，适于不能耐受手术的患者。

2. 支撑管置入法

在前列腺尿道部位置入适当长度支撑管，将压迫该部尿道的增生腺体撑开保持尿道通畅，对不能接受手术者不失为简便而可靠的治疗手段。

3. 射频或微波热疗

是近几年兴起的治疗方法，亦可试用。

4. 腔内激光治疗

激光在泌尿外科疾病治疗中应用已有较长历史，但作为治疗前列腺增生是新开始的。激光治疗前列腺增生症是靠激光能量将增生组织凝固、切割和气化，而非接触式是以凝固坏死为主。因此治疗后不能立即见功效，需等待坏死组织逐渐脱落，才能使尿道通畅，一般需 6 周至 3 个月，甚至到 6 个月才能完全恢复正常。接触式则主要靠气化，治疗时需时间长，但治疗后可立即排尿。

5. 冷冻治疗

此术损伤小，出血较少，手术时间短，于局部麻醉下进行，故患者易于接受，适用于一般情况差的老年人，但有尿道狭窄或直肠有病变者不宜施行冷冻治疗。

五、护理措施

（一）术前护理

（1）患者对手术的恐惧心理得到缓解，患者因长期排尿困难，反复尿潴留而迫切要求手术，但因高龄或有心肺肾功能障碍，对手术能否进行，手术效果如何无心理准备，护士应针对老年患者特点，反复耐心解释手术的必要性，详细告知治疗方案，尤其是术前准备工作的重要性与手术效果之关系，使患者消除恐惧心理，保持良好状态，积极配合做好术前准备。

（2）协助患者进行全身检查，包括心、肺、肝、肾等功能检查。

（3）协助患者进行膀胱镜检查，尿培养，残余尿测定及血液生化检查。

（4）由于排尿困难可能影响肾功能，术前应记录尿量，有泌尿系感染者，需抗感染治疗。

（5）如有留置尿管或耻骨上膀胱造瘘，应充分引流尿液，并用 1:5 000 呋喃西林溶液冲洗膀胱。

（6）术前口服己烯雌酚 2～3 mg，每日 3 次，使前列腺收缩，减少手术中出血。

（7）手术日晨肥皂水灌肠 1 次。

（8）去手术室带三腔保留导尿管、蘑菇头尿管各 1 根。

（二）术后护理

（1）执行泌尿外科手术后护理常规。

（2）取平卧位，3 天后改半卧位。

（3）手术后，患者常安有气囊导尿管，需接妥膀胱冲洗装置，进行持续膀胱冲洗，以免血液在膀胱内凝固，堵塞导尿管。一般持续冲洗 6～12 小时，后改为每日冲洗 2～4 次。

（4）密切观察血压、脉搏的变化，血压降低，脉搏加快，通知医生及时处理。术后手术野出血不止，可随尿液引出。应检查留置气囊导尿管气囊内充液情况，一般可充水 20 ~ 30 ml，以压迫前列腺窝，达到止血作用。出血较多时可在膀胱冲洗液中加入止血芳酸或凝血质，注入后夹管保留药物 30 分钟左右，并可重复用药。亦可用 4 ~ 5℃ 低温生理盐水冲洗。或注射止血剂。如气囊导尿管已拔除，则应再置入。

（5）术后 5 天内一般不做肛管排气或灌肠，避免因用力排便而引起前列腺窝出血。便秘时可按医嘱给缓泻剂。

（6）术后按医嘱应用抗菌药物防治感染。要定时清洁尿道外口的分泌物。

（7）加强口腔和皮肤护理，鼓励和协助患者咳痰，定时翻身，保持皮肤清洁干燥，预防并发症。

（8）在拔尿管前 2 天，夹闭导尿管，每 3 ~ 4 小时间断放尿 1 次，训练膀胱的排尿功能。

（9）拔除耻骨上膀胱造瘘者，注意是否有漏尿情况，敷料浸湿者应及时更换。

（10）持续导尿 10 ~ 14 天拔除尿管。拔除尿管 1 周后，做尿道扩张，预防尿道狭窄。

（三）经尿道前列腺电切（TUR – P）的护理配合

（1）术前配合。对患者各系统功能进行全面检查，以评估手术的耐受性和术后的恢复情况。一般包括血尿常规、肝肾功能、血电解质、出凝血时间、血糖、胸片、心电图。对尿潴留的患者要首先排除神经源性膀胱的可能。

（2）对尿潴留严重，长期留置导尿的患者膀胱内一般有炎症，术中出血多，术后易感染，因此术前可给予系统的抗生素治疗。

（3）术中冲洗液的应用。为保证手术视野的清晰，冲洗液的流速至少应达到30 ml/min，冲洗瓶距手术台的高度至少要 60 cm，冲洗液的选择要求为不含电解质的非溶血性液体，较常用的是 5% 的葡萄糖液、1.5% 甘氨酸液、4% ~ 5% 的甘露醇液等。

（4）术后患者须留置三腔气囊止血导尿管，并牵拉导尿管使气囊恰好压住前列腺窝。持续用 0.9% 的生理盐水进行膀胱冲洗，根据冲洗液颜色调节冲洗速度。

（5）嘱患者饮食注意清淡忌辛辣，保持大便通畅，不用力排便或咳嗽，多饮水，每日大于 3 000 ml，保持尿量大于 2 500 ml/d。

六、健康教育

（1）患者出院后要多饮水，勤排尿，忌烟酒及辛辣刺激性的食物，加强营养，适度活动，避免感冒，经常进行会阴部括约肌舒缩锻炼，3 个月内避免较剧烈活动。

（2）按医嘱定期复查尿流率，以防尿道狭窄。

（3）指导永久性膀胱造瘘的患者学会造瘘管的家庭护理，定期更换造瘘管，防止感染和结石形成。

（赵林飞）

第七节　颈椎病

颈椎病是因颈椎间盘退行性改变并因劳损或感受外邪加重退变，导致颈部软组织和椎体动、静力平衡失调，产生椎间盘突出（或膨出）、韧带钙化、骨质增生，从而刺激或压迫颈部肌肉、神经根、脊髓、血管而出现一系列症状和体征的综合征。多见于40岁以上的中老年患者。并随着年龄增长而增多，40～50岁发病率为20%，50～60岁为40%，70岁以上更高。男性高于女性，男女之比为3:1。病变部位在颈椎，病变出现在颈椎，但其症状可出现在头颈、胸背等部位，有的还出现内脏功能紊乱，如心律失常、血压异常、视力障碍等。

一、相关解剖

（1）颈椎共有7个，椎间盘6个，前方的椎体具有负重、减震功能；后方的椎弓及其上的关节突，具有导向、滑动的功能。

（2）第1颈椎名寰椎，呈环形，无椎体，无棘突和关节突。仅在其正中后面有一关节面，称齿突凹。第2颈椎名枢椎，在椎体向后伸出一根指状突起，称齿突，和齿突凹相关联。

（3）第1、2颈椎之间，既无椎间盘，又无椎间孔。第1、2颈神经离开脊髓后，直接沿椎体进入分布区，因此其不存在受椎间孔压迫的可能性，但却容易遭受直接外伤损伤。

（4）颈椎的椎弓根较细且短。椎骨上下切迹也较浅，颈椎间孔的前后径和上下径均较细小，是颈神经根易受挤压的原因之一。

（5）相邻椎体的上、下关节突构成滑膜关节。关节腔内有半月形皱襞，若皱襞被夹挤时，可产生急性疼痛，其关节囊也较松弛，且关节面是倾斜的。倾斜的程度具有个体差异，颈神经根即位于此关节的前方。当此关节变性发生增生变化时，易受挤压。

（6）从第3到第7颈椎椎体上面两侧缘向上突起为椎体沟与上位椎体的唇缘相接，形成钩椎关节，可加强椎体的稳定性能。但其在增生时，能挤压位于其侧方的椎动脉，使之歪斜扭曲，影响椎动脉的血液循环，并能压迫位于其后方的神经根和椎间动脉、静脉。

（7）颈椎的横突较小，短而宽，发自椎体和椎弓根的侧方，其根部有一圆孔，称横突孔，有椎动脉、静脉和交感神经丛通过。据观察，第5颈椎横突孔离椎体较近，因此椎动脉和交感神经丛容易与第5椎体的上下方受到增生物的挤压。

（8）颈部脊髓前后径较小而左右径较大，所以颈部脊髓外观呈扁圆柱形，颈膨大是颈部脊髓最粗大的部分，但此处椎管并不相应扩大，形成颈部椎管的相应狭窄，这是脊髓型的颈椎病的重要内因。

二、病因

本病多见于 40 岁以上中老年患者，多因慢性劳损或急性外伤引起。由于颈项部日常活动频繁，活动度较大，易受外伤，因而中年以后颈部常易发生劳损。如从事长期低头伏案工作的会计、誊写、缝纫、刺绣等职业者或长期使用电脑者；或颈部受过外伤者；或由于年高肝肾不足，筋骨懈惰者，均可引起椎间盘萎缩变性，弹力减小，向四周膨出，椎间隙变窄，继而出现椎体前后缘与钩椎关节的增生，小关节关系改变，椎体半脱位，椎间孔变窄，黄韧带肥厚、变性及项韧带钙化等一系列改变。当此类劳损性改变影响到颈部神经根、颈部脊髓或颈部主要血管时，即可发生一系列相关的症状和体征。颈椎病常见的基本类型有神经根型、脊髓型、椎动脉型和交感神经型，若同时合并两种或两种以上类型者为混合型。

三、诊断

（一）临床表现

多见于中、老年人，因长期低头工作颈部劳损而发病。

本病主要症状是颈部不适及肩背疼痛、感觉异常、上肢麻木及（或）乏力、共济失调、头晕等。

1. 脊髓型

脊髓型颈椎病致残率高，轻者可丧失部分或全部劳动力，重者则四肢瘫痪，卧床不起。此型症状较严重，下肢症状早于上肢症状。早期双侧或单侧下肢发紧、发麻，疼痛，酸楚沉重无力，易跌倒。步态笨拙，有踩棉垫或沙滩感。继而单或双侧上肢发麻，疼痛，手部肌力减弱，发抖，不灵活，持物易落地，肌肉萎缩，严重者四肢瘫痪。初期常见尿急，排出不畅，便秘，渐而出现尿潴留或失禁。

2. 神经根型

多数无明显外伤史。大多数患者逐渐感到颈部单侧局限性痛，颈根部呈电击样向肩、上臂、前臂乃至手指放射，且有麻木感，或以疼痛为主，或以麻木为主。疼痛呈酸痛、灼痛或电击样痛，颈部后伸、咳嗽，甚至增加腹压时疼痛可加重。上肢沉重，酸软无力，持物易坠落。部分患者可有头晕、耳鸣、耳痛、握力减弱及肌肉萎缩，此类患者的颈部常无疼痛感觉。

临床检查：颈部活动受限、僵硬，颈椎横突尖前侧有放射性压痛，患侧肩胛骨内上部也常有压痛点，部分患者可摸到条索状硬结，受压神经根皮肤节段分布区感觉减退，腱反射异常，肌力减弱。颈 5~6 椎间病变时，刺激颈 6 神经根引起患侧拇指或拇、食指感觉减退；颈 6~7 椎间病变时，则刺激颈 7 神经根而引起示、中指感觉减退。臂丛神经牵拉试验阳性，颈椎间孔挤压试验阳性。

X 线检查：颈椎正侧位、斜位或侧位过伸、过屈位 X 线片可显示椎体增生，钩椎关节增生，椎间隙变窄，颈椎生理曲度减小、消失或反角，轻度滑脱，项韧带钙化和椎间孔变小等改变。

神经根型颈椎病应与尺神经炎、胸廓出口综合征、腕管综合征等疾病作鉴别。

3. 交感神经型

由于颈椎骨质增生刺激交感神经节，出现交感神经受刺激的症状。如眼睑下垂，流泪，一侧瞳孔稍大，一侧面部发红发热，头、颈及面部麻木，多汗等异常现象。

4. 椎动脉型

常由于颈椎间盘损害、骨质增生、颈横突孔变窄，而压迫椎动脉，引起一侧头部脑血流供血不足。常在头转动到某一位置时即感头晕、恶心、呕吐，改变此位置即可缓解。有时患者仰头拿东西时，可突然昏倒，低头时好转。X线摄片显示椎间关节失稳或钩状关节骨质增生。

5. 颈型

可有头痛、颈及肩痛等异常感觉并伴有相应的压痛点。X线摄片颈椎显示曲度改变，或椎间关节不稳，具有"双边""双突""切凹"或"增生"。

6. 其他型

可有食管压迫型及混合型等。

（二）诊断要点

根据病史、体检，特别是神经系统检查，以及X线片（正侧位、左右斜位、前屈后伸位）改变进行诊断。必要时可辅以脊髓造影、椎动脉造影、CT和MRI等影像检查。仅有X线改变而无临床表现者，不能诊断为颈椎病，只可视为颈椎退行性改变。

四、鉴别诊断

（一）风湿性及慢性损伤性疾病

包括肩周炎、颈肩部肌筋膜炎，均可有颈肩部的疼痛，但无神经根症状。痛点普鲁卡因封闭后，症状明显减轻或消失。

（二）脊髓肿瘤

症状与颈椎病之脊髓压迫症状有类似的地方，但肿瘤的脊髓压迫症状逐渐加重，而颈椎病所致者为间歇性时好时坏现象，在初期尤为明显。X线颈椎平片和脊髓造影可起到鉴别诊断作用。

（三）脊髓空洞症

本病好发于青年人，以痛温觉与触觉分离为特征，尤以温觉减退或消失为突出。脊髓造影通畅、MRI检查可见颈膨大部有空洞形成。

（四）梅尼埃综合征

本病又称发作性眩晕，发作有规律性，与颈部活动无关，伴有水平性眼球震颤，缓解后可毫无症状，神经系统检查无异常发现，但前庭功能试验有异常改变。

（五）心绞痛

颈椎病侵犯颈神经根时，可引起胸大肌的痉挛性疼痛，或在该肌部位压痛，若用普鲁卡因局封压痛点，则疼痛消失，称为假性心绞痛。真性心绞痛局部封闭后症状不减，而且心电图有改变，口服硝酸甘油类药物可缓解症状。

（六）腕管综合征

腕管综合征疼痛麻木主要发生于桡侧手掌和拇、中、示指（正中神经支配区），指压腕横带近侧缘，保持腕关节背伸位可使上述症状发作或加剧，腕管封闭后症状明显消退。

（七）胸廓出口综合征

如颈肋等，有血管受压症状、桡动脉搏动减弱或消失。X线检查可见颈肋，血管造影可见锁骨部或喙突下有血管受压。

（八）进行性脊髓性肌萎缩

进行性脊髓性肌萎缩多见上肢的肌力和肌张力减弱，手内在肌萎缩。腱反射减弱或消失，无感觉障碍和颈神经根刺激症状。

（九）后纵韧带骨化症

后纵韧带骨化症是由于后纵韧带骨化，颈椎管矢状径变小，可影响脊髓血液循环而出现脊髓受压症状。表现为颈僵、颈痛、上肢麻木无力、下肢痉挛性瘫痪等类似髓型颈椎病的症状，但颈椎侧位X线片可看到典型的后纵韧带骨化影像。

（十）第四脑室肿瘤或颅后窝肿瘤

患者转头时突发眩晕、头痛、呕吐等颅内压增高征。颅脑CT显示颅内占位性病变。

（十一）神经症

神经症患者症状繁多，表现为一系列大脑皮质功能减退的症状。但无神经根及脊髓受压的体征，其症状的波动与情绪变化有密切关系，药物治疗有一定的疗效。

五、治疗

（一）手法治疗

1. 准备手法

用点压、拿捏、弹拨、按摩等舒筋活血、和络止痛的手法，使肌肉放松，利于治疗手法的实施。

2. 治疗手法

即颈项旋扳法，患者取稍低坐位，术者站于患者的侧后，以同侧肘弯托住患者下颌，另一手托其后枕部，嘱患者颈部放松，术者将患者头部向头顶方向牵引，尔后向本侧旋转，当接近限度时，再以适当的力量使其继续旋转 5°~10°，可闻及轻微的关节弹响声，之后再行另一侧旋扳。在施治中，需注意患者的颈部肌肉必须放松，在旋转过程中始终保持头部的上提力量，最后旋转 5°~10°时不可用暴力，以免发生危险。

3. 放松手法

与准备手法相同，意在缓解治疗手法引起的疼痛不适。

（二）药物治疗

1. 西药治疗

西药治疗主要起到对症治疗作用，是针对局部炎症反应、血管痉挛以及神经、脊髓刺激、而采取的措施。主要包括：

（1）非甾体类消炎镇痛药：主要是消除局部炎症反应，缓解疼痛，常用的有美洛昔康、萘普生、布洛芬、吲哚美辛、对乙酰氨基酚等，适用于疼痛严重的患者，但有胃肠道、心血管以及肾脏不良反应等，不宜长期服用。

（2）营养和调节神经系统的药物：常用的有维生素 B_1、维生素 B_{12}、谷维素等；前两者有助于神经变性的恢复，适用于神经根型和脊髓型颈椎病伴有神经功能损害者；后者可调节神经系统的功能，适用于交感神经型。

（3）糖皮质激素：具有较好的抗感染作用，能有效消除炎症反应，缓解症状，常用甲泼尼龙、氢化可的松、泼尼松等，但因不良反应多且严重，在临床应用中受到限制，在神经根型、脊髓型颈椎病急性发作期可酌情使用，但最长不能超过 1 周。

2. 中成药

（1）骨刺片：本品由熟地、威灵仙、苁蓉、淫羊藿、骨碎补、鸡血藤、鹿衔草、莱菔子等 8 味中草药配伍组成，具有补肾活血、祛风软坚的作用，对缓解骨质增生病的症状有较好的疗效。每日 3 次，每次 5 片，饭后服用。2~3 个月为 1 个疗程。总有效率为 87%。

（2）伤湿止痛膏：本品由川乌、草乌、骨碎补、山柰、干姜、荆芥、防风、白芷、五加皮、透骨草、老鹳草、红花、马钱子、白胶香、樟脑、冰片、黑老虎等组成。先将皮肤用温水洗净擦干，撕去硬膏，贴于患处，手掌将膏药按摩，使其粘牢皮肤。具有祛风散寒，除湿通络，活血止痛之功效。用治寒湿阻络之颈椎病。

（3）骨刺消痛液：本品由川乌、威灵仙、怀牛膝、桂枝、木瓜等组成。每次服用 12~16 片，每日服 3 次，温开水或淡盐水送服。具有散寒祛风，通络止痛之功效。用治风寒久羁，客阻经络所致颈部沉重麻木、痛有定处或游走不定等病证。

（4）疏风活络丸：本品由马钱子（炒）、麻黄、虎杖、菝葜、桂枝、木瓜、甘草、防风、秦艽、桑寄生组成。具有疏风散寒祛湿活络之功效。每服 1 丸，每日 2 次，空腹，温开水送服。用治风寒湿痹阻所致之四肢麻木，疼痛等病证。孕妇忌服。

（5）骨友灵搽剂：本品由红花、鸡血藤、川乌、威灵仙、防风、蛇蜕、延胡索、首乌、续断、冰片、陈醋、白酒组成。具有活血化瘀，消肿止痛之功效。外用。用时先取毛刷蘸取药酒直接涂于患处，然后用湿毛巾盖在患处，并把热水袋放在湿毛巾上热敷（即加热保温20~30分钟）每次2~5 ml，每日2~3次。14日为1个疗程，间隔1周。一般用药2个疗程，或遵医嘱。用治因颈部韧带钙化，骨质增生引起一侧肩臂、手麻木疼痛，颈部活动受限、僵硬等病证。切忌与金属器接触，勿入口眼。

(6) 骨友灵贴膏：本品由骨友灵搽剂成分去白酒加樟脑、薄荷脑、冬青油、颠茄流浸膏组成。具有活血化瘀，消肿止痛之功效。外用，将皮肤洗净揩干，贴于患处。每日更换1次。用治因受暴力或慢性劳损等造成的一侧肩臂手指麻木疼痛，颈部活动受限，僵硬等病证。

(7) 抗骨质增生丸：本品由熟地黄、盐狗脊、肉苁蓉、盐女贞子、骨碎补、牛膝、鸡血藤、淫羊藿、莱菔子组成。具有补肝肾，强筋骨，养血活血之功效。每次1~2丸，每日2~3次。用治肝肾不足型颈椎病之关节酸楚疼痛，腰膝软弱无力，过劳则加重，肢体酸痛麻木，甚或有头晕，心律失常，头晕眼花等病证。孕妇禁用。

(8) 杞蓉补酒：本品由枸杞子、何首乌、麦冬、当归、肉苁蓉、补骨脂、茯苓、栀子、怀牛膝、红花、冰糖、神曲、白酒组成。具有补肝肾，强筋骨，养血祛风之功效。每次10~15 ml，每日2次。用治肝肾两虚型颈椎病之头昏目眩，精神倦怠，腰酸耳鸣，健忘少寐，自汗盗汗等病证。孕妇忌服。

(9) 天麻祛风丸：本品由炒苍术、麻黄、羌活、防风、细辛、制川乌、川芎、石斛、天麻、当归、甘草、荆芥、制何首乌、雄黄、制黄乌、全蝎（去钩）组成。具有祛风散寒除湿，活血止痛之功效。每次1~2丸。每日2次。用治风寒邪痹湿痹阻所致之四肢麻木、疼痛等病证。孕妇忌服。

(10) 伸筋丹胶囊：由乳香、没药、马钱子、红花、地龙、骨碎补、防己、五加皮组成。具有活血化瘀，通行经络之功效。每次5粒，每日3次，饭后服用。用治气滞血瘀所致颈肩疼痛及上肢疼痛等病证。

(11) 参桂再造丸：本品由红参、肉桂、麻黄、熟地、甘草、大黄、防风、片姜黄、独活、草豆蔻、乌梢蛇等38味药物组成。具有补气血、滋肝肾、健脾胃、祛风镇痉、舒筋活血通络之功效。每日1丸，分早晚2次。用治肝肾不足型颈椎病之肢体麻木，疲倦气短，手足不温，小便失约，大便溏或干，脉搏细弱等症。

(12) 颈复康冲剂：1包，每日2次，15天为1个疗程。

(三) 枕颌带牵引

又称颈椎牵引。牵引可以缓解肌肉痉挛，扩大椎间隙，流畅气血，缓解症状。主要是对神经根型效果较好，而对脊髓型效果较差，有的患者甚至可使症状加重，对椎动脉或交感神经型宜采用轻重量牵引，若有不良反应，则应立即停止牵引。

牵引可取坐位或卧位，一般宜取头微前倾，颈微屈曲位，可根据牵引时症状减轻的情况来调整牵引力线，对椎体后缘形成骨赘而压迫脊髓的病例，可做直线牵引，但在颈过伸位牵引常可使症状加重。按牵引时间的不同可分为间断性牵引和持续性牵引，症状较轻者可采用间断性牵引，症状较重者可用持续牵引，持续牵引宜采用卧位。牵引重量为 2~6 kg，可视患者体重及病情而定，初牵时轻一些，以后逐渐加重，2~4 周为 1 个疗程。

（四）封闭疗法

1. 硬膜外腔封闭治疗

本方法对于解除肌肉的痉挛，减轻神经根水肿，促进炎症消退和缓解疼痛具有良好的作用。可改善血液循环及调节自主神经功能。对神经根型颈椎病患者的疗效最好，对交感型、椎动脉型效果也好，对早期脊髓型的患者也可减轻症状。方法：令患者侧卧，一般选第 7 颈椎与第 1 胸椎棘突间隙进行穿刺，进入硬膜外腔后，先注入（1% 利多卡因 5 ml 加康宁克痛 – A 1 ml）此混合液 2 ml，观察 5 分钟后，患者无不良反应，注入其余 4 ml。一般 2 周 1 次，3 次为 1 个疗程。

2. 颈神经根封闭

主要用于神经根型颈椎病，患者颈肩伴上肢疼痛剧烈，其余保守治疗无效。药物为：1% 利多卡因 5 ml 加泼尼松龙 50 mg 或康宁克通 – A 40 mg。具体方法：患者取仰卧位或坐位，头部转向健侧，选相应的横突平面或压痛点作为穿刺点，用腰穿针对准横突徐徐进入，深入 3 cm 时可达横突而受阻，将针尖向上或向下试刺几下即可出现放射性疼痛，若放射疼痛部位与病变部位疼痛一致，即为穿刺正确，回抽无回血及脑脊液者，即可注入药物。

3. 星状神经节封闭

主要用于治疗椎动脉型、交感型颈椎病。星状神经节由颈下交感节和第 1 胸交感节合并而成。具体方法如下：患者端坐，头向健侧旋转 45°，于胸锁关节上方 2 cm 和胸锁乳突肌内缘处做局麻皮丘，靠近上方先用左手食指尖向深入触压，把气管、食管推向内侧，而颈总动脉则被推向外侧，从而在气管和颈总动脉之间形成一间隙，然后用 22 号针从皮丘处垂直刺入，深入 3~5 cm 时可达第 7 颈椎的前外侧面受阻，将外稍退出，回吸无血、无气、无脑脊液时则可缓慢注入 0.5%~1.0% 普鲁卡因 15~20 ml 及泼尼松龙 50 mg。若穿刺正确，则封闭后数分钟即出现同侧霍纳征。

4. 痛点封闭

颈椎病的压痛点很多，压痛点的部位多位于机械应力比较集中，容易发生剪力和神经末梢比较丰富的筋膜、肌肉附丽点、腱腹交界处和肌肉交错的部位。压痛点定位准确后，注入 1% 利多卡因 1 ml 加少量泼尼松龙 25 mg，亦可注入川芎、丹参注射液。本方法对缓解局部疼痛有一定疗效。

（五）颈领或颈托固定

患者佩带颈领或颈托，其作用在于保护颈椎，限制颈椎的活动，促进水肿的消退和炎症的吸收，并可用于纠正颈椎的畸形，防止错位的复发和植骨块的压缩和脱位，因而对于促进恢复，巩固疗效，防止复发具有重要的作用。主要用于各型颈椎病急性发作期、颈椎错位手法治疗后易复发者和颈椎病术后。但不宜长期佩戴，以免引起肌肉萎缩、关节僵硬，不利于对颈椎病的恢复和形成对围领的依赖性。长期使用围领和颈托，突然解除后往往使症状加重。一般白天使用，夜里去下或放松固定，可连续应用 1~2 周。颈椎病术后应适当延长。

（六）针灸治疗

1. 治疗原则

祛风散寒、温通经络、舒筋止痛。

2. 治疗方法

患侧局部取穴，循经取穴，辨证取穴相结合。针灸并用。

3. 处方

风府、大椎、陶道、肩井、昆仑、落枕穴、颈椎夹脊穴。

肝肾不足型头晕、头痛者属督脉，取陶道、风府穴，加风池、百会穴；属太阳经者，取天柱、后溪、昆仑穴；属手阳明经者，取曲池、手三里穴；属少阳经者，取支沟、悬钟穴；属痹证上肢麻木较重者，加肩髃、曲池穴；指尖麻木者加合谷穴。

4. 操作方法

肩井、风府、颈椎夹脊穴针刺不可过深，先针后灸，可留针 10 分钟。或在颈部取穴直接用灸法，艾炷直接灸 3~5 壮，或艾条温和灸至皮肤红润为止；或温针灸每穴 1~2 壮，待火燃尽拔针。或隔姜灸，每日 1 次，6 次 1 个疗程。或取耳穴颈椎、肾上腺、内分泌，毫针刺每次 2 穴，留针 20 分钟，也可用压豆疗法。或皮肤针阿是穴、大杼、夹脊、天宗、肩外俞、肩中俞或循经叩刺，至皮肤渗血为止，每日或隔日 1 次。或拔火罐，投火吸拔。留罐 10 分钟。起疱者效果最好。或刺血拔罐：以痛点为主，配天宗、肩贞及阿是穴，深刺至骨膜令出血，针刺后加拔罐，每周 1 次。或电针，颈肩上肢痛取相应夹脊穴、阿是穴，配天柱、风池、大杼、大椎，曲池、外关、合谷穴，每次 3~4 穴，得气后接通 C8-6805 治疗仪，负极接主穴，正极接配穴，则连接脉冲电刺激，电流频率为 200~250 次/分，电流强度以患者耐受为度，每日 1 次，每次 30 分钟。或穴位注射：取维生素 B_1、维生素 B_{12} 注射液各 1 ml 注入大椎或颈椎夹脊穴中，每次 1~2 穴，每穴 0.5~1 ml，每周 2 次，10 次 1 个疗程。

（七）物理治疗

可酌情选用直流感应电陈醋离子导入治疗神经根型颈椎病；He-Ne 激光穴位照射治疗椎动脉型颈椎病等。

（八）手术治疗

对反复发作、症状严重、经长期非手术治疗无效者，可考虑手术治疗。但年老体衰，有严重内脏疾病；或病程过长或病情严重，四肢有广泛性肌萎缩，并估计脊髓损害障碍不能恢复者；或有严重神经衰弱或精神病者不适合手术治疗。手术方法多采用颈前路或颈后路减压术。

六、护理措施

（一）非手术治疗的护理

1. 颈椎牵引的护理

除脊髓型颈椎病外，非手术治疗的主要措施是颈椎牵引。枕颌带牵引时，牵引过重会引起颈部及面部的明显不适，牵引带也可卡压气管影响呼吸，牵引时可能影响进食。护理中要加强观察，指导患者保持正确体位以达到有效牵引。在不影响治疗的前提下，加强舒适护理，枕领带大小适宜，下颌部、耳郭垫以棉垫，枕部垫软枕，使患者能坚持牵引治疗。充气式牵引器牵引时，应注意牵引力量及保持呼吸道通畅。

2. 颈围领的护理

选择合适大小的颈围领，使颈部比较伏贴，增加舒适感。

3. 肩关节功能锻炼

肩周炎患者可用爬墙上举、外展及弯腰垂臂旋转等方法进行功能锻炼。

（二）手术治疗的护理

1. 术前护理

术前 1 周训练患者在床上使用便器，以防患者术后因卧床不习惯而排便困难。了解女患者的月经史，以免延误手术治疗时间，给予营养丰富的普通饮食，增加机体抵抗力。选择好松紧适合的颈围或根据患者的颈部制作石膏围领，以备术后颈部制动。颈前路手术前 3~5 日指导患者进行食管、气管推移训练，以利于手术顺利进行。嘱患者在手术切口对侧用第 2~4 手指指端，顺气管侧旁将气管、食管向非手术侧推移过中线，持续 5~10 分钟，逐渐延长至 30~40 分钟，每日练习数次。以免术中牵拉气管、食管时引起患者不适，影响手术的进行。

2. 术后护理

（1）如经前路手术的患者，要密切观察患者的呼吸状况及面色，注意有无呼吸功能障碍，保持呼吸道通畅，鼓励患者深呼吸、咳嗽，持续氧气吸入。当患者出现呼吸困难、发绀、鼻翼扇动并有颈部增粗时，多为颈深部血肿压迫气管导致呼吸道梗阻，应立即通知医生，必要时立即床旁拆开缝线，戴无菌手套取出血肿或送手术室探查。如因喉头水肿导致严重呼吸困难、窒息时，应立即行气管切开，按气管切开护理常规护理。

（2）如经后路手术置有刀口引流管，应立即接好引流装置并保持通畅，密切观察、记录引流量及其性质。

（3）血压平稳后滚动翻身，颈部两侧沙袋制动，翻身时注意保持头颈部与躯干在同一水平，避免颈部过伸、过屈及左右旋转。

（4）密切观察四肢感觉、运动障碍有无改善或加重。如术后 3~5 日内原有神经受压症状加重，可能为手术创伤导致脊髓水肿压迫神经根所致。可静脉滴注脱水药、激素，减轻脊髓水肿，以使脊髓功能恢复。

（5）密切注意刀口渗血，保持刀口敷料清洁、干燥。

（6）如有尿潴留要及时给予导尿，保持尿管通畅。稳定情况好、患者一般情况可，术后1周床上戴颈围坐起，2周拆线后戴颈围由他人扶持下床活动。无论经前路还是经后路手术患者，均要向其讲明术后需戴颈围2~3个月，并嘱患者卧床时不要戴颈围，避免发生颈肌萎缩。待复查后，根据骨愈合、脊柱稳定情况决定颈围制动时间。指导患者摘掉颈围后注意保持头颈部的正确位置与姿势，不可长时间做低头工作，及过度仰头或突然转头等影响脊柱稳定的动作。仰卧位时枕头不宜过高或过低，枕头应垫于颈肩部以头颈略后伸为宜，侧卧位时枕头同肩宽较为适宜。出院后继续加强营养及四肢的功能锻炼，继续应用促进神经恢复的药物半年左右，如维生素 B_{12}、维生素 B_1 和 ATP 等，并约定手术后3个月来院复诊。

七、健康教育

（1）要改善生活方式。避免长时间伏案低头，避免颈椎长时间维持在屈颈的姿势，坐半小时左右可以适当活动颈部，舒缓颈部的肌肉。

（2）可以进行适当的体育锻炼。例如可以进行颈肩部前屈后伸，以及旋转活动等。通过锻炼可以缓解肌肉的疲劳，增强肌肉力量，维持颈椎的稳定。也可以进行游泳、打羽毛球、太极拳等锻炼，对于改善症状都能起到一定的作用。

（3）在平时也可以通过理疗的方法治疗。例如热敷、超短波疗法等，对于改善血液循环，减轻炎症反应，促进神经和肌肉功能的恢复，能起到一定的作用。

（高杰）

第八节　肩关节周围炎

肩关节周围炎，简称肩周炎，或"五十肩"，是肩周肌、肌腱、滑液囊及关节囊的慢性非化脓性炎症。以关节内、外粘连，肩部疼痛、肩关节活动受限为特征。

一、相关解剖

肩关节是人体具有最大活动范围的关节，它是由肩肱关节、肩锁关节、肩胛胸壁关节和胸锁关节四部分组成的关节复合体。肩关节周围有很多肌肉和韧带附着，以维持肩关节的稳定，并活动肩关节，包括冈上肌、冈下肌、小圆肌、肩胛下肌、二角肌、胸大肌、胸小肌、背阔肌、肱二头肌、肱三头肌以及喙肩韧带、盂肱韧带、喙肱韧带等。同时肩部还有肩肱关节囊和众多的滑液囊，起润滑关节、减少摩擦的作用。肩肱关节的血供主要依靠锁肱前动脉、肩胛上动脉及旋肱后动脉等，肩关节血供丰富，靠近大血管主干，流速较快，细菌栓子不易在局部停留，肩肱关节及周围滑液囊主要受颈和颈6神经支配，即肩胛上神经、肩胛下神经、肌皮神经和腋神经的关节支支配。肩肱关节是典型的球窝关节，其运动分为前屈、后伸、外展、内收、外旋和内旋。外展和前屈的最后结果就是上举。其正常活动范围为：前屈 135°、后伸 45°、外展 90°、内收 45°、外旋 45°、内旋 135°、上举 180°，肩关节外展超过 90°时称为上举，需肩胛骨旋转和肩肱关节外旋才能完成。

二、病因

当肩部筋肉外伤、劳损长期疼痛不愈，或因骨折固定时间过长，又未能合理地进行功能锻炼，复感风寒湿之邪，促使肩部筋肉粘连而成冻结肩。

三、诊断

自觉肩部广泛性酸胀疼痛，可连及上臂及肘部，夜间痛，甚至睡后痛醒；兼外邪侵袭者，受凉变天疼痛加重。局部无肿胀，病程久者，多有肩部肌肉萎缩。肩关节前、外、后方均有压痛。日久产生粘连挛缩，主、被动活动均受限，尤以外展、外旋、内旋、上举更为明显。给患者带来极大痛苦，迁延日久难愈，可达数年之久。

四、鉴别诊断

（一）颈椎病

颈椎病虽有肩臂放射痛，但在肩部无明显的压痛点，有颈部疼痛和活动障碍，有神经根刺激的症状和定位体征。肩部活动尚好。

（二）冈上肌腱炎

肩部的外侧疼痛，常局限于三角肌附丽点附近，上肢外展在中间范围（60°~120°）感觉疼痛。这个"疼痛弧"是冈上肌腱炎的明显特征。

（三）肱二头肌长头肌腱炎

肩前部疼痛，肱二头肌长头肌腱处压痛明显，肱二头肌抗阻力试验阳性。肩关节活动除上臂外上举再向后伸做反弓时疼痛外，其他方向活动多不疼痛。

（四）肩胛上神经卡压综合征

肩胛上神经卡压综合征病变部位在肩胛切迹骨—韧带管内；而肩周炎则在肩肱关节及其周围软组织。肩胛上神经卡压综合征的肩痛源于肩胛上神经卡压，疼痛为间歇性；肩周炎疼痛来自肩部痉挛的肌肉，疼痛呈持续性。肩胛神经卡压综合征肩部外旋力量减弱，患侧冈上肌、冈下肌明显的萎缩，局部无压痛；肩周炎肩部各个方向活动明显受限，无肌力减弱，肌肉萎缩多见于三角肌，肩关节周围有广泛压痛。

（五）臂丛神经炎

臂丛神经炎多发生于青壮年，男性多见，可有感染病史；肩周炎多生于老年，女性多于男性，无感染病史。臂丛神经炎常为急性发病，疼痛部位在锁骨上窝和肩部，疼痛为火烙样，疼痛可分布在整个上肢，可出现不同程度肢体瘫痪，肌肉萎缩，并可出现多汗、水肿，皮肤发痒等自主神经系统症状；而肩周炎为缓慢起病，疼痛部位在肩肱关节及其周围软组织，疼痛多为钝痛，无肢体瘫痪及自主神经紊乱症状。臂丛神经炎在其神经干上有压痛，肌力减弱，腱反射降低；肩周炎压痛点广泛，多在肩关节周围，肌力正常，无腱反射改变。

（六）肩关节脱臼

肩关节脱臼时，外观呈方肩畸形，肩肿胀，失去膨隆丰满的外形；肘关节屈曲时，肘尖内收不能接近胸肋部，患侧之手不能搭在健侧背部（即搭肩试验阳性）并有明显的外伤史。

（七）肱骨外科颈骨折

局部肿胀并有青紫瘀斑，肩关节功能活动丧失，患肢较健侧略短，其骨折处有压痛，在上臂做纵向叩诊时，骨折处有锐痛，触摸时，在骨折处可有骨擦感，并有明显外伤史。

（八）风湿性关节炎

疼痛呈游走性，可波及多个关节，肩关节活动多不受限，活动期血沉、抗链"O"值偏高，用抗风湿药物治疗显效。

（九）其他疾患

如心脏病、肺脏疾患、颈肩综合征、肩关节化脓性关节炎、肩关节结核性关节炎、骨肿瘤等疾患，可通过询问病史，X线片及实验室检查等方法鉴别。

五、治疗

（一）手法治疗

可以改善局部血液循环，促进代谢，缓解粘连，扩大关节活动范围，疗效较好。

1. 双手提拿肩法

患者取坐位，患肢置于头部。术者双手置于患肢前后，以胸大肌和背部肌肉开始向上反复提拿。也可用足蹬腋窝法使肩部和上臂各组织肉粘连松解，促进血液循环。

2. 抬肩法

患者取坐位，术者立于患肢侧，略下蹲，将患肢伸直搭于自己肩上。术者双手抱于病肩，两手拇指按于腋下部，其余手指相交于肩上，来回旋转揉转三角肌、腋下诸肌、大圆肌、胸大肌、胸小肌外侧端，并慢慢上抬患臂。每次按揉3~5分钟。

3. 摇肩法

患者取坐位。术者立于后侧，左手按压患肩，右手握住患肢前臂，用力使肘关节屈曲，由外向上，越过头顶摸健侧耳朵，然后再使患肢经胸前向对侧肩部拉动。重复数遍。

4. 按肩旋后法

患者取坐位。术者双手握住患侧前臂，用力向上抖动。尔后，一手握患肢从胸前向下、向后旋转，上提患肢，越向上越好，但避免粗暴；另一手按住患肩，按摩痛点处，重复，8～12 次。

5. 旋肩法

患者取坐位。术者立于后侧，一手按压患肩，另一手握住患肢前壁，将患肢做顺时针和逆时针画圆圈运动，画圈幅度由小到大，逐渐达到最大范围。

6. 肩部揉捏法

患者取坐位。术者立于患侧，一手托其肘部，另一手自肘部沿肱二头肌、肱三头肌向肩部按揉数遍。

7. 爬墙运动法

面对墙壁，让患者双手或患手沿墙壁徐缓向上爬动，使上肢尽量高举，然后再缓慢向下回到原处，反复进行。

（二）中药治疗

中老年后，肝肾亏损，气血虚衰，筋肉肌腱失于濡养，兼操劳伤损，风寒湿邪侵袭，导致血不荣筋，痰浊瘀阻经脉及关节。治疗采用活血祛风、舒筋通络为主。方药：防风、当归、白芍、续断、桑枝各 9 g，羌活、姜黄、木瓜各 6 g，乳香、红花各 3 g。病久未愈加黄芪 12 g，白术 9 g。每日 1 剂，煎服 2 次。也可服用大活络丹。

（三）针灸治疗

常用穴：肩髃、肩髎、肩贞、肩前、肩后、三角肌压痛点等。或主穴：肩髃、曲池、合谷、肺俞。配穴：支沟、后溪、尺泽、曲泽、天井、肩髎等。

（四）针刀治疗

1. 治疗原则
对肩周病变点进行粘连松解、瘢痕刮除。

2. 操作常规
用针刀在喙突处喙肱肌和肱二头肌短头附着点、冈上肌抵止端、肩峰下滑囊、冈下肌和小圆肌的抵止端，分别做切开剥离或纵行疏通剥离，在肩峰下滑囊作通透剥离。如肩关节周围尚有其他明显压痛点，可以在该压痛点上做适当的针刀手术。炎性渗出重者术后用泼尼松龙 25 mg 和普鲁卡因 120 mg 在关节周围封闭 1 次，并热醋熏洗患肩，服中药局方五积散加制乳香、制没药、炒薏苡仁等。如未愈，5 天后再治疗 1 次，一般1～5 次即可治愈。

3. 注意事项
（1）在喙突处治疗时，要摸准喙突尖，指切进针，避免损伤神经血管。
（2）冈上肌进刀点要防止伤及肩胛上神经。

（3）在肱骨结节间沟治疗时，刀口线应平行于肱二头肌长头肌腱方向，松解粘连勿横切。

4. 手法治疗

针刀术后，让患者仰卧治疗床上，患肢外展，医生站于患侧，让一助手托扶患肢，并嘱患者充分放松。医生一手将三角肌推向背侧，另一手拇指沿胸大肌将肱骨上的附着点进行剥离，将胸大肌、胸小肌分开，然后再将胸大肌（即腋窝前缘）向肩峰方向推压。再令患者于俯卧位，助手仍托患肢，医生一手将三角肌推向胸侧，另一手拇指分剥冈上肌、冈下肌、大圆肌、小圆肌在肱骨大结节处的止腱，务必将各条肌腱分剥开。此时患肢外展上举可增加30°～50°。最后再让患者站立或坐位，医生双手托扶患肢，嘱患者尽量外展上举患肢，当达到最大限度，不能再上举时，医生双手猛地向上一弹，推弹速度必须快（约0.5秒），待患者反应过来时，手法已结束。如让患者预先知道，因其惧怕疼痛而使肩部紧张，既推弹不上去又容易损伤正常组织。患者经上述针刀和手法治疗后，当时即可上举160°左右。

针刀治疗是剥离松解严重的粘连点，手法治疗是将散在于三角肌深面的筋膜与冈上肌、冈下肌、胸大肌、大小圆肌在肩部的止腱粘连松解，最后的推弹手法是松解肩关节关节囊的粘连。针刀和手法治疗后，患者疼痛症状基本消失，患肢活动功能也基本恢复正常。

（五）物理治疗

无论早期或晚期，均可给予超短波、红外线等理疗，增加局部血液循环，促进恢复。

（六）刮痧治疗

后颈部：天柱穴至胸椎。肩上：颈侧至胸椎。肩胛：魄户、天柱穴至胸椎。肩上：颈侧至胸椎。肩胛：魄户、膏肓、天髎、天宗、膈关穴一带。肩前：中府。三角肌：肩髃、压痛点，也可至外关穴。

六、健康教育

肩周炎有自愈倾向，其自然转归期多在数月至2年。初始时疼痛和僵硬缓慢加重，达到某种程度后逐渐缓解，但自然病程长、疗效慢、痛苦大，功能恢复不全，且治愈后有可能复发。因此要鼓励患者树立信心，配合治疗，加强自主练功活动，以增进疗效，缩短病程，加速痊愈。平时要注意肩部保暖，勿受风寒湿邪侵袭，坚持合理的运动，以增强肩关节周围肌肉和肌腱的强度。急性期应减少肩关节活动，减轻持重，必要时采取一些固定和镇痛的措施；慢性期以积极进行肩关节功能锻炼为主。

（高杰）

第九节　腰椎间盘突出症

腰椎间盘突出症是因椎间盘变性，纤维环破裂，髓核突出刺激或压迫神经根、马尾神经所表现的一种综合征，是腰腿痛最常见的原因之一。

一、病因

本病主要原因是椎间盘的退行性变。而导致椎间盘突出症的诱发因素较为复杂，目前尚无明确定论，可能的诱发因素包括：

（一）腰部过度负荷

从事重体力劳动和举重运动，可因过度负荷造成椎间盘早期退变。长期从事弯腰工作，如煤矿工人或建筑工人，需经常弯腰提取重物，使椎间盘内压力增加，易引起纤维环破裂，髓核突出。

（二）腰部外伤

在腰部失去腰背部肌肉保护的情况下，腰部的急性损伤，可造成椎间盘突出。临床上严重的脊柱骨折，椎体压缩超过 1/3，可能引起纤维环破裂，使椎间盘髓核突入椎管内。不足以引起骨折、脱位的外伤，有可能使已退变的髓核突向椎管内，或进入椎体松质骨内引起纵型髓核突出。

（三）腹内压增加

如剧烈的咳嗽、打喷嚏、憋气、便秘等，常可使腹内压升高而影响椎节与椎管之间的平衡状态，造成髓核突出。

（四）体位不正

无论是睡眠时或日常生活工作中，当腰部处于屈位的情况下，如突然加以旋转易诱发髓核突出。

（五）其他

如脊柱突然负重，长期震动，脊柱畸形，腰椎穿刺不当以及遗传因素等。

二、分型及病理

腰椎间盘突出症的分型方法较多，各有其根据及侧重面。从病理变化及 CT、MRI 发现，结合治疗方法可做如下分型。

（一）膨隆型

纤维环有部分破裂，而表层完整，此时髓核因压力而向椎管局限性隆起，但表面光滑。这一类型经保守治疗大多可缓解或治愈。

（二）突出型

纤维环完全破裂，髓核突向椎管，仅有后纵韧带或一层纤维膜覆盖，表面高低不平或呈菜花状。常需手术治疗。

（三）脱垂游离型

破裂突出的椎间组织或碎块脱入椎管内或完全游离。此型不但可引起神经根症状，还易压迫马尾神经，非手术治疗往往无效。

（四）许莫氏（Schmorl）结节及经骨突出型

前者是指髓核经上、下软骨板的发育性或后天性裂隙突入椎体松质骨内；后者是髓核沿椎体软骨终板和椎体之间的血管通道向前纵韧带方向突出，形成椎体前缘的游离骨块。这两型临床上仅出现腰痛，而无神经根症状，无须手术治疗。

三、诊断

（一）症状

1. 腰痛

是大多数患者最先出现的症状，发生率＞90％。突出的髓核刺激纤维环外层及后纵韧带中的窦椎神经而产生下腰部牵涉痛。

2. 坐骨神经痛

其发生频率高于腰痛。坐骨神经痛可以单独出现，也可以与腰痛同时出现。典型的坐骨神经痛是从下腰部向臀部、大腿后侧、小腿外侧至足部的放射痛。当咳嗽、打喷嚏、排便等致腹压增高时可使疼痛加剧。早期为痛觉过敏，病程较长者为痛觉迟钝或麻木。

3. 马尾神经受压

向正后方突出的髓核或脱出、游离的椎间盘组织可压迫马尾神经，出现大、小便功能障碍，鞍区感觉异常。

4. 下腹部痛和大腿前侧痛

在高位椎间盘突出症，腰2、3、4神经根受累时，出现神经根支配区的下腹部，腹沟区或大腿前内侧疼痛。

5. 麻木

当椎间盘突出刺激本体感觉和触觉纤维，引起肢体麻木感而不出现下肢疼痛，麻木感觉区接受累神经区域皮节分布。

6. 间歇性跛行

患者随行走距离增多可引起腰背痛和不适，同时感患肢疼痛和麻木加重，出现症状的早晚可因行走距离不等，当取蹲位或坐位休息短暂时间后，症状减轻，再行走后症状再出现。此系椎间盘组织压迫神经根和椎管容积减小，使神经根充血，水肿炎症反应所致。当行走时椎管内受阻的椎静脉丛扩张，加重了对神经根的压迫引起缺氧症状。

（二）体征

1. 步态及脊柱姿势

轻者无明显改变，重者因腰痛而步态拘谨，以下腰部后凸、侧凸、跛行为特点。

2. 压痛点和放射痛

病变棘突旁 1 cm 处压痛明显，叩击痛阳性，并向下肢放射。

3. 直腿抬高试验和加强试验阳性，跟臀试验阳性，仰卧挺腹试验、咳嗽征阳性。

4. 皮肤感觉、肌力和腱反射的改变

腰 3 ~ 腰 4 椎间盘突出，大腿前侧及小腿前内侧对痛觉过敏、减退甚至麻木感，膝伸肌力减弱，膝腱反射减弱或消失；腰 4 ~ 腰 5 椎间盘突出，小腿前侧、足背内侧、踇趾、有时第 2 趾痛觉减退，拇长伸肌力减弱；腰 5 ~ 骶 1 椎间盘突出，小腿和足的外侧，外侧的 3 个足趾及足底对痛觉过敏、减退甚至麻木感，跟腱反射减弱或消失。

（三）辅助检查

1. 腰椎 X 线正、侧位片

腰椎 X 线正、侧位片提示脊柱侧凸或腰椎生理性前凸消失或椎间隙变窄。

2. 腰椎 CT 检查

腰椎 CT 检查病变椎间隙有一块状阴影突入椎管，压迫硬膜囊和神经根。

典型腰椎间盘突出症患者，根据病史、症状、体征，以及 X 线平片上相应神经节段有椎间盘退行性表现者即可做出初步诊断。结合 X 线造影、CT、MRI 等方法，能准确地做出病变间隙、突出方向、突出物大小、神经受压情况及主要引起症状部位的诊断。如仅有 CT、MRI 表现而无临床表现，不应诊断本病。

四、鉴别诊断

由于腰椎间盘突出症早期可仅表现为腰痛，后期又有腰腿痛，这与多数可引起腰痛、腿痛及少数可同时有腰腿痛的其他疾病混淆。故其鉴别诊断既重要，又复杂。须与急性腰扭伤、腰椎骨质增生症、腰臀部肌筋膜炎、梨状肌综合征、坐骨神经炎、椎管内肿瘤、椎管狭窄症等相鉴别。

五、治疗

腰椎间盘突出症绝大多数非手术治疗有效，仅 15% 左右的患者需采取手术治疗。非手术治疗应采取推拿、牵引、物理治疗、针灸、中药等综合疗法，1 个月 1 个疗程，一般 1 ~ 3 个疗程，常可见到显著的效果。

（一）非手术治疗

腰椎间盘突出症中，约80%的患者可经非手术疗法缓解或治愈。其目的是使椎间盘突出部分和受到刺激的神经根的炎性水肿加速消退，从而减轻或解除对神经根的刺激和压迫，非手术治疗主要适应于：①年轻、初次发作或病程较短者；②休息后症状可自行缓解者；③X线检查无椎管狭窄。

1. 严格卧硬板床休息

卧床可减轻体重对椎间盘的压力，减轻突出的髓核对神经根的刺激。在症状初次发作时，尤其应该严格卧床休息，包括进餐及排便均应卧位进行。卧床至少3周，可取得满意疗效。疼痛基本缓解后，可戴腰围下床活动，腰围佩戴不应超过2个月，并在几个月内避免弯腰负重。这种方法简单有效，是非手术治疗的重要内容。

2. 骨盆牵引

骨盆牵引可使椎间隙增宽，减少椎间盘内压，减轻对神经根的刺激。可持续牵引或间断牵引，间断牵引者每日2次，每次1~2小时。

3. 理疗、按摩

理疗、按摩可缓解肌肉痉挛，减轻椎间盘压力，但应注意避免暴力。

4. 皮质类固醇硬膜外注射

皮质类固醇硬膜外注射可明显减轻神经根周围的炎症反应，有良好的镇痛作用，多用于症状严重者。每周1次，3次为1个疗程，如若无效，不应再次注射。

5. 髓核化学溶解法

髓核化学溶解法是将胶原酶注入突出的髓核附近，使椎间盘内压力降低或突出的髓核缩小，达到缓解症状的目的。

6. 药物治疗

（1）吲哚美辛：25 mg，每日3次，口服。

（2）山莨菪碱：20 mg，每日3次，口服。

（3）芬必得：0.3 g，每日3次，口服。

（4）小活络丸：6 g，每日3次，口服。

（5）秋水仙碱：具有抑制胶原纤维合成，分泌抗炎止痛作用，有学者推测还有使突出的椎间盘萎缩等作用。1985年Rask给3 000例患者先用本品静脉注射1周（每日1 mg），然后改每日0.6~1.2 mg口服，病情缓解后以小剂量维持，结果有效率92%。作者认为本品对椎间盘突出症有明显治疗效果，且可免除患者手术之苦。

（6）泼尼松：25 mg加2%普鲁卡因2 ml中，棘突旁压痛点封闭，每周1次，3~4次为1个疗程。

（7）普鲁卡因：取2%普鲁卡因2 ml，加0.5%地塞米松2 ml，维生素B_{12}0.5 mg为注射混合液，在第4或第5腰椎棘突平面行腰椎板封闭，3天1次，5次为1个疗程。注意用本品前应做皮试。

（8）可酌情选用维生素B_{12}、维生素C、维生素B_1以及泼尼松、镇痛剂、镇静剂。对下肢麻木疼痛严重患者，可肌内注射加兰他敏。椎间盘突出的患者，若同时患有风湿病者，应加用抗风湿药物治疗，方能取得较好疗效。

（二）手术治疗

1. 适应证

①长期保守治疗无效者；②反复发作症状重者；③病程短但症状重不能缓解者；④有马尾神经受压，大小便失控者；⑤中央型椎间盘突出者；⑥伴椎管狭窄者。

2. 禁忌证

①有严重心脏病者；②有严重神经衰弱者；③精神病患者；④有法律纠纷者。

3. 手术方法

①症状典型单侧神经根受压，年轻患者且无椎管狭窄者可行开窗术；②突出物大或突出物的神经根内侧腋部者，可行半椎板切除术；③大的中央型椎间盘突出或年龄大骨质增生并椎管狭窄者行全椎板切除。总之，手术方法的选择是依病理改变为依据的。术后卧床 2~3 个月，4~6 个月逐渐恢复工作，效果较好。

手术治疗应严格掌握手术适应证及提高手术技巧。手术并发症，如手术中切断神经根，术后出血形成日后粘连，压迫马尾，可出现阳痿、足下垂等。若术后 1~2 天出现尿潴留、足下垂等，应及时探查血肿解除压迫。

六、健康教育

急性期应严格卧硬板床 3 周，手法治疗后亦应卧床休息，使损伤组织修复。疼痛减轻后，应注意加强腰背肌锻炼，以巩固疗效。久坐、久站时可佩戴腰围保护腰部，避免腰部过度屈曲或劳累或受风寒。弯腰搬物姿势要正确，避免腰部扭伤。改善居住环境，做到饮食起居有节。注重心理调护，充分调动患者的治疗积极性。

（高杰）

第十节　骨质疏松症

骨质疏松症是一种与年龄相关的非特异性代谢性疾病，是中老年特别是绝经后妇女的常见病。随着人们对骨代谢的认识深入和社会已进入老龄社会，骨质疏松症现已与动脉硬化、高血压、糖尿病、肿瘤并列为老年人的重要疾病。

骨质疏松症，中医文献中无此病名，根据临床表现应类似于中医的"虚劳""腰痛"等范畴。《素问·脉要精微论》指出："腰者，肾之府，转摇不能，肾将惫矣。"《七松岩集·腰痛》指出："然痛有虚实之分，所谓虚者，是两肾之精神气血虚也，凡言虚证，皆两肾自病耳。所谓实者，非肾家自实，是两腰经络血脉之中，为风寒湿之所侵，闪肭锉气之所得，腰内空腔之中，为湿痰瘀血凝滞，不通而为痛……"

一、病因和发病机制

本病多发生于老年性或绝经后的妇女，其发生机制尚未明了，虽在20世纪40年代即已明确雌激素缺乏是绝经后骨质疏松的主要原因，但雌激素抑制骨吸收的机制至今仍不清楚。目前强有力的证据说明，遗传和生活方式是决定骨量峰值的重要因素，吸烟、酗酒、坐位工作和低钙摄入等，可增加骨质疏松发生的可能性，老年人维生素D缺乏可增加骨折的危险性。过早绝经（手术或非手术）可使骨质疏松提早出现。绝经前妇女由于精神性厌食、过量运动和高催乳素血症引起雌激素缺乏可使骨量丢失并降低骨量峰值。此外，骨质疏松也可起源于某些疾病，为继发性骨质疏松症，如多发性骨髓瘤、严重的原发性甲状旁腺功能亢进症和甲状腺功能亢进症；也可继发于接受某些药物，如糖皮质激素过量和促性腺激素释放素（GnRH）促效剂和拮抗剂以及外科手术如胃切除术、甲状腺素替代治疗引起亚临床或临床甲状腺功能过高也是引起骨丢失的原因。老年男性骨质疏松的发生常与酗酒、吸烟、不活动和服用某些药物有关。

骨质疏松症的主要病理改变为全身骨量减少，即所谓贫骨。一般表现为骨皮质变薄，显微镜下结构正常，但骨小梁减少变细。男性35岁以后骨密度以每年1%的速度递减，女性在绝经几年内丢失加快，可为5%～10%，男性60岁以后骨矿物含量开始下降明显。

二、诊断

（一）临床表现

1. 全身疼痛、不适

老年骨质疏松常表现全身疼痛、不适、乏力，以颈肩背为主。少数有神经根压迫症状。

2. 身高降低

骨质疏松者随年龄增长，椎间盘脱水，厚度变薄、老化，椎体骨质疏松，出现压缩或楔形改变，使身高降低或"驼背"、侧弯畸形。

3. 易发生骨折

由于骨质疏松造成的骨丢失是以骨基质丢失为主，结果使骨脆性上升而韧性下降，在较小外力下如摔伤、扭伤即可发生骨折。最典型的是髋部、椎体和腕部骨折，但几乎全身各部位的骨骼均可发生。髋部骨折是骨质疏松症的一种毁坏性表现，5%～20%的患者于骨折发生后一年内死亡。同时50%以上的生存者致残，其中多数为永久性的。椎体骨折引起明显的疼痛、畸形和长期衰弱。

（二）实验室及其他检查

1. 生化检查

血清钙、磷、碱性磷酸酶（AKP）一般在正常范围，有时AKP亦可增高。尿羟脯氨酸增高。血清免疫活性甲状旁腺激素均高于正常。绝经后血清E_2、雌酮浓度显著降低，血清睾酮也随年龄增加而有下降趋势。

2. 骨密度测定

采用具有能量的光子进行矿物质含量的检测。

（1）单束能量光子密度测定法：可用^{125}I（碘）或^{241}Am（镅）作为能源来测定前臂骨的矿物含量，本法重复性好，正确性高。

（2）双束能量光子吸收测定法：利用两束γ射线光子检测骨矿物密度，可测定腰椎和股骨颈的骨矿物含量，可根据骨折阈值预测骨折的可能性。

（3）定量CT（QCT）：可测定脊椎骨中央和股骨颈的小梁骨，对其重复性和正确性尚有待论证。

3. X线检查

部位有脊柱、骨盆、股骨颈、腕骨及掌骨。最初表现为骨小梁减少、变细和骨皮质变薄，骨密度减低。椎体经常出现一个或多个压缩骨折，单纯X线检查对诊断早期骨质疏松意义不大，因为当X线片看出疏松时，骨量丢失至少达30%。

4. 骨活检

多取髂骨活检，能早期对骨组织做定量分析，还能鉴别多发性骨髓瘤、转移瘤等。但骨活检是有创伤的检查方法，患者有一定的痛苦，通常不作为常规的检查方法。

根据病史、症状特点及上述检查一般可做出诊断。

三、鉴别诊断

本病应与骨软化、多发性骨髓瘤、转移癌、肾上腺皮质功能亢进、甲状旁腺功能亢进等相鉴别。

四、治疗

（一）药物治疗

1. 补钙

人体每日需要钙（元素钙）为1~1.5 g，主要从食物中摄取。老年人因骨钙丢失增加，而摄入相对不足，出现骨质疏松。所以骨质疏松者补钙要遵循"补充不足，略有超出"的原则，不能无限制地补，若补入过多易产生泌尿系统结石。绝经妇女每日应补钙1.5 g，65岁以上骨质疏松者，每日补入钙剂最高可达2.5 g。

2. 雌激素和孕激素

在欧、美、雌激素已成为预防和治疗绝经后骨质疏松的首选药物，雌、孕激素合用也成为规范性的治疗方案。雌激素一方面可直接作用于成骨细胞上存在的相应受体，另一方面则可通过降低机体甲状旁腺素的敏感性，促进降钙素分泌，增加1, 25（OH）$_2$D$_3$合成来达到预防和治疗骨质疏松症的目的。如无禁忌，应给所有易患骨质疏松症的妇女使用生理量的小剂量雌激素进行预防。对那些绝经较久（＞10年）的妇女使用雌激素治疗也有减少骨矿物丢失的作用。虽然以往认为单独给患者应用雌激素治疗，会导致妇女患子宫内膜癌和乳腺癌的危险性，在雌、孕激素的合用后可以减少上述的危险性，但从谨慎的角度出发，对接受治疗的女性应在治疗前和治疗期间定期做妇科和乳腺的检查。对已行两侧卵巢（子宫）切除的患者使用雌激素治疗时则可不加用孕激素。孕激素也有减少骨矿物丢失的作用，但它们与雌激素使用时其作用并不相加。雌激素应用剂量因人而异，要观察用后的反应来斟酌剂量。目前推荐的雌激素常用剂量为：结合性雌激素每日 0.625 mg；或炔雌醇每日 15~25 μg；或戊酸雌二醇每日 0.5~2 mg，国产的尼尔雌醇使用剂量为每 2 周 2 mg，雌激素可通过口服，也可通过贴剂或膏剂经皮肤给药，皮下埋藏给药也有效。如有阴道出血等症状要及时做妇科检查并酌情减少剂量。

3. 降钙素

降钙素可抑制破骨细胞活性，抑制骨吸收，减少骨折，可止痛并改善活动功能。目前，一般应用鲑合成降钙素每日 50~100 U 皮下或肌内注射。Lanciani 等报道鲑合成降钙素 100 U 每日肌内注射 1 次，30 天后，隔日肌内注射 1 次，并同时口服钙剂治疗绝经后妇女的骨质疏松 20 例，其中 18 例获得满意效果。

4. 爱卡坦宁

1991 年，Consoli 报道 20 例老年或绝经后骨质疏松患者，用爱卡坦宁鼻腔给药，剂量为每日 80 U，治疗 6 个月后，经单光子吸收仪测定结果，治疗组骨量增加 3.2%，而安慰剂组的骨量稍下降。

5. 氟化物

氟化物是一种强有力的骨形成刺激剂，导致骨小梁骨量的明显增加。一组大数量前瞻性双盲研究分析显示氟化物应用后，皮质骨骨折显著增加只限于应用大剂量者。应用较小剂量的研究证实氟化物对骨量有明显的益处，且未见骨折发生的增加。Lane 报道 30 例女性骨质疏松患者接受氟化钠每日 1 mg/kg、元素钙（每日 1.5 g）、维生素 D（每日 400~800 U）联合治疗，在治疗之前两年内，年骨折发生率 1.25%，治疗后降为 0.10%。

6. 二磷酸盐

二磷酸盐抑制骨吸收，促进骨质恢复，增加骨量，其作用机制：对破骨细胞有细胞毒作用。在骨表面形成一层亲和物，阻止破骨细胞被激活。与骨基质结合，改变其活性，抑制骨分解。口服的吸收量低，吸收部分 20%~50% 进入骨组织，其余随尿排出，在血中的半衰期为 2 小时，尿中为 13 小时，而进入骨组织后其半衰期延长，甚至终生，因此，不能长期用药，制剂有骨膦，依屈磷酸二钠（EHDP）。不良反应：大量服用时抑制骨矿化，可能出现软组织钙化、低血钙及胃肠反应。临床上还被用于治疗肿瘤所引起的高钙血症及异位钙化、骨化等。

7. 异丙氧黄酮

异丙氧黄酮对于离体培养的破骨细胞有明显抑制作用，并可促进成骨细胞的分化与增生，临床应用证明可以防止骨量减少，并有镇痛作用，其不良反应为消化道症状。

（二）中医治疗

1. 辨证论治

（1）脾虚血亏型

症见全身酸痛不适，四肢酸软、乏力，嗜卧，面色萎黄或苍白，食纳不香，或食入饱胀，苔薄白，脉沉细无力。

治法：补脾生血。

方药：归脾汤加减。

党参15 g，黄芪15 g，白术15 g，茯苓12 g，当归12 g，炙甘草10 g，大枣6 枚，仙灵脾15 g，枸杞子12 g，山药15 g。

（2）肝肾阴虚型

症见腰膝酸软，消瘦乏力，颧红盗汗，五心烦热，头晕耳鸣，失眠多梦，舌红淡苔少，脉细数。

治法：滋补肝肾，强壮筋骨。

方药：杞菊地黄丸加减。

枸杞子15 g，菊花12 g，熟地15 g，山药12 g，山萸肉12 g，茯苓10 g，丹皮10 g，杜仲12 g，狗脊15 g，怀牛膝12 g，桑寄生12 g，地骨皮10 g，黄柏10 g。

（3）肾阳衰微型

症见腰膝酸软，消瘦乏力，面色苍白或㿠白，神疲身倦，食纳不香，舌淡苔白，脉细无力。

治法：温补肾阳，强壮筋骨。

方药：金匮肾气丸加减。

熟附子10 g，肉桂8 g，熟地15 g，山药12 g，山萸肉12 g，枸杞子12 g，茯苓12 g，泽泻10 g，丹皮8 g，仙灵脾15 g，菟丝子12 g，巴戟天12 g，鹿角胶10 g，杜仲12 g，怀牛膝12 g，桑寄生12 g，狗脊10 g。

（4）瘀血阻络型

症见腰背或肩部刺痛，周身酸软无力，夜间疼痛明显，晨起时尤甚，活动后减轻，面色苍白，纳差，食入腹胀，舌苔薄白，舌质紫暗或有瘀斑，脉细涩。

治法：益气活血，强壮筋骨。

方药：当归补血汤和四物汤加减。

黄芪20 g，当归15 g，熟地12 g，赤芍10 g，川芎10 g，丹参12 g，白术12 g，仙灵脾12 g，狗脊10 g，桑寄生12 g，怀牛膝12 g，杜仲10 g，肉苁蓉12 g。

2. 中成药

（1）乌鸡白凤丸：每次1 丸，每日2 次。有益气养血，补精的作用。用于骨质疏松症有一定疗效。

（2）归脾丸：每次1 丸，每日2 次。有益气养血作用。用于脾虚者。

（3）知柏地黄丸：每次8 粒，每日3 次。有补肾清热的作用，用于骨质疏松症属阴虚火旺者。

（4）杞菊地黄丸：每次 8 粒，每日 3 次。有滋补肝肾，清火作用。用于骨质疏松症属肝肾阴虚而火旺者。

（5）金匮肾气丸：每次 8 粒，每日 3 次。有温补肾阳的作用，用于骨质疏松症属肾阳虚者。

3. 验方

（1）黑芝麻 5 g，微炒，羊奶（或牛奶）500 g，煮沸。用奶冲黑芝麻食用。用于肝肾阴虚者。

（2）胡桃仁 50 g，加入白酒 500 g 浸泡，2 周后服用，每日 10 ml。用于脾肾阳虚者。

（3）枸杞子 150 g，山药 150 g，核桃仁 150 g，红枣 200 g，蜂蜜 500 g。去枣核（煮熟后）加入其他药研成泥状，再加入蜂蜜拌匀，上笼蒸 2 小时，每次 1 匙，每日 2 次服用。

五、护理措施

（1）嘱老年人饮食中应保证足够的钙、蛋白质和维生素的摄入，坚持体育活动。

（2）戒烟、酒，以便延缓骨质疏松症的发生。

（3）对老年人应加强生活护理，避免外伤，防止骨折的发生。

（4）使用性腺激素治疗时，要注意观察药物不良反应，发现异常及时报告医生。

六、健康教育

骨质疏松的防治是目前引起广泛关注的重大社会保健课题，尽管目前有多种药物可供临床选择，但疗效及安全性还需进一步考察，提倡联合用药的同时，搞好本病的预防至关重要。预防包括年轻时最大限度地提高峰值骨量，减少绝经后及随年龄增加后的骨矿物丢失，降低患者发生骨折的危险性。生命在于运动，老年人每天坚持 2 小时以上的直立体位活动就可以大大延缓骨质疏松的发生进程，多参加健身运动和练习医疗气功，多增加太阳照射时间，也是预防老年人骨质疏松的最有效办法。在饮食上要多增加钙、磷、维生素 D 等的摄取，如蛋黄、豆腐、鱼肉、山芋、牛奶和乳制品、豌豆、海带、咸鱼干、炖鲫鱼、虾仁等。饮食的预防最好在中年期开始并坚持下去，这将在老年时有所帮助。此外，对老年人应加强教育，尽力设法减少跌跤的可能性，告知摔倒易发生在饭后站立或夜间起床时。家中障碍物应减少或消除，因大多数跌跤致髋部骨折发生在室内。对高危的老年人应用髋部保护物似乎是一种有帮助的新尝试。

（高杰）

第十一节 骨关节损伤

骨的完整性或连续性中断称为骨折。由直接暴力、间接暴力、肌肉牵拉和积累性劳损等原因造成的骨折称为创伤性骨折；由骨骼疾病（如骨髓炎、骨肿瘤等）造成骨质破坏，受轻微外力即发生的骨折称为病理性骨折。

一、病因

（一）直接暴力

暴力直接作用的部位发生骨折，骨折处常伴有不同程度的软组织损伤。如车轮撞击小腿引起胫腓骨骨折。

（二）间接暴力

暴力通过传导、杠杆、旋转和肌收缩等作用使受伤部位远处发生骨折。如跌倒时手掌撑地，外力经传导可导致桡骨远端骨折或肱骨髁上骨折。骤然跪倒时，股四头肌剧烈收缩，可致髌骨骨折。

（三）积累性损伤

长期、反复轻微的直接或间接损伤可积累在某一部位发生疲劳性骨折，如远距离的行军易导致第二、三跖骨及腓骨下 1/3 骨干骨折。

（四）骨骼病变

骨骼在原有病损的基础上，因轻微的外力，或正常活动中发生骨折，成为病理性骨折。如骨髓炎、骨肿瘤、骨结核并发的骨折。

二、分类

（一）按骨折处是否与外界相通分类

1. 闭合性骨折
骨折处皮肤或黏膜完整，与外界不相通。
2. 开放性骨折
骨折处皮肤或黏膜破损，与外界相通。骨折处通过脏器与外界相通的骨折也属于开放性骨折。

（二）按骨折程度和形态分类

1. 完全性骨折

骨的完整性和连续性完全中断。按其形态又分为：

（1）横断骨折：骨折线几乎与骨纵轴垂直。

（2）斜形骨折：骨折线与骨纵轴斜交。

（3）螺旋形骨折：骨折线呈螺旋形。

（4）粉碎性骨折：骨碎裂成3块或3块以上。

（5）嵌插骨折：长管状骨骨干的密质骨嵌插入骨骺端的松质骨内。

（6）压缩性骨折：骨质因压缩而变形，多见于松质骨。

（7）凹陷性骨折：骨折块局部下陷，如颅骨骨折。

（8）骨骺分离：通过骨骺的骨折，骨骺的断面可带有数量不等的骨组织。

2. 不完全性骨折

骨的完整性或连续性部分中断。按其形态又分为：

（1）裂缝骨折：骨质发生裂缝，像瓷器上的裂纹。

（2）青枝骨折：多见于儿童。因儿童骨质较柔韧，骨未完全断裂，如同被折的青嫩树枝。

（三）按骨折的稳定程度分类

1. 稳定性骨折

骨折端不易移位或复位固定后不易再移位的骨折，如横断骨折、嵌插骨折、裂缝骨折和青枝骨折等。

2. 不稳定性骨折

骨折端易移位或复位固定后易再移位的骨折，如斜形骨折、螺旋形骨折和粉碎性骨折。

三、诊断

（一）病史

详细询问受伤的经过，明确外力的大小、性质和作用方向，了解受伤的急救处理经过。

（二）全身表现

1. 休克

骨折所致休克的主要原因是出血，特别是骨盆骨折、股骨骨折和多发性骨折。严重的开放性骨折或并发重要内脏器官损伤时可导致休克。

2. 发热

骨折后体温一般正常，可在骨折后有大量内出血、血肿吸收时出现低热，但一般不超过 38℃。开放性骨折出现高热时，应考虑感染的可能。

（三）局部症状

1. 骨折特有体征

1）畸形：骨折移位可使患肢外形发生改变，主要表现为缩短、成角或旋转畸形。

2）异常活动：正常情况下，肢体不能活动的部位，骨折后出现不正常的假关节样活动。

3）骨擦音或骨擦感：骨折端相互摩擦而产生的骨擦音或骨擦感。

具有以上 3 个特有体征之一者，即可确诊。但是裂缝骨折、嵌插骨折等不出现骨折特有体征。

2. 一般体征

1）疼痛和压痛：骨折处均感疼痛，移动伤肢时疼痛加剧伴明显压痛，固定后疼痛可减轻。叩击患肢远端，可诱发骨折部位疼痛。

2）局部肿胀与瘀斑：局部软组织损伤后毛细血管破裂出血，组织水肿导致局部肿胀。由于血红蛋白的分解，受伤 1 天后，皮下瘀斑可变为紫色、青色或黄色。

3）功能障碍：骨折后肢体支架断裂和疼痛，使肢体丧失部分或全部活动功能。

（四）影像学检查

1. X 线检查

X 线检查是诊断骨折的重要手段之一。它不仅能对骨折存在与否予以确认，也能显示骨折的类型、移位的方向及程度等。

2. CT 检查

一些结构复杂的骨与关节损伤，常规的 X 线片上难以显示那些隐蔽的骨折，或难以真实反映骨折的移位程度及周围重要结构的关系，此时，需使用 CT 检查。如对于常规 X 线片上难以显示的椎体及附件的纵裂骨折、突入椎管内的椎体骨片等，在 CT 片上可清晰显示；骨盆骨折在 CT 片上可清晰显示骨折的移位情况及是否有骶髂关节的脱位或半脱位。

四、治疗

骨折急救的目的在于用简单而有效的方法抢救生命，保护患肢，安全而迅速地将患者运送至附近医院，以获得全面而有效的治疗。

（一）一般处理

首先是抢救生命。应迅速了解患者的呼吸、循环和意识情况，若患者处于休克状态，应以抗休克治疗为主要任务。注意保暖，有条件时应立即输血、输液。对颅脑损伤处于昏迷的患者，应注意保持呼吸道通畅。不必脱去闭合性损伤患者的衣服、鞋、袜等，以免过于搬动患者，增加疼痛。若患肢肿胀较剧，可剪开患者衣袖或裤管，闭合性骨折有穿破皮肤、损伤血管和神经的危险时，先用夹板固定小心搬运患者，防止骨折移位。

（二）止血包扎

伤口出血时应用无菌敷料或当时认为最清洁的布料包扎，大多数的伤口出血经加压包扎后即可止血。用止血带阻断大血管的出血，必须记录开始用止血带的时间并按时放松，防止由于使用止血带时间过长而导致肢体远端缺血坏死。露出伤口的骨折端不应回纳，以免将污物带进伤口深处。

（三）妥善固定

妥善固定是骨折急救处理最重要的一项。固定采用专用夹板为佳，亦可就地取材，用木板、树枝等制成夹板，若无可取之物，可将受伤的上肢绑在胸部，将受伤的下肢同健肢绑在一起。目的是避免骨折端在搬运时移动而更多地损伤软组织、血管、神经和内脏，有利于防止休克，减轻疼痛。

（四）迅速转送

四肢骨折患者固定后，可用普通担架运送，脊柱骨折患者必须平卧于硬板上，固定颈部迅速平稳运送。运送途中注意观察全身情况及伤口出血情况，及时处理危及生命的情况。

（五）骨折的治疗原则

治疗骨折有三大原则，即复位、固定和功能锻炼。

1. 复位

复位是治疗骨折的首要步骤，也是骨折固定和功能锻炼的基础。根据骨折情况，选用手法复位、牵引或切开复位。

2. 固定

1）外固定

（1）夹板固定：夹板适应于四肢长骨骨折，尤其是前臂骨折、肱骨骨折、稳定的小腿骨折，结合牵引，也用于股骨骨折和其他不稳定骨折。使用夹板前，患肢应使用一层薄衬垫并放置不同类型的纸垫和分骨垫，选用与肢体外形相仿的4块小夹板，用4～5支布带固定，固定的布带应能上、下移动1 cm。

（2）石膏固定：不适用于小夹板固定者，脊柱骨折、开放性骨折伤口尚未愈合或局部肿胀严重，应暂用石膏固定，以利消肿。

复位固定后X线透视或摄片复查，不断观察肢体的血液循环状况，及时予以调整。

2）牵引复位固定：主要用于手法复位困难、外固定不稳定的股骨干或胫骨斜形骨折以及开放性骨折需要换药者。持续牵引，一靠对抗肌力来纠正短缩移位；二靠被拉紧肌肉的侧向作用力来纠正侧方移位；三靠牵引力线维持骨折段于力线上，故能起到复位与固定的双重作用。

3）切开复位内固定

（1）适应证：骨折断端有软组织嵌入，手法复位失败者；陈旧性或畸形愈合的骨折；肌肉收缩所致的移位性骨折，如髌骨、尺骨鹰嘴骨折；骨折合并血管神经损伤；要求解剖复位的关节内骨折，如股骨颈骨折；多处骨折，为便于护理，可选择适当部位切开复位内固定。

（2）内固定的材料和方法：包括髓内钉、螺丝钉钢板、不锈钢针等内固定。固定方法和材料需根据骨折部位和类型选择。多数内固定手术后尚需外固定。内固定可通过切开整复或在 X 线透视下闭合整复进行。由于切开复位和内固定手术时，软组织和骨膜受到损伤，影响骨折愈合且增加感染机会，并需二次手术取出内固定，应严格掌握适应证。

3. 功能锻炼

功能锻炼是通过肢体自身的运动来防治骨伤科疾病，促使肢体功能得到锻炼，从而加速骨伤疾病康复的一种治疗方法。

五、护理措施

（一）一般护理

（1）执行外科一般护理常规。

（2）脊柱及四肢骨折、骨牵引、石膏固定者均应卧硬板床，床板中央开洞，以便排便。褥垫可分头中尾 3 片，排便时将中片拉开，便盆置于木板下面，对准洞口。臀部垫一塑料单自洞口下垂至便盆，以保持周围清洁。

（3）四肢骨折患者应注意抬高肢体 20°～30°，颈椎骨折抬高床头 15°～20°，下肢骨折抬高床尾 15°～20°，以利静脉回流，减轻肿胀。观察患者末梢循环情况，注意患肢颜色与温度。

（4）各种骨折，尤其是脊柱骨折、高位截瘫患者，要按时翻身，翻身时头、颈、躯干成一直线，避免推、拉、屈曲、扭曲，以免椎体错位，加重脊髓损伤。做好皮肤护理，预防发生压疮。

（5）供给患者富含营养的易消化普食，应多吃水果蔬菜，以防便秘。长期卧床易发生骨质脱钙，应多饮水，预防泌尿系结石和感染。

（6）长期卧床或使用外固定的患者，应注意保持肢体功能位置。如肩关节应外展45°、前屈 30°、外旋 20°、前臂中立位；肘关节应屈 70°～90°，前臂中立位；腕关节应背伸 30°左右；掌指及指间关节应拇指对掌，且各指成半握拳状；髋关节应外展 10°～20°，前屈 15°，外旋 5°；踝关节应屈曲 10°～15°；膝关节应在中立位置，即足与小腿成 90°角。尤其是截瘫患者，一般在足部使用石膏托或支架以防垂足畸形。

（7）据病情需要选用按摩、被动关节活动、热敷、擦浴、红外线及超短波理疗等，有利于促进局部血液循环及炎症吸收，利于肢体功能恢复。

（8）做好患者的心理护理。骨科患者常因行动困难、治疗时间长或手术后感染长期不愈等，思想负担较重。应关心和安慰患者，使其放下思想包袱，保持精神愉快。热情鼓励和帮助患者进行适当的活动，使患者尽早和最大限度地恢复功能。

（二）骨科患者手术前后护理

除外科围术期一般护理和骨科患者一般护理外，应重点注意以下问题及工作：

（1）重视术前皮肤准备的特殊方法和术后伤口护理。

（2）为患者提供安全和舒适措施，防止跌倒意外或病理性骨折。

（3）术后密切观察患肢远端感觉、运动及血液循坏情况，发现异常应查明原因，及时处理。

（4）指导患者术后合理的功能锻炼。

（三）骨科外固定患者的护理

1. 小夹板固定患者的护理

（1）根据骨折部位选择相应规格的小夹板，准备衬垫物及固定垫。

（2）夹板外捆扎的布带，松紧应适度，一般应使捆扎带的带结能向远、近端方向各移动 1 cm。如果捆扎过松会致固定作用失效，捆扎太紧可能造成肢体软组织或血管、神经等受压致伤。

（3）小夹板固定前后均应注意观察患肢远端有无感觉、运动及血液循环障碍情况，以防发生骨筋膜室综合征。

（4）抬高患肢：有利于肢体血液、淋巴液回流，减轻疼痛与肿胀。

（5）功能锻炼：被动活动，按摩舒筋，手法需轻、柔、稳。主动活动，鼓励患者主动活动，要循序渐进，从肌肉的收缩开始，逐步过渡到关节的伸屈活动。

2. 石膏绷带固定患者的护理

医用石膏为白色粉末状的熟石膏，它是天然生石膏加热脱水而成，熟石膏遇到水分后，可重新结晶而硬化，临床上利用该特点来制作骨科患者所需要的石膏及模型。达到固定骨折、矫正畸形、炎症时的局部制动和矫形术后的固定等作用，其使用范围很广泛。

（1）抬高患者，有利于肢体远端血液回流，减轻肿胀。

（2）48 小时内注意观察肢体远端血液循环、感觉、运动情况，了解有无管形石膏局部压迫现象，如有疼痛、麻木、活动障碍等异常表现，应及时通知医生，管形石膏内肢体组织出现疼痛时，勿填塞棉花敷料，勿使用止痛药，必要时须"开窗"检查或打开石膏型。

（3）保持管形石膏清洁，避免受潮：经常检查管形石膏有无松脱或断裂而失去固定作用。

（4）指导患者功能锻炼：学会做管形石膏内肌肉的舒缩活动。附近未固定关节的运动锻炼适当增强，防止肌萎缩及关节僵硬等。

（5）拆除石膏后，温水清洗皮肤，涂搽皮肤保护剂：指导患者继续进行去除固定后的功能锻炼，尽快恢复患肢各关节正常活动。

3. 牵引患者护理

（1）向患者讲清牵引的目的及程序，消除恐惧和顾虑。

（2）皮肤牵引患者应询问有无胶布过敏史。

（3）患者卧硬板床，患侧床脚抬高，以做反牵引，肢体置于功能位。

（4）密切观察患肢血液循环及功能：观察肢端皮肤颜色，毛细血管充盈情况，触摸远端动脉搏动和针刺皮肤感觉，高度警惕肢体缺血性挛缩的发生，如出现青紫、肿胀、发冷、疼痛麻木、运动障碍、脉搏弱或消失等要及时处理。

（5）经常检查皮肤牵引绷带有无松动、滑脱，及时处理。注意皮肤有无炎症或水疱等。

（6）牵引的重量依病情而定，不能任意加减甚至暂停牵引。

（7）保证牵引重量准确有效，牵引重物要悬空。

（8）保持牵引力方向准确，作用力线良好，防止发生骨折部位成角畸形。

（9）骨牵引患者要保持针眼处清洁、干燥、不受触碰。注意牵引针是否滑向一侧，严禁把牵引针在骨骼内来回推移，以防感染。如发现牵引歪斜，针眼处皮肤受压而破溃，应及时通知医生。

（10）注意预防垂足畸形：要认真倾听患者主诉，观察患者足背伸屈活动，尤其对老年人，更应注意检查和预防。

（11）加强基础护理，防止呼吸、泌尿系统并发症及压疮的发生，鼓励患者利用拉手架抬起上身及臀部，促进血液循环并注意患肢保暖。

（12）功能锻炼：患肢应及早开始肌肉的收缩运动，如下肢牵引后，应逐渐进行屈膝以及踝部、足部、髌骨活动等。

六、健康教育

（1）注意安全、加强体育锻炼、合理安排饮食、提高身体的协调性、防止骨质疏松，无疑会减少骨折发生的可能。

（2）骨折治疗周期长，患者情绪波动大，应在整个治疗过程中根据患者的心态，用美好的语言，切实的医疗护理知识，愉快的情绪，友善的态度，对患者进行精神上的安慰、支持、疏导等，使患者保持身心健康。

（3）辅导患者逐步地自己按计划进行功能锻炼，并告知患者，功能锻炼与肌肉萎缩、关节僵硬等并发症的关系，使其长期坚持并指导提高自我护理、自我照顾的能力。

（4）带管形石膏回家继续治疗的患者，应向患者和家属详细说明有关管形石膏的护理知识，诸如石膏的保护、石膏的清洁、功能锻炼的方法、肢体抬高应高于心脏水平等以及可能发生的问题。如有肢体肿胀或疼痛明显加重，骨折远端肢体感觉麻木、肢端发凉，石膏变软或松动等，应立即回医院复查。

（高杰）

第十二节 股骨颈骨折

股骨颈骨折常见于老年，多因跌倒时造成的扭转暴力所致。青壮年及儿童也有发生，因股骨头位置很深，骨折复位后难于固定，治疗较为困难。且因血供不足，晚期股骨头坏死发生率很高。

一、解剖概要及股骨头的血液供给

股骨头呈圆形，约占一圆球的2/3，完全为关节软骨所覆盖，在其顶部后下有一小窝，称为股骨头窝，为股骨头韧带附着处，股骨头可由此获得少量血供。股骨颈微向前凸，中部较细。自股骨头中点，沿股骨颈画一条轴线与股骨下端两髁间的连线，并不在同一平面上，正常情况下，前者在后者之前，形成的角度，叫前倾角平均为13.14°，其中男性12.20°，女性13.22°。股骨颈与股骨干之间成一角度，称颈干角，成人为125°，其范围在110°~140°。

股骨颈内部承受张应力、压应力、弯曲应力和剪应力，骨小梁的分布方向和密集程度也因受外力的不同而不同，股骨头颈部有2种不同排列的骨小梁系统，一种自股骨干上端内侧骨皮质，向股骨颈上侧做放射状分布，最后终于股骨头外上方1/4的软骨下方，此为承受压力的内侧骨小梁系统；另一系统起自股骨颈外侧皮质，沿股骨颈外侧上行与内侧骨小梁系统交叉，止于股骨头内下方1/4处软骨下方，此为承受张力的外侧骨小梁系统。上述2种骨小梁系统在股骨颈交叉的中心区形成一三角形脆弱区域，即Ward三角区，在老年人骨质疏松时，该处仅有脂肪充填其间，更加脆弱。从股骨干后面粗线上端内侧的骨密质起，由很多骨小梁结合成相当致密的一片骨板，向外侧放射至大转子，向上通过小转子前方，与股骨颈后侧皮质衔接，向内侧与股骨头后内方骨质融合，以增强股干颈的连接与支持力，称为股骨距，也称为"真性股骨颈"。Giffin通过研究指出它的存在不仅加强了颈干连接部对应力的承受能力，而且还明显加强了抗压力与抗张力两组骨小梁最大受力处的连接，在股骨上段形成一个完整合理的负重系统。股骨上端的力学结构是典型力学体系，自重轻而负重大，应力分布合理，受力性能极佳，骨小梁的排列能最大限度抵抗弯曲应力。股骨距在股骨颈骨折时内植入物放置位置方面及股骨头假体的置换技术方面，均具有重要意义。

成人股骨头的血液循环主要是来自股深动脉的旋股动脉，外侧和内侧旋股动脉通过股骨的前后方在转子的水平相吻合，从这些动脉特别是旋股内侧动脉分出上、下支持带动脉。上支持带动脉又分出上干骺动脉和外骺动脉，而下支持带动脉变成下干骺动脉。闭孔动脉通过髋臼支分出圆韧带动脉，其终端为骨骺内动脉。自股骨干和转子部的动脉穿进股骨皮质下，终止于股骨颈近端，外骺动脉和内骺动脉分别供应股骨头外2/3和内1/3的血液循环，而下干骺动脉主要供应股骨颈的血供。上支持血管是股骨头的最重要的血液循环来源，而下支持带血管则仅营养股骨头和颈的一小部分，圆韧带血管对股骨头血供的重要性各家意见不一，作用尚不明确。

股骨颈骨折后，进入股骨头上方的外侧骺动脉因骨折而中断，骨折移位使支持带血管撕裂，髓内出血，髋关节囊内压增高压迫支持带血管等因素，使股骨头的血供遭受损害。骨折后股骨头坏死与否主要与其残存血供的代偿能力有关。股骨颈骨折通常位于整个关节囊内，关节液可能妨碍骨折的愈合过程。因为股骨颈上基本无外骨膜层，所有愈合必须来自于内骨膜，滑液内的血管抑制因子也可抑制骨折的修复。

二、股骨颈骨折的病因和分类

股骨颈骨折是内外因共同作用的结果。其内因为老年人股骨颈骨质疏松、脆弱，再加之股骨颈细小，则不需太大外力即可造成骨折。其外因则多由于老年人摔倒后臀部触地所致，或下肢突然扭转而骨折。青壮年患者一般不存在骨质疏松，股骨近端骨质十分坚强，常需较大暴力才能发生骨折，如车祸、高空坠落等。少数患者也可因过久负重劳动或行走而发生疲劳骨折。

股骨颈骨折可分为若干类型，通常从骨折的发生部位、骨折线的走行以及骨折断端之间的相互关系等不同角度出发归类，各有其优势，综合使用不同的分类方法，对于选择最优化的治疗方案和判断预后，具有重要的意义。股骨颈骨折常用的分类方法主要有：

（一）按骨折线的部位分

1. 头下型骨折

骨折线位于股骨头下，使旋股内、外侧动脉发出的营养血管支损伤，骨折后由于股骨头完全游离，致使股骨头血液循环基本上中断，故易发生股骨头坏死。

2. 经颈型或头颈型

骨折线由股骨颈外上缘头下开始，斜向内下至股骨颈中部，骨折线常为斜形。因股骨纵轴线的交角很小，骨折线剪力大，稳定性差，故牵拉、扭曲易导致股骨头血管损伤。易发生股骨头坏死或骨折不愈合。

3. 基底型

骨折线位于股骨颈基部，股骨颈与大、小粗隆间连线处。该类骨折对血液供应影响不大，骨折容易愈合。

（二）按骨折线斜度分

Pauwels 将其分为内收型和外展型骨折。

远端骨折线与两髂峰连线所成的角度称 Pauwels 角。

1. 外展型骨折

Pauwels 角小于 30°、无移位或移位很少的嵌插型骨折剪力小、稳定，利于骨折愈合，又称为外展型骨折。

2. 内收型骨折

Pauwels 角大于 50°，为内收型骨折，稳定型稍差。骨折断端缺少嵌插，骨折线之间剪力大，骨折不稳定，愈合率比前者低。

（三）按骨折移位程度分

按骨折移位程度分又称 Garden 分类法。

1. 不全骨折

骨折线没有穿过整个股骨颈或嵌插，股骨颈有部分骨质相连，骨折无移位，近折端保持一定的血液循环，骨折容易愈合。

2. 完全骨折无移位

骨折对位良好，如股骨头下型骨折，仍有可能愈合，但股骨头坏死、变形常有发生；如为颈中型或基底型骨折，骨折容易愈合，股骨头血液循环好。

3. 股骨颈完全骨折部分移位

骨折远端向上移位，股骨头内收、内旋，颈干角小。

4. 股骨颈完全骨折完全移位

骨折两端分离，骨折近端旋转，骨折远端上移，关节囊严重损伤，易造成股骨头缺血性坏死。

三、损伤机制

股骨颈骨折常发生于 50 岁以上的骨量下降、骨结构异常的老年人，那是由于老年人骨质疏松，导致股骨颈生物力学强度下降，股骨颈变得脆弱。老年人髋周肌群退变，反应迟钝，不能有效地消除髋部意外不良应力，侧方对大转子的直接撞击，如滑倒、坠床、车祸等；躯干倒地时下肢突然扭转，而股骨头长在髋臼窝内，不能随同旋转，加上股骨颈前方强大的髂腰韧带和后方的髂股韧带挤压股骨颈，如脚被绊，下肢突然扭转。正常股骨颈部骨小梁的走向狭长卵圆形分布，长轴线与股骨头、颈的轴心线一致，有利于在正常生理情况下承受垂直载荷。但难以对抗上述横向水平应力而易于发生断裂，甚至无明显外伤即可发生骨折。而青壮年骨折多为较大暴力所致，如车祸或高处坠落伤。偶有因股骨颈部反复超负荷的外力作用，如过久负重劳动、行走，而发生显微骨折。如未及时修复，即使中青年也可能最终导致疲劳骨折。

四、诊断

有外伤史。

（1）伤后髋部疼痛，活动时以及按压股三角区或叩击大粗隆及足跟时，疼痛加重。

（2）股骨颈骨折多为关节囊内骨折，骨折后出血不多，加上关节囊和肌群的包围，故外表肿胀不明显。囊外骨折时，肿胀较明显。

（3）骨折移位多时，伤肢多有屈髋屈膝外旋及短缩畸形，大粗隆上移，伤后即不能站立及行走。但部分无移位或嵌插骨折患者，仍可短时行走或骑车。

（4）X 线显示骨折的部位、类型及移位程度。

五、治疗

稳定的嵌插型骨折即 Garden Ⅰ型，可根据情况使用非手术治疗，如外展位牵引或穿用"⊥"形鞋保持伤肢于外展、旋转中立位等。但由于患者多为老年人，为避免长期卧床所引起的多种并发症，并且有约 15% 移位率，也可选经皮螺钉固定，对 Garden Ⅱ型因缺乏稳定，均应闭合复位内固定。

复位和内固定是治疗移位型股骨颈骨折的基本原则，多用 Garden 对线指数判断复位程度。正常正位片上股骨干内缘与股骨头内侧压力骨小梁呈 160°，侧位片上股骨头轴线与股骨颈轴线呈一直线（180°），Garden 证实，如果前后位上股骨头的压力骨小梁和股骨内侧皮质的夹角在 155°~180°，则骨愈合的比率增高，而缺血性坏死的发生率较低；在侧位上虽然应尽量争取矫正前倾角，但复位后 155°~180° 也可接受。同时证实，无论在哪一平面上对线指数小于 155° 或大于 180° 时，缺血性坏死的发生率从 7% 增至 65%。

股骨颈骨折内固定的装置已研制出很多，实验证明加压单钉抗旋转强度较差。加压多钉类为目前较受欢迎的治疗方法。Kyle 和 Asnis 提出用空心螺钉 3~4 根固定骨折效果好，Van 用生物力学方法比较 4 种内固定物即三翼钉、滑移式钉板、加压单钉及加压多钉后认为，3 枚加压螺纹钉的抗压、抗张强度及抗扭转能均在其他 3 种固定物之上。Mecutchen 等报告加压螺纹钉治疗股骨颈骨折不愈合率仅为 1.8%，术后股骨头坏死率为 11%，螺纹钉治疗效果明显优于其他治疗方法。Bout 等通过研究指出由于空心螺钉直径小，故对骨质及髓内血管损伤小，3 枚钉呈三角形立体固定，故稳定性好，能有效防止股骨头旋转及下沉，而且其手术适应证比较广。我们最常使用空心螺丝钉固定股骨颈骨折。假若外侧皮质骨质疏松或粉碎相当严重，也可考虑侧方小钢板固定。

准确良好的复位是内固定成功的必要条件，一般对股骨颈骨折选择闭合复位，切开复位仅适用于闭合方法无法复位的患者。

（一）闭合复位方法

Whitman 法，牵引患肢，同时在大腿根部加反牵引，待肢体原长度恢复后，行内旋外展复位。Leadbetler 改良了 Whitman 法，主要是屈髋屈膝 90° 位牵引。牵引复位采用胫骨结节骨牵引（1/7 体重），在 2 日内致骨折复位，牵引的方向一般为屈曲，外展各30°，如有向后成角，可在髋伸直位做外展 30°。目前多采用先用缓慢的皮牵引或骨牵引数日，等患者可手术后，在麻醉下在骨科牵引床上先将伤肢外展、外旋位牵引到骨折端有分离后，再内旋患肢，稍放松牵引，一般可获得良好复位。

（二）固定方法

1. 空心加压螺纹钉内固定

始于 20 世纪 80 年代，AO 学会研制出应用于治疗股骨颈骨折的空心加压螺钉，使骨折的愈合率得到明显的提高，骨折愈合率上升到平均 95.8%。因此认为，空心加压螺钉基本上解决了股骨颈骨折的愈合问题，可以作为内固定的优先选择的方法之一。其主要优点在于：①手术器械设计合理，通过导向器准确定位，使3枚空心钉平行、呈三角形钉入，骨折面应力均匀一致，有利于骨折愈合；②当3枚空心钉拧紧后，骨折面可获得足够的加压和稳定；③当术后骨折端吸收而产生间隙时，钉的无螺纹部分可向外滑动，使间隙消失，继续保持骨折接触。

2. 多枚钢针内固定

适用于各个年龄组的股骨颈骨折各种类型。此法操作简单，固定牢固，骨折愈合率达92.2%。

在无菌操作和X线透视下进行，取直径3.5 mm的骨圆针4枚，于髋前置1枚钢针作为指示针，自股骨外侧钻入第1枚钢针，其方向与指示针一致。摄正、轴位X线片，证实钢针位置满意后，用同样方法依次钻入2、3、4枚钢针。进针时先与股骨干垂直转动数下，边进针边将针身倾斜，钻透骨皮质前，必须达到要求角度，否则调整困难。术后针尾折弯埋于阔筋膜下。

（三）药物治疗

股骨颈骨折的药物疗法，既要遵循骨伤科三期用药的原则，又要根据患者年龄、全身情况和骨折性质、类型辨证用药。内服药初期可用活血止痛类药，如活血灵汤，桃红四物汤，痛重者可加乳香、没药，神疲气虚者，加黄芪、党参。骨折整复固定后，疼痛稍减，饮食等全身情况好者，可用活血调营类药，如橘术四物汤加川续断、骨碎补、枸杞子。若骨折已愈合，唯膝、髋关节活动不利或疼痛者，可服养血止痛丸。外用药可外贴接骨止痛膏。骨折愈合后，髋、膝关节活动不利、疼痛者，可用按摩展筋丹或苏木煎外洗。

（四）功能康复

牵引后，即应开始做足踝的背伸、跖屈活动及股四头肌的收缩活动。内固定后去牵引，患者可以坐在床上进行髋、膝、踝关节的屈伸活动，但要求患者做到"三不"，即不盘腿、不侧卧、不下地。待拍片证实骨折愈合，患者可扶双拐下床活动，直至骨折牢固愈合。

（五）新鲜股骨颈骨折手术治疗

1. 三翼钉内固定

方法简便实用，但近年来疗效不佳及股骨头坏死率高，主要原因是适应证选择不当，技术欠佳，后者是主要因素。如复位不理想，三翼钉过长或过短，打钉位置不合适，进钉处骨皮质劈裂，导针变弯或折断，股骨头有旋转，骨折端有分离等。

2. 多针内固定

主要优点是操作简便，能消除两骨折端剪力，并有明显的防止股骨头旋转功效，因而固定牢固可靠，如可折断螺纹针内固定等。

3. 滑动式鹅头钉内固定

此类装置由固定钉与一带柄套筒两部分构成，固定钉可借助周围肌肉的收缩在套筒内滑动，以形成加压，当骨折面有吸收时，固定钉则向套筒内滑动缩短，以保持骨折端的密切接触，术后早期负重可使骨折端更紧密嵌插，利于骨折愈合。此类钉更适合于低位的股骨颈骨折，乃至转子间骨折。

4. 加压螺纹钉内固定

其优点是可使骨折两端紧密接触，且固定牢固，有利于骨折愈合，钉子不易滑出。

5. Ender 钉内固定

应用 3~4 枚 Ender 钉在 X 线监视下经股骨内上髁上方切口开窗，打入固定，该法最多用于固定转子间部骨折。但固定得当，也可用于股骨颈骨折的治疗。

（六）陈旧性股骨颈骨折手术治疗

主要是骨折不愈合和股骨头无菌性坏死。根据患者年龄、健康状况和股骨颈局部病理变化，选择合适的治疗方法。

1. 转子间截骨术

亦称 Mcmullay 截骨术。适用于健康状况良好，股骨头无坏死，股骨头颈未吸收，硬化不明显，髋臼正常，骨折远端向上移位不多，小转子还在股骨头下方的陈旧性骨折患者。操作：由大转子下斜向小转子上截断股骨，将截骨远端推向内侧，托住股骨头。术后用髋人字石膏固定 6~8 周，或使用转子截骨板内固定并辅以牵引 6~8 周。此种方法，术后患髋关节稳定有力，一般能伸 170°~180°，屈曲到 90°，但内收、外展和旋转活动受限。

2. 股骨头切除转子下外展截骨术

亦称 Batckelsl 截骨术，适用于健康状况良好，股骨头已坏死、碎裂或骨折移位。很多患者，术后关节活动功能良好，但患肢短缩跛行。

3. 带缝匠肌蒂髂前上棘骨瓣移植术

腰麻或硬膜外麻醉。平卧，患臀下垫薄枕。髋关节前切口即 Smith – Petersen 切口。切断臀中肌、阔筋膜张肌在髂嵴上的附着，骨膜下剥离至髋臼上部，距股直肌附着点 1.5 cm 处切断股直肌，并向下翻转。保留缝匠肌在髂前上棘的附着。将股外侧皮神经牵向内侧避免损伤。切断腹外斜肌、髂肌在髂前上棘和髂嵴前部的附着，暴露部分髂骨内板和髂前上棘。倒 "T" 形切开关节囊，牵引下股骨颈骨折复位，转子下 2~3 cm 处拧入加压螺丝钉，胯骨折线在股骨颈头部凿 2.5 cm×2 cm×1.5 cm 骨槽内大外小，并向头部刮除 1 cm 深洞，清除骨折线部瘢痕组织。用薄骨刀切 3 cm×2 cm 大小缝匠肌髂骨瓣，提起肌骨瓣由两侧向远端游离、松解缝匠肌 6~8 cm。游离时，注意保护缝匠肌表面阔筋膜上的血管网，并勿使阔筋膜与缝匠肌分离。将缝匠肌髂骨瓣牢固而紧密地镶嵌在股骨颈骨槽内，不需做内固定，肌骨瓣蒂部可与关节囊缝合 1~2 针。术后穿木板中立位鞋或皮牵引 3~4 周。4 周后可扶拐下床不负重活动。2~3 个月拍片 1 次，直至骨折愈合后方可弃拐行走。

有条件时可做带旋髂深血管蒂髂骨移植，方法与效果大致相同。不过，此术式要具备一定的显微外科技术和设备。

4. 股外侧肌骨瓣移植与加压螺纹钉内固定术

患者仰卧位，患侧臀部适当垫高。做髋关节外侧切口，亦称 Watson – Jones 切口。倒 "T" 形切开关节囊，显露骨折断端，清除骨折断端间瘢痕组织及硬化骨质，修整骨折面。直视下对位满意后，由大转子下 2~3 cm 拧入适当长度加压螺丝钉。而后于大转子前部股外侧肌前束起点处凿下一长约 2.5 cm、宽 1.5 cm、厚 1.2 cm 带肌蒂骨块，并在股外侧肌起点的前束和外侧束之间稍做游离备用。于股骨颈中部胯骨折线，凿一长 1.5 cm、宽 1.5 cm、深 1.5 cm 骨槽。再在骨槽的近端，即股骨头部位潜行刮一 1 cm 深的洞，嵌入骨块，无须固定，将骨块肌蒂与关节囊缝合 1~2 针即可。注意缝合关节囊时不使肌蒂受压，以保留其血液循环。术后穿木板中立位鞋或皮牵引 3~4 周，即可持拐下床不负重行走。

5. 带股方肌蒂骨瓣移植术

手术前行股骨髁上大重量牵引，骨折复位后，X 线控制下螺纹钉内固定。待 2 周皮肤伤口愈合后，采用髋关节后外侧入路，切开臀大肌，保护坐骨神经，于转子窝处切断闭孔内肌等诸肌群，于转子间嵴上切取 5 cm×2 cm×1.5 cm 带股方肌蒂骨瓣，保护备用。"T" 形切开关节囊，自大转子经残留股骨颈或直接至股骨头（颈吸收）凿一片骨瓣略小于骨槽，骨折端间隙暴露，骨槽内可见到螺纹钉，用小圆凿清除骨折端间隙的瘢痕组织和硬化面。从髂后上棘切除松质骨植入（不植入骨槽），之后将带股方肌蒂骨瓣紧紧嵌入骨槽，不作固定，逐层关闭创口。术后外展 20°中立位皮牵引 3~4 周，4 周后即可扶拐下床不负重活动。

6. 人工关节置换术

人工关节置换有其本身的缺点：手术创伤大、出血量大、软组织破坏广泛，存在假体松动等危险，而补救措施十分复杂。因此，目前的趋势是对于新鲜股骨颈骨折，首先应争取内固定。对于人工关节置换术的应用，不是简单根据年龄及移位程度来定，而是制订了明确的适应证。

1）相对适应证

（1）患者生理年龄在 65 岁以上。由于其他病患，预期寿命不超过 15 年。

（2）髋关节骨折脱位，主要是指髋关节脱位合并股骨头骨折。特别是股骨头严重粉碎骨折者。

（3）股骨近端严重骨质疏松，难以做到骨折端牢固固定。然而，严重疏松的骨质，不但难以支撑内固定物，同样也难以支撑人工假体。如应用人工假体，常需同时应用骨水泥。

（4）预计无法再离床行走的患者。其目的主要是缓解疼痛并有助于护理。

2）绝对适应证

（1）无法满意复位及牢固固定的骨折。

（2）股骨颈骨折内固定术后数周，内固定物失用。

（3）髋关节原有疾患已适应人工关节置换。如原来已有股骨头无菌坏死、类风湿、先天性髋脱位、髋关节骨性关节炎等，并曾被建议行人工关节置换。

（4）恶性肿瘤。

（5）陈旧性股骨颈骨折，特别是已明确发生股骨头坏死塌陷者。

（6）有失控性发作疾病的患者。如癫痫、震颤麻痹等。

（7）股骨颈骨折合并髋关节完全脱位。

（8）估计无法耐受再次手术的患者。

（9）患有精神疾患无法配合的患者。

六、护理措施

（一）一般护理

（1）患者应卧床休息，睡硬板床，保持正确的位体与卧位，床铺清洁、干燥、平整。

（2）给高热量、高蛋白、高维生素、易消化饮食，以利骨折愈合及组织修复。鼓励患者多饮水，预防泌尿系结石。

（3）鼓励患者在可能范围内，多做上肢活动，并教会患者利用拉手柄和床头挡板抬起上身及臀部，以预防压疮，同时做好皮肤护理。

（4）注意保暖，鼓励患者深呼吸或咳嗽，预防肺部并发症。

（二）并发症的防治

1. 骨不连接

通常与患者年龄、骨折碎裂及错位程度、骨折部位、骨折复位程度、手术时间、内固定种类等有关。可行带血管髂骨瓣移植、人工股骨头置换术或全髋关节置换术。术后可早期离床活动，减少此并发症的发生。

2. 股骨头缺血性坏死

与患者年龄、骨折本身情况，复位质量、内固定方法等有关。骨折愈合后 2 年之内约有 20% 患者出现股骨头缺血性坏死，另有一些患者可在术后 5～10 年方出现坏死征象。如症状较轻，可暂不做特殊处理。疼痛或功能障碍明显者，可施行全髋关节置换术。对股骨头已坏死但尚未塌陷者，治疗方法尚无统一模式，其中包括：非手术治疗、病灶清除加植骨术或带血管植骨术、截骨术或转子旋转截骨术；如果年龄较轻，也可考虑髋关节融合术。

（三）功能锻炼

为防止患者因肢体活动少，易产生肌肉萎缩、关节僵硬，或因静脉回流迟缓而造成肢体远端肿胀，应鼓励患者做肢体功能锻炼。一般分为 3 个阶段进行：早期（伤后 1～2 周），进行伤肢肌肉舒缩活动；中期（伤后 3～6 周），除继续做肌肉舒缩运动外，活动范围可扩大到各大关节；后期（伤后 6～8 周），应加强全身部位肌肉及关节活动。

七、健康教育

（1）向患者及家属讲解有关骨折的知识，尤其是骨折发生的原因，如暴力、车祸、高处坠落、跌倒、骨病及骨质疏松等。加强锻炼,进食含钙丰富的食品或适当的补充钙剂,预防骨质疏松,以减少骨折发生的可能性。

(2)教育患者保持健康良好的心态,以利于骨折的愈合。

(3)告知患者出院后要坚持按计划进行肢体功能锻炼,并且学会使用助步器,预防骨折后期并发症,使关节功能得到最大程度的恢复。

(4)非手术患者了解牵引6~8周,可去除牵引,进行床上活动患肢,并练习抬腿,增强下肢肌力;可使用双拐卜地行走,但不能负重。3~6个月根据病情决定是否弃拐行走。

(5)假体置换手术患者应了解6个月内避免做内收、内旋、外旋,避免屈髋大于90°的动作,如不宜坐低凳,不宜用蹲式厕所,不宜做下蹲拾物动作,不宜做盘腿动作,不宜做 二腿重叠交叉动作(俗称"二郎腿")。

(6)指导患者应健侧方向翻身,健肢在下,患肢在上,两下肢间放置海绵垫或枕头,始终保持肢体外展位。协助患者制定逐步弃拐行走计划:双拐行走6周,单拐行走6周(使用单拐时,指导患者拐杖应握于健侧)。

(7)行三枚加压空心螺丝钉固定术的患者,卧床时间为3~6个月。

(8)告知患者出院后,倘若出现患侧局部胀痛,肢体爆裂声、感觉关节脱臼或局部切口出现红肿、痛、热,应及时就诊。

(9)鼓励肥胖患者减肥,以减轻下肢的负重。

(10)患者及家属了解出院后定期随访的意义,按时复诊。

(高杰)

第十三节　股骨转子部骨折

股骨转子间骨折是临床最常见的髋部骨折之一,好发于老年人,男性多于女性,属于关节囊外骨折。有资料统计其发病年龄较股骨颈骨折晚5~6岁,其发病率占到全部骨折的3%~4%,占髋部骨折的35.7%。近年来由于人口老龄化和高能损伤的日渐增多,该病的发病率呈上升趋势且年轻化。其发病原因老年人主要是由于骨质疏松,肢体不灵活,当下肢扭转,跌倒或使大转子直接触地致伤造成,或由于转子部受到内翻及向前的复合应力,引起髋内翻畸形和以小转子为止点的嵌压形成小转子碟形骨折;亦可由髂腰肌突然收缩造成小转子撕脱骨折。年轻人骨折则多因高能损伤而致,多为粉碎性骨折。由于转子部血液循环丰富,骨折后极少不愈合,易发生髋内翻畸形,但高龄患者长期卧床引起的并发症很多,为临床治疗的难题。

一、病因和病理

具有与股骨颈骨折类似的发病原因,可为跌倒或直接暴力撞击所致,根据骨折线的

· 259 ·

形态、位置或走行分为顺转子间型，反转子间型和转子下型。

（一）顺转子间型骨折

骨折线从大转子顶点开始，斜向内下方走行，到达小转子。依据暴力的方向及程度不同，小转子或保持完整，或成为游离骨片。但股骨上端内侧的骨支柱保持完整，骨的支撑作用还比较好，髋内翻不严重，移位较少。由于骨折线在关节囊和髂股韧带附着点的远侧，因而骨折远端处于外旋位。粉碎性则小转子变为游离骨块，大粗隆及其内侧骨支柱亦破碎，髋内翻严重，远端明显上移、外旋。

（二）反转子间型骨折

骨折线自大转子下方斜向内上行走，达小转子的上方。骨折线的走向与转子间线或转子间嵴大致垂直。骨折近端因外展肌与外旋肌的收缩而外展、外旋，远端因内收肌与髂腰肌的牵拉而向内、向上移位。

（三）转子下型骨折

骨折线经过大小转子的下方。

顺转子间型骨折最常见，约占本病的85%。顺转子间型中粉碎性骨折、反转子间型骨折和转子下型骨折均属不稳定性骨折，髋内翻的发生率最高。

二、诊断

老年人跌倒后髋部疼痛，不能站立或行走。伤肢外旋、短缩畸形一般较股骨颈骨折明显。由于系囊外骨折且局部血供较丰富，伤后出血较多，故局部肿胀程度也较股骨颈明显。应注意发生创伤性休克的可能。

X线摄片可明确显示骨折类型。Evans Ⅰ型：骨折线从外上方斜向下内。Evans Ⅱ型：骨折线从外下斜向上内，骨折部稳定性多数较Ⅰ型差。

三、并发症

（一）全身并发症

股骨转子间骨折多为老年人，骨折部位血液循环又丰富，因而出血较多，伤后应注意防治创伤性休克。预防由于骨折后卧床不起而引起危及生命的各种并发症，如肺炎、压疮，泌尿系统感染等。如行手术治疗，术后在允许的情况下，应尽早坐起和下床做不负重锻炼。

（二）局部并发症

重点是防止发生髋内翻畸形，即使做了内固定，如固定欠坚强，或骨质疏松，在不稳定型转子间骨折移位的可能也较大，故应重视内固定的选择。保守治疗患者应注意皮牵引重量和方向，并定期床头行X线摄片，监测骨折对位对线情况。

四、治疗

稳定的 Evans Ⅰ 型骨折及合并较多内脏疾病，不适于手术治疗，可采用牵引治疗。但老年人可因长期卧床引发较多并发症，甚至导致死亡。因此，许多学者建议即使骨折稳定也应采用内固定，使患者能早期坐起和离床活动。不稳定的转子间骨折特别是后内侧支撑结构有严重损伤时，牵引治疗难以防止髋内翻畸形，应选用较可靠的内固定。Evans Ⅱ 型骨折为不稳定性骨折，远折端有向上内移位的强烈倾向，牵引治疗很难控制，应以切开复位内固定为好。

（一）持续牵引治疗

为常用的治疗方法。骨折移位较大及不稳定性骨折，宜用股骨髁上或胫骨结节骨牵引；骨折移位较小，或轻度髋内翻以及患者年龄较大不适应骨牵引者，宜用皮肤牵引。牵引时，外旋及内翻型骨折患肢应置于 40°～60° 外展位，内旋型骨折应保持在轻度外展或中立位。牵引重量根据患者体重及肌肉强弱而定，一般为 4～6 kg。牵引后 24 小时行 X 线摄片检查，根据骨折整复情况调整外展角度及重量，直到复位满意为止。牵引时间一般为 8～12 周，待骨折愈合后去除牵引，练习活动。

（二）手术复位内固定治疗

较通行的手术治疗方法有两类，即钉板内固定及髓内针固定。对不稳定的转子间骨折，髓内针控制颈干角，防止发生髋内翻的作用较钉板者可靠。无论哪种内固定，如果复位不理想，仍不能获得可靠的固定作用。

常用的钉板为 130° 鹅头钉，但对不稳定性骨折，使用角度较大的钉板为好。钉在股骨头内的位置应通过两组主要骨小梁——抗压缩及抗张力骨小梁的交叉处。

带有弹性的 Ender 髓内针治疗转子间骨折有一定的疗效。该针呈弧形，直径 4.5 mm。在牵引台上复位后，自股骨内收肌结节上方开孔，在电视透视监视下，将针送达股骨头关节软骨下约 0.5 cm 处。通过旋转改变针的位置，插入 3～5 根，使各针在股骨头内分散。由于 Ender 针在股骨头颈部的走行方向与抗张力骨小梁一致，从而抵销了造成内翻的应力。手术操作简单、创伤小、时间短。但近年来文献报道，此针用于不稳定性骨折时并发症较多，且不易控制旋转。

单独的大转子骨折可因髋外展肌强力收缩撕脱或直接暴力引起。运动时髂腰肌突然收缩可造成单独的小转子撕脱骨折。均可卧床数周后开始活动。分离较远、折块较大的大转子骨折也可手术内固定。

人工假体置换治疗老年骨质疏松患者的不稳定的股骨转子间粉碎性骨折，能迅速恢复患肢功能，减少了髋内翻畸形、骨折延期愈合、不愈合及因长期卧床而导致的坠积性肺炎等并发症的发生。应用人工假体治疗股骨转子间骨折应严格掌握适应证：患者必须是 70 岁以上，有骨质疏松症，不稳定、粉碎性的转子间骨折。但股骨转子间粉碎性骨折因周围肌肉损伤及止点重建松动导致脱位发生率较高。如果股骨距有粉碎性骨折，需使用带股骨距假体，目前使用较少。最好的适应证是，原有髋关节疾病需人工关节置换现发生股骨转子间骨折者，及内固定失败的高龄患者。总之，随着内固定器材的不断更新，手术技术的不断完善，治疗股骨转子间骨折的手术方法越来越多，大大减轻了患者长期卧床所带来的并发症。正确选择内固定物，是手术成功的关键。

股骨转子间骨折的加压髋螺钉内固定术：采用全身麻醉或硬膜外阻滞麻醉。患者仰卧于骨折牵引床上，会阴部置放带衬垫、可透X线的对抗牵引柱，健肢髋关节屈曲外展置于大腿支架上，用衬垫保护健肢的腓总神经。患肢置于外展 15°~30°，中立位或略内旋牵引复位，避免过度牵引，防止外翻。C形臂机透视转子部正侧位，明确骨折复位情况，注意内侧及后侧皮质骨的接触情况。若无法牵引复位，则需切开复位。经股骨近端外侧入路，切口自股骨大转子向远方延伸约。切口长度根据所使用的内固定器长度而定。于股外侧肌间隔上分离股外侧肌时，应仔细电凝止血股深动脉穿支。

穿入导针：所用钢板角度不同，导针打入的平面也各异。一般动力髋螺钉主钉采用 135°，进针点位于大转子顶点下方 2.5 cm 左右（平股外侧肌嵴以下约 2 cm 处）。如果选用角度更大的钢板，套筒角度每增加 5°，进针点应向远端移动 5 mm。用 1 枚克氏针沿股骨颈前方插入，有助于判断前倾角。将尖端为 3.2 mm 的螺纹导针用电钻在导向器引导下按颈干角 135°、前倾角 15°攻入股骨颈。透视确定导针在正、侧位上均位于中心位时，测量主钉长度。注意，导针应尽量位于股骨距上，过于靠上，则主钉无法获得牢固的抓持力。另外，导向器应置于股骨外侧皮质中线，以使导针正确打入。

股骨扩孔：按照测量的拉力螺钉的长度，设置电动扩孔钻的深度，然后开始扩孔，直到自动阻挡器远侧缘抵达外侧皮质时停止。扩孔结束时，应透视检查，确定导针未前进至盆腔内或随扩孔器退出。

股骨头的攻丝：骨质疏松者常不必攻丝，但对于较为年轻的患者或异常硬化的骨质需要进行攻丝，当攻丝锥自动阻挡器的前部与皮质导向器相抵时即停止攻丝。

拧入拉力螺钉：按直接测量尺所测长度选取的拉力螺钉植入后，钉尾露于骨皮质外约 5 mm。

植入钢板和拉力螺钉：将合适长度的钢板套入主钉上，钢板与股骨纵轴平行，在股骨上植入螺钉，再在主钉上拧入加压螺钉。

固定小转子和后内侧骨折块：侧方钢板最近端的螺孔可拧入 1 枚 6.5 mm 的松质骨螺钉，或普通的空心螺钉来固定小转子或后内侧较大的骨折块。

置负压引流皮管，逐层缝合切口。

五、护理措施

参见股骨颈骨折。

（高杰）

第十一章　妇科疾病

第一节　外阴上皮内非瘤样病变

外阴皮肤和黏膜硬化性苔藓和鳞状增生过去称外阴色素减退疾病，是女阴皮肤和黏膜组织发生变性及色素改变的一组慢性疾病。因病变部位皮肤和黏膜多呈白色，故又称其为外阴白色病变。

这组疾病因其病理组织学表现的多样化和易变性，1966 年 Jeffcoate 建议将此类病变统称为慢性外阴营养不良。但因未发现病变部位有明确的血管神经营养失调，1987 年国际外阴疾病研究协会（ISSVD）建议废止慢性外阴营养不良的术语，以"外阴皮肤和黏膜上皮内非瘤样病变"来替代，并根据其病理特征进行分类。

新分类的特点是将外阴上皮内瘤样病变及非瘤样病变截然分开，有利于临床治疗方法选择及疗效比较。

外阴硬化性苔藓

外阴硬化性苔藓是一种以外阴及肛周皮肤萎缩变薄为主的皮肤病。由于本病以皮肤萎缩为特征，故迄今皮肤科医生仍称此病为外阴硬化萎缩性苔藓。

一、病因

病因尚不明确。有母女、姐妹等直系亲属家族性发病的报道。有报道患者 HLA - B_{40} 抗原的阳性率较高，故认为此病与 HLA - B_{40} 有关。另有学者发现患者可合并斑秃、白癜风、甲状腺功能亢进症或减退症等自身免疫性疾病，说明此病可能与自身免疫性疾病有关。此外，由于此病好发于成年女性，且患者血中二氢睾酮水平明显低于正常同龄妇女，更有临床意义的是对患处皮肤采用睾酮进行局部治疗时往往有效，因而提示患者血中睾酮水平低下可能为发病因素之一。

二、病理

表皮萎缩、变薄，表层上皮过度角化，常可见到毛囊角质栓，上皮脚变钝或消失，基底层细胞液化、变性；真皮浅层早期水肿，晚期胶原纤维玻璃样变，形成均质化带，均质化带下方有淋巴细胞及浆细胞浸润。此外，上皮黑素细胞减少。由于表皮过度角化及黑素细胞减少使皮肤外观呈白色。

三、诊断

（一）临床表现

此病可发生于任何年龄的妇女，但以绝经后妇女和青春期少女最多见。主要症状为病损区皮肤发痒，但其程度远较鳞状上皮增生患者为轻，甚至有个别患者无瘙痒不适。病损常位于大阴唇、小阴唇，阴蒂包皮，阴唇后联合及肛周，多呈对称性。早期皮肤发红肿胀，出现粉红、象牙白色或有光泽的多角形平顶小丘疹，中心有角质栓，丘疹融合成片后呈紫癜状，但在其边缘仍可见散在丘疹。进一步发展时皮肤和黏膜变白、变薄，失去弹性，干燥易皲裂，阴蒂萎缩且与其包皮粘连，小阴唇萎缩变薄，逐渐与大阴唇内侧融合以致完全消失。晚期皮肤菲薄皱缩似卷烟纸，阴道口挛缩狭窄，性交困难，但患者仍有受孕可能。幼女患者瘙痒症状多不明显，可能仅在排尿或大便后感外阴及肛周不适。检查时在外阴及肛周区可见锁孔状珠黄色花斑花或白色病损坏。但至青春期时，多数患者的病变可能自行消失。

（二）诊断要点

一般根据临床表现做出诊断，病理检查是唯一最后诊断方法，病检方法参阅外阴鳞状上皮细胞增生。

四、鉴别诊断

硬化性苔藓应与老年生理性萎缩相区别，后者仅见于老年妇女，其外阴部皮肤的萎缩情况与身体其他部位皮肤相同，表现为外阴组织包括皮肤各层及皮下脂肪层均萎缩，因而大阴唇变平，小阴唇退化，但患者无任何自觉症状。

五、治疗

（一）一般治疗

与外阴鳞状上皮细胞增生治疗相同。

（二）药物治疗

1. 内服药物
同外阴鳞状上皮细胞增生。
2. 外用药物
用1%～2%丙酸睾酮油膏（以丙酸睾酮100 mg加20%鱼肝油软膏10 g混匀），每天涂擦皮肤3～4次，直到硬化组织变软，粘连松解，痒消为止。

近年有人采用0.05%氯倍他索软膏局部治疗取得良好效果。其用法为最初1个月每天2次，继而每天一次，共用2个月，最后每周2次，共用3个月，总计治疗时间半年为期。

凡瘙痒顽固、表面用药无效者可用曲安奈德混悬液皮下注射。将 5 mg 曲安奈德混悬液用 2 ml 生理盐水稀释后，取脊髓麻醉穿刺针在耻骨联合下方注入皮下，经过大阴唇皮下直至会阴，然后在缓慢回抽针头时，将混悬液注入皮下组织。对侧同法治疗。注射后轻轻按摩以使混悬液弥散。

外阴鳞状上皮细胞增生

外阴鳞状上皮细胞增生是以病因不明的鳞状上皮细胞良性增生为主的外阴疾病，可能与外阴潮湿、分泌物长期刺激导致外阴瘙痒而反复搔抓有关。

一、病理

表皮层角化过度或角化不全，棘细胞层不规则增厚，上皮脚向下延伸。上皮脚之间的真皮层乳头明显，并有轻度水肿以及淋巴细胞或少量浆细胞浸润。但上皮细胞整齐排列，细胞大小、极性和核形态、染色均正常。

二、诊断

（一）临床表现

多见于 50 岁以前的中年妇女，也可见于绝经后老年妇女。主要症状为外阴瘙痒，其瘙痒程度远较硬化性苔癣严重，患者多难耐受而搔抓，搔抓又可加重皮损使瘙痒加剧，结果愈抓愈痒，愈痒愈抓，形成恶性循环。病损主要累及大阴唇、阴唇间沟、阴蒂包皮及阴唇后联合等处。病变可呈孤立、局灶性或多发、对称性。病变早期皮肤呈暗红或粉红色，角化过度部位呈白色。病变晚期则皮肤增厚，色素增加，皮肤纹理明显突出，出现苔癣样变，并可见搔抓痕迹。本病可与外阴浸润癌并存。

（二）诊断要点

除临床症状及体征外，本病主要依靠病理检查方能确诊。特别是确定有无不典型增生和癌变，病理检查更是唯一的确诊手段。如出现溃疡长期不愈，特别是有结节隆起时，应警惕局部癌变的可能应及早活检确诊。

三、治疗

治疗原则是控制瘙痒，恢复病变皮肤正常形态。目前多主张非手术治疗，但治疗后仍应继续随访，对增生型营养不良而有溃破、硬结者应提高警惕，以防发生癌变。

（一）一般治疗

减少和治疗诱发因素，如阴道炎、过敏、维生素缺乏、糖尿病、慢性皮肤念珠菌感染等。褥裤以宽松的棉织品为好。保持外阴清洁，忌用肥皂或刺激性药物擦洗外阴，避免用手搔抓。

（二）药物治疗

治疗主要在于控制局部瘙痒。一般均主张采用糖皮质激素局部治疗。临床常用药物有 0.025% 氟轻松软膏，0.01% 曲安奈德软膏或 1%～2% 氢化可的松软膏或霜剂等制剂，每日涂搽局部 3～4 次以缓解瘙痒症状。若长期连续使用高效糖皮质激素类药物，可导致局部皮肤萎缩，故当瘙痒基本控制后，即应停用高效糖皮质激素类制剂，改以作用较轻微的氢化可的松软膏每天 1～2 次继续治疗，连用 6 周；在局部涂药前可先用温水坐浴，每天 2～3 次，每次 10～15 分钟，以暂时缓解瘙痒症状，并有利于药物的吸收。坐浴时切忌用毛巾揩擦患处，以免因机械性摩擦而加剧病损。即使瘙痒消失，患者不再搔抓，仍须经过较长时期后，增生变厚的皮肤才逐渐恢复正常，少数可完全恢复正常。恢复后镜下检查可见原有的组织病理变化消失。

（三）手术治疗

由于外阴鳞状上皮增生发生癌变的机会仅 5% 左右，且手术治疗后约 50% 的患者发生远期复发，故目前主张对此病应以药物治疗为主。手术治疗仅适用于：①已有恶变或有恶变可能者；②长期药物治疗无效者。

如病灶极局限，可考虑行单纯病灶切除。但患者一般病变范围较广，多需行单纯外阴切除术。由于切除后形成瘢痕，常导致术后性交痛，故有人主张在手术的同时行皮片移植以减少瘢痕挛缩。术后应定期随访。复发部位多在切口周围，再次手术极有可能再度复发。

（四）激光治疗

一般采用 CO_2 激光或氦氖激光治疗，破坏深达 2 mm 的皮肤层即可消灭异常上皮组织和破坏真皮层内神经末梢，从而阻断瘙痒和搔抓所引起的恶性循环。激光治疗有精确、操作简便、破坏性较小、术后病发率低、愈合后瘢痕组织较少的优点，但远期复发率与手术切除相近。

四、健康教育

积极治疗一切引起白带增多的妇科疾患，如阴道炎、子宫颈炎等，治疗糖尿病、蛲虫病、过敏及瘙痒性疾患，肝、肾疾患，胃酸低下、贫血等。保持外阴皮肤清洁干燥，忌用肥皂或其他刺激性药物擦洗，避免抓伤破损。衣着宽大，勤换洗内裤，衣料以棉织品为宜，松软吸水性强的衣料尤佳。饮食中应有足够营养及维生素，纠正偏食及不正常的饮食习惯。治疗期间勿食过于辛辣的食物，切忌饮酒。避免高度紧张及精神刺激，情绪乐观，加强体育锻炼。

硬化性苔癣合并鳞状上皮细胞增生

一、诊断

硬化性苔癣患者由于长期瘙痒和搔抓的结果，可能在原有硬化性苔癣的基础上出现鳞状上皮细胞增生，即以往所称的外阴混合性营养不良。

二、治疗

当上述两种病变同时存在时，治疗应选用氟轻松软膏涂擦局部，每天 3~4 次，共用 6 周；继用 2% 丙酸睾酮软膏涂擦局部，每天 3~4 次，用 6~8 周；之后每周 2~3 次，必要时长期使用。

（郭丰霞）

第二节　外阴瘙痒症

外阴瘙痒症是妇科疾病中较为常见而又极为恼人难治的病症，发作时影响工作、生活及睡眠，有时坐立不安，彻夜难眠。多见于中老年妇女。中医称为"阴痒症"。

一、病因和发病机制

老年性外阴瘙痒症多与外阴营养不良、阴道炎、外阴周围的寄生虫感染，或不良卫生习惯，或糖尿病，维生素 A、维生素 B 缺乏，或药物过敏有关。

二、诊断

（一）临床表现

外阴瘙痒多见于阴蒂、小阴唇，亦可波及大阴唇、会阴甚至肛门等皮损区，阵发性发作，也可为持续性，夜间加剧。局部可见抓痕，或皮肤损伤、破裂出血等。长期瘙痒可引起外阴皮肤增厚、粗糙，或溃破、红肿而出现感染，治疗不及时易转变成苔藓样硬化。

（二）诊断要点

根据病史及症状特点，结合仔细的局部和全身检查，以及必要的化验检查，可做出诊断。

三、治疗

注意外阴部清洁卫生，切忌搔抓，不要用热水洗烫，忌用肥皂。有感染时可用高锰酸钾溶液坐浴，严禁局部擦洗。衣着特别是内裤要宽适透气。忌酒及辛辣或过敏食物。此外，尽可能寻找引起瘙痒的原因，针对病因治疗与对症治疗相结合。

（一）药物治疗

1. 抗过敏药

如氯苯那敏 4 mg，每日 3 次；苯海拉明 50 mg，每日 3 次；异丙嗪 25 mg，每日 3 次；或布克利嗪 25 mg，每日 2 次；或阿司咪唑 10 mg，每日 1 次。老年患者可加用维生素 A5 万 U，每日 1 次；维生素 E50 mg，每日 2 次。

2. 痰咳净

睡前以温开水清洗外阴，先用痰咳净粉 0.2 g（1 小勺）外擦外阴瘙痒处，继用该粉 0.1 g（半小勺）塞入阴道，每晚 1 次，经期停用；孕妇慎用。用药期间禁房事，5 天为 1 个疗程，瘙痒严重者可每日擦 2～3 次。经 1～2 个疗程即可治愈。

3. 醋酸确炎舒松－A

用 75% 乙醇消毒皮损部，用灭菌的 5 ml 注射器抽取醋酸确炎舒松－A 注射液 1 ml，再抽取 2% 普鲁卡因注射 4 ml，用细长且软的封闭针头在大阴唇上侧进针，沿皮下直入使针尖达大阴唇后联合附近回抽针芯无血，边退针边缓慢注入药液。在皮损较肥厚的皮下处宜多注入些药液，如此再注射对侧皮损，每 5 天注射 1 次，3 次为 1 个疗程。若瘙痒未止，皮损仍肥厚者可继续治疗，不必间断。文献报道，治愈率 91%，有效率 100%。

4. 地塞米松

取生理盐水 100 ml，内加地塞米松 5 mg 备用。患者仰卧取曲骨穴（在横骨上中极下 3 cm，毛际陷中），常规消毒后，用 5 号针头直刺进针后略向阴部倾斜，得气后注入药物 3～5 ml，每日 1 次，疗效较佳。

5. 锡类散

先用 0.1% 苯扎溴铵溶液擦洗外阴及阴道或用 2% 硼酸加适量温水坐浴，然后用锡类散 1 支（0.3 g）涂外阴及阴道，每日 2 次，效佳。

6. 洁尔阴

由蛇床子、黄柏、苦参、苍术等组成，使用时先将皮肤湿润，直接涂擦在皮肤上揉搓 5 分钟以上，洗净即可。每日 2 次，2 周为 1 个疗程，疗效满意。

7. 其他

急性炎症时，局部也可用 1% 间苯二酚（雷锁辛）加 0.1% 依沙吖啶（利凡诺）溶液，或 3% 硼酸液湿敷，洗后局部涂擦 40% 氧化锌油膏；慢性瘙痒也可用糖皮质激素软膏或 2% 苯海拉明软膏涂擦。对滴虫、霉菌感染或其他原因引起的应进行病因治疗。

（二）激光治疗

小功率激光有降低末梢神经兴奋性作用，故能镇静、止痛、止痒。可用 CO_2 激光或氦氖激光。

（三）中医治疗

1. 乌蛇止痒丸

具有清热燥湿，养血祛风之功效。用治湿热下注兼有血虚之外阴瘙痒。每次 0.5 袋，每日 2 次。

2. 洁尔阴洗液

使用时先将皮肤湿润，直接涂擦在皮肤上揉搓 5 分钟以上，洗净即可，每日 2 次，2 周为 1 个疗程，疗效满意。

3. 二妙丸

具有燥湿清热之功效。用治湿热下注之阴痒。每次 6 ~ 9 g，每日 2 次。

4. 龙胆泻肝丸

具有清肝胆，利湿热之功效。用治肝胆湿热之外阴瘙痒。水丸每次 3 ~ 6 g，每日 2 次，蜜丸每次 1 丸，每日 2 ~ 3 次。

5. 妇科止带片

具有清热燥湿之功效。用治湿热之阴痒。每次 5 片，每日 3 次。

6. 中药熏洗

（1）蛇床子、地肤子、苦参各 20 ~ 30 g，花椒、黄柏各 12 g，苍术、防风各 12 ~ 15 g。以纱布包扎加水 2 000 ml，煎至约 1 500 ml，待温热适度时，先熏后洗，每日 2 次。适用于霉菌性、滴虫性阴道炎等阴痒患者。

（2）芒硝、苦参、蛇床子、黄柏、川椒各 15 g。加水 1 500 ml，煎至约 1 000 ml 去渣，倒入盆内，至温热适度，坐浴，浸洗 15 ~ 20 分钟，每日 1 ~ 2 次，一般 3 ~ 6 次即愈。

（3）蛇床子 60 g，苦参 30 g，当归尾、赤芍各 15 g，明矾 10 g。煎水半盆，热时熏蒸患处；半温时坐浴与反复洗患处。冷时再温，每日 2 ~ 3 次。

四、护理措施

瘙痒与皮肤损害的严重程度往往互为因果，越是搔抓，皮肤就越增厚；皮肤越厚，瘙痒就越加剧。要与患者反复说明其中道理，劝其尽量少抓，不要用肥皂、热水烫洗。白天，尽量组织患者参与一些文娱活动和适当的体力劳动，以分散注意力，减少瘙痒。夜晚入睡前可再涂用一些止痒药物，或服用一些镇静剂，或予以针刺，这样可以减少夜间的搔抓。饮食宜清淡，避免辛辣饮食，少饮浓茶、咖啡等。衣着应尽量柔软舒适，避免穿过紧衣物及毛织品衣物。

五、健康教育

注意保持外阴清洁，每天清洗外阴，严禁搔抓，禁用冷、热、肥皂水及刺激性水液洗擦。平时要注意加强营养，保证睡眠，避免精神紧张，过度劳累或情绪激动等。忌酒、辛辣刺激性或过敏食物。积极治疗全身性疾病，消除引起瘙痒的因素。

（郭丰霞）

第三节　老年性阴道炎

老年性阴道炎常见于绝经后老年妇女，本病属中医"带下""阴痒"等范畴。

一、病因

老年妇女由于卵巢功能衰退，体内雌激素缺乏，阴道黏膜萎缩，上皮细胞内糖原含量减少，阴道酸度降低，抵抗力下降，容易受细菌感染引起炎症。此外，如果发生阴道壁和子宫创伤或子宫内膜炎亦均易诱发老年性阴道炎。

二、诊断

（一）病史

注意询问病史，有无阴道壁、子宫创伤或子宫内膜炎病史。

（二）临床表现

主要症状为阴道分泌物增多，呈血性或黄色脓性，有恶臭味。由于分泌物的刺激，外阴常有灼热感、瘙痒、疼痛。阴道呈萎缩状，黏膜菲薄而苍白，阴道壁的皱襞消失，光滑。黏膜色泽较红，有散在出血点，或片状出血斑。阴道窄狭，尿道口黏膜外翻。

（三）实验室及其他检查

白带常规检查可见脓细胞。阴道细胞学涂片显示体内雌激素水平低下，片中细胞多数为外底层细胞，少数为内底层细胞，脓细胞较多等。

（四）诊断要点

根据病史及上述症状结合实验室检查等可做诊断。

三、鉴别诊断

需与滴虫、霉菌性阴道炎相鉴别。

四、治疗

(一) 全身用药

1. 尼尔雌醇

为雌三醇的衍生物，是目前雌激素药物中雌激素活性最强的药物，可选择性地作用于阴道。每日 2.5 ~ 5 mg，口服。

2. 妊马雌酮

本品是从妊娠马尿中提取的一种水溶性天然结合型雌激素。每次0.5 ~ 2.5 mg，每日 1 ~ 3 次。肝功能不全者慎用。

3. 炔雌醇

经绝后妇女体内雌激素减少，阴道壁上皮萎缩变薄，角化程度较低，易招致损伤和感染，发生老年性阴道炎。如无禁忌证，可用炔雌醇治疗，效果可靠。剂量每日 0.025 ~ 0.05 mg。

4. 己烯雌酚

0.125 ~ 0.25 mg，每晚 1 次口服，10 次为 1 个疗程。

5. 雌三醇

1 ~ 2 mg，口服，每晚 1 次，7 天为 1 个疗程。

(二) 局部用药

1. 1% 乳酸、0.5% 醋酸溶液

1% 乳酸、0.5% 醋酸溶液冲洗阴道，继后擦干阴道，喷撒抗生素粉或用栓。也可用 1:5 000 高锰酸钾液冲洗阴道。有溃疡者也可用紫草油涂擦局部。

2. 复方氯霉素甘油

取氯霉素25 g，己烯雌酚0.1 g，加入热甘油（甘油用水浴加热到80℃左右）中，不断搅拌溶解，最后加甘油至1 000 ml，用多层消毒纱布过滤即得，使用时先用1:1 000 苯扎溴铵液棉球擦洗外阴，以扩阴器扩张阴道，用1:1 000 苯扎溴铵液棉球擦净阴道分泌物，再以消毒干棉球擦干，以带尾的消毒棉球浸润复方氯霉素甘油液后涂布阴道，然后将棉球放置于阴道后穹隆处，使棉球尾端留于阴道口，嘱患者于2 ~ 24 小时自行取出，一般用药1 ~ 3 次即可痊愈。

3. 紫金锭

紫金锭用5 片（15 g）研为细末，以窥阴器扩开阴道上药，每日 1 次，5 次为 1 个疗程。

4. 洁尔阴洗液

洁尔阴洗液冲洗阴道，有一定疗效。

5. 己烯雌酚

己烯雌酚0.125 ~ 0.25 mg，每日放入阴道 1 次，7 天为 1 个疗程。当伴有外阴症状时，局部可涂己烯雌酚软膏。

五、健康教育

加强健康教育，老年性阴道炎的主要发生原因在于体内雌激素减少，绝经后如能给予适当雌激素，便可防止发生本病。平时要注意外阴清洁，每日清洗外阴。炎症未愈时应避免房事。饮食宜清淡而有营养，勿过食生冷伤脾的食物，阴虚或湿热体质者，忌服辛酸辣之品，以免热灼阴液。慢步走运动对老年性阴道炎患者有益，每天坚持做几次仰卧起坐，也可使腹部的血流改善，有助于老年性阴道炎患者。此外，应积极参加妇科疾病的普查，做到早期发现，早期治疗。

（郭丰霞）

第四节　子宫脱垂

子宫颈外口达坐骨棘水平以下，甚至子宫全部脱出于阴道口外，称子宫脱垂。老年人较常见。

一、病因和发病机制

子宫的正常位置是在骨盆腔中部，子宫体向前倾，与子宫颈形成一个钝角。子宫颈外口大约处于坐骨棘的水平。正常子宫是一个部分可动的器官。宫颈是固定的，宫体可前后自由活动。子宫两侧有阔韧带、圆韧带和子宫骶骨韧带相支持。当产伤及各种原因导致盆底组织及支持子宫的韧带过度松弛、腹内压力增加可引起子宫脱垂。

二、诊断

（一）临床表现

轻者可有一般腰骶部疼痛或下坠，走路、负重、久蹲后症状加重，休息可减轻。重者外阴部有块物脱出，走路时肿物变大，休息后可缩小，用手可还纳，严重者无法还纳。可有月经过多或淋漓不净，有尿频、尿失禁，大便困难等症状。脱出物因摩擦可有溃疡形成，渗出脓性分泌物。

（二）诊断要点

子宫脱垂可分为三度。检查方法，排空膀胱后，嘱患者取蹲位，向下屏气增加腹压，观察子宫颈下降的程度。Ⅰ度轻型：即子宫颈距处女膜缘少于 4 cm。Ⅰ度重型：即子宫颈已达处女膜缘，于阴道口可看到。Ⅱ度轻型：子宫颈已脱出阴道口，子宫体尚在阴道内。Ⅱ度重型：即子宫颈及部分子宫体已脱出于阴道外。Ⅲ度：即子宫颈及子宫体全部脱出于阴道口外。

三、鉴别诊断

根据病史综合上述症状体征，诊断不难。需与子宫黏膜下肌瘤、子宫颈延长症、慢性子宫内翻症、阴道壁囊肿或肿瘤相鉴别。

四、治疗

（一）一般支持疗法

加强营养，增强体质，注意劳逸结合，避免重体力劳动。积极治疗咳嗽、便秘等慢性疾病等。进行缩肛锻炼。

（二）子宫托疗法

在阴道内放置一托，使子宫及阴道壁还纳。采用子宫托配合一般支持疗法，适用于Ⅰ度、Ⅱ度轻型、阴道壁中度膨出、有生育要求或体质差不能耐受手术者。

（三）手术疗法

适用于各度子宫脱垂，手术方式的选择应按患者的年龄、有无生育要求、子宫脱垂程度及全身情况而定。

五、护理措施

（一）子宫托法治疗护理

（1）适当休息，避免重体力劳动和避免增加腹压（如提水、搬重物等），勿取蹲位姿势，保持大便通畅。

（2）做好卫生指导，教会患者子宫托的使用方法及消毒方法，每晚取出子宫托后坐浴1次。嘱患者用托后1、3、6个月应复查，以便及时更换子宫托。

（3）积极治疗慢性病，如慢性支气管炎、便秘等。

（二）术前护理

（1）术前积极治疗慢性支气管炎疾病，适当休息，避免增加腹压。

（2）宫颈有溃疡者，用1:5 000高锰酸钾液坐浴，每日2次，待溃疡面愈合后方可手术。

（3）根据手术方法，执行妇科阴式或腹式手术前护理常规。

（三）术后护理

（1）执行妇科阴式或腹式手术后护理常规。

（2）术后平卧7~10天，如有咳嗽、便秘等，应及时处理，以免增加腹压造成手术失败。

（3）出院后嘱患者 3 个月勿参加重体力劳动。

六、健康教育

子宫脱垂常发生于分娩过度的妇女，尤其是助产手术不佳，会阴未曾保护或撕裂过度。因此，有些妇产科医生认为，为了减少妇女将来发生阴道壁膨出及子宫脱垂的痛苦，分娩时应常采用会阴切开术及低位产钳助产术，以减少会阴及阴道损伤，分娩后及时按层次缝合，产后每日进行胸膝卧位数次，避免长期平卧而造成子宫后倾；同时练习肛门括约肌收缩运动。严禁产后做重体力劳动。平时应增强体质，加强营养，注意适当休息，保持大便通畅，避免增加腹压和重体力劳动，积极治疗慢性病如慢性咳嗽及腹泻。

（郭丰霞）

第五节　绝经后出血

妇女绝经期发生在 50 岁前后。若绝经 1 年以后又出现阴道出血，称绝经后出血。这种出血常常是由于许多种疾病引起的症状，而不是一种独立的疾病，有 1/5 ~ 1/3 可能由恶性病变所引起，所以必须高度重视。

一、病因

绝经后出血发生原因可分为良性和恶性两种。良性病因有：

（一）内源性雌激素引起的绝经后出血

绝经后雌激素由肾上腺、卵巢产生，虽然量少，但其持续产生且有积累作用，可使子宫内膜出现增生反应，甚至可过度增生。当体内雌激素水平波动时，即可引起出血，这是绝经后引起子宫出血的主要原因之一。

（二）生殖器炎症

滴虫性或念珠菌性阴道炎，亦常表现为少量阴道流血，阴道分泌物异常增多，或分泌物内混有血液。也有个别老年妇女，由于白带增多而自行向阴道内放入具有腐蚀或刺激性药栓，企图治疗增多的白带，反而引起阴道炎症或溃疡而发生出血，亦表现为绝经后出血。

（三）器质性病变

老年期菲薄的子宫内膜容易受感染，形成慢性子宫内膜炎或浅的点状溃疡。此外，宫颈息肉、黏膜下子宫肌瘤、宫颈糜烂等亦可有绝经后出血。

（四）外源性雌激素引起的出血

患有更年期综合征或骨质疏松应用雌激素，由于用药不当、剂量过大或时间太长，使子宫内膜增生并达到一定程度后，由于停药，雌激素水平发生波动，而引起撤退性出血。

（五）卵巢肿瘤引起出血

卵巢肿瘤引起绝经后出血，据报道，绝经后 87 例卵巢肿瘤患者中 20.7% 有绝经后阴道出血，临床上非功能性的卵巢原发及转移肿瘤亦可引起绝经后阴道出血，其原因多由雌激素水平升高所致，但激素并不来源于肿瘤本身，而来源于间质细胞，Gambell 认为 37% 的原发性卵巢肿瘤中有酶活性的间质细胞。这种细胞在老年妇女多见，所以老年妇女的卵巢肿瘤经常引起绝经后阴道出血。

（六）垂体肿瘤

垂体肿瘤发生在老年妇女，有时亦可引起绝经后出血。

常见的恶性病因有宫颈癌、子宫体癌、子宫肉瘤、女性生殖器官的其他恶性肿瘤等，均可发生于老年妇女引起绝经后出血。

二、诊断

（一）临床表现

主要表现为，绝经后 1~2 年，甚至数年后又发生阴道流血。宫颈癌引起者主要为阴道流液增多，呈粉红色或淘米水样，并有臭味，有时出现大量阴道流血，腰骶部疼痛等，检查时子宫颈部可以见到癌块并有接触出血。子宫体癌主要表现为不规则的阴道流血，血量不多但继续不止，有时阴道流液呈血性或浆液性，如并发感染则呈脓性并有臭味。

（二）实验室及其他检查

主要有分段诊刮，B 超、化验血常规及内分泌测定、阴道镜、宫腔镜等辅助检查，阴道分泌物镜检及宫颈刮片查癌细胞是必须做的常规检查。

（三）诊断要点

诊断的要点是查清出血原因，排除恶性病变，检查时除做全身及一般妇科检查外，一定要做三合诊检查，以免漏掉盆腔后方或直肠病变。同时，对未能发现病因者，不能轻率地做出诊断，而要采取积极、慎重的态度，尽力找出确切的出血原因，进行正确的处理。

三、治疗

（一）绝经后非肿瘤性出血的治疗

1. 体内雌激素水平波动引起出血

应严密观察至不再出血为止，不须特殊处理。

2. 外源性雌激素引起的出血

应立即停药观察，近年来多采用心理疗法、体育、医疗气功以及中药等替代疗法，这类出血已得到预防。中医治疗常用方药有人参归脾汤、补中益气汤、六君子汤、十全大补汤、人参养荣汤等健脾养心、气血双补方剂。

3. 萎缩性子宫内膜炎或老年性阴道炎等生殖器炎症引起的出血

萎缩性子宫内膜炎或老年性阴道炎等生殖器炎症引起的出血应做相应的治疗。

（二）绝经后肿瘤引起的出血

应根据肿瘤情况进行手术或放射治疗。

四、护理措施

（1）让老年女性了解绝经后阴道出血的相关防治知识，积极主动检查治疗。
（2）指导老年女性保持外阴清洁，勤换内裤。
（3）告诉家人要关心、体贴、照顾老年人。

五、健康教育

老年妇女应定期做健康体检，对发现肿瘤及生殖器炎症者，应及时治疗，平时应注意外阴清洁，经常清洗，更年期综合征或骨质疏松患者，需外源性雌激素时，应在医生指导下应用。

（郭丰霞）

第六节　宫颈癌

宫颈癌是女性生殖系统中常见的恶性肿瘤之一。发病年龄以40~60岁最多，平均年龄50岁。由于防癌工作的开展，很多宫颈癌能在早期被发现，因此，晚期癌远较过去为少。5年生存率明显提高。目前对宫颈癌的临床和病理工作也都着重于对早期癌的发现。其研究方向也更着重于对亚临床宫颈癌的诊断。

宫颈癌发病率有明显的地区差异。全球发病率最高的是南非，其次在亚洲，中国发病率每年增加，发病数每年超过13万，占女性生殖系统恶性肿瘤发病率的73%~

93%。死亡率最高的地区是山西，最低的是西藏。总的趋势是农村高于城市、山区高于平原，内地（130/1 万）发病高于沿海（5~6/10 万）；犹太人穆斯林地区低（4.2/10万）。根据 29 个省、直辖市、自治区回顾调查，我国宫颈癌死亡率占总癌症死亡率的第四位，占女性癌的第二位。宫颈癌患者的平均发病年龄，各国、各地报道也有差异，中国发病年龄以40~50岁为最多，60~70 岁又有一高峰出现，20 岁以前少见。

一、病因

宫颈癌多为 HPV 感染，早婚、早育、多产及性生活紊乱的妇女也有较高的患病率。目前也有认为包皮垢中的胆固醇经细菌作用后可转变为致癌物质，也是导致宫颈癌的重要诱因。

（一）HPV 感染

临床上绝大多数的宫颈癌都是由 HPV 感染所引起，而 HPV 传播的最主要方式是性接触。

（二）与性生活、婚姻的关系

性生活过早（指 18 岁前即有性生活）的妇女，其宫颈癌的发病率较 18 岁以后开始性生活的要高4倍。妇女性生活开始早且患有梅毒、淋病等性传播性疾病，则宫颈癌发病就较正常妇女高6倍，现已证实若妇女与多个男子发生性关系，其发生宫颈癌的机会较多，处女则很少患宫颈癌。

未婚及未产妇女患宫颈癌的机会极少，多次结婚宫颈癌的发病率也较高。多次分娩，也会增加宫颈癌的发生率。

（三）与配偶的关系

有人认为丈夫包皮过长或包茎者其妻发生宫颈癌的相对危险度较大。患有阴茎癌或前列腺癌，以及男子有多个性对象，其妻子患宫颈癌的机会增多。

（四）宫颈糜烂、裂伤与外翻

由于宫颈的生理和解剖上的缘故，容易遭受各种物理、化学和生物等因素刺激，包括创伤、激素和病毒等。

二、分型

（一）分类

宫颈癌的组织发生来源主要有三，即宫颈阴道部或移行带的鳞状上皮、柱状上皮下的储备细胞及宫颈管黏膜柱状上皮。宫颈癌的组织类型主要有鳞癌及腺癌两种。

1. 宫颈鳞癌

宫颈鳞癌在宫颈癌中最为常见，其发生率占子宫颈恶性肿瘤的 90% 以上。根据癌发展的过程，可分早期浸润癌及浸润癌。

1）早期浸润癌或微浸润癌是指上皮内癌突破基底膜向固有膜浸润，浸润深度不超过基底膜下 5 mm，在固有膜中形成一些不规则的癌细胞条索或小团块。一般肉眼不能判断，只能在显微镜下证明有早期浸润。早期浸润癌可来源于原位癌的进展或由其他上皮异常甚或完全正常的鳞状上皮增生直接发展形成。

2）浸润癌指癌组织突破基底膜，明显浸润到间质内，浸润深度超过基底膜下 5 mm，并伴有临床症状者。肉眼观主要表现为内生浸润型、溃疡状或外生乳头状、菜花状。镜下按其分化程度可分为三型：

（1）高分化鳞癌，约占 20%，癌细胞主要为多角形，似鳞状上皮的棘细胞，有角化及癌珠形成，核分裂象不多，对放射线不敏感。

（2）中分化鳞癌，约占 60%，多为大细胞型，癌细胞为椭圆形或大梭形，无明显癌珠，核分裂象和细胞异型性较明显，对放射线较敏感。

（3）低分化鳞癌，约占 20%，多为小细胞型，细胞呈小梭形，似基底细胞，异型性及核分裂象都很明显，对放射线最敏感，但预后较差。

2. 宫颈腺癌

宫颈腺癌较鳞癌少见，其发生率占宫颈浸润癌的 5% 左右，近年来报道宫颈腺癌的发病率有上升趋势，占宫颈浸润癌的 8% ~ 12.7%，平均发病年龄 56 岁，较鳞癌患者的平均年龄大 5 岁。在 20 岁以下青年女性的宫颈癌中，则以腺癌为多。有人认为口服避孕药与宫颈腺癌发病率升高有关，但尚不能定论。其组织发生主要来源于宫颈表面及腺体的柱状上皮，少数起源于柱状上皮下的储备细胞。大体类型与鳞癌基本相同。镜下呈一般腺癌的结构。有些病例表面为高分化类型，往往需多次活检才能证实。有时可表现为乳头状腺癌、透明细胞癌、棘腺癌和腺鳞癌等。宫颈腺癌对放射线不敏感，易早期发生转移，应尽早争取手术治疗，预后较宫颈鳞癌差。

（二）分期

宫颈癌的临床分期，对确定治疗方案、统一疗效对比和估计预后有非常重要的意义。但由于主要靠双手检查了解病变扩展和转移的范围，常受个人经验和主观因素的影响，会有一定的出入，如结合手术病理分期，则能对病情做出比较客观、可靠的判断。

自 1929 年国际肿瘤学会和国际妇产科协会制定的宫颈癌分期标准以来，已经做了数次修订。

Ⅰ：肿瘤严格局限于宫颈（扩展至宫体将被忽略）。

ⅠA：仅能在显微镜下诊断的浸润癌，所测量的最大浸润深≤5.0 mm 的浸润癌。

ⅠA1：所测量间质浸润深度 <3.0 mm。

ⅠA2 所测量间质浸润深度 ≥3.0 mm 而 ≤5.0 mm。

ⅠB：所测量的最大浸润深度 >5.0 mm 的浸润癌（病变范围超过ⅠA 期），病变局限于宫颈。

ⅠB1：间质浸润深度 >5.0 mm 而最大径线 ≤2.0 cm 的浸润癌。

ⅠB2：最大径线 >2.0 cm 而 ≤4.0 cm 的浸润癌。

ⅠB3：最大径线 >4.0 cm 的浸润癌。

Ⅱ：宫颈肿瘤侵犯超出子宫，但未达盆壁且未达阴道下 1/3。

ⅡA：肿瘤侵犯限于阴道上 2/3，无宫旁浸润。

ⅡA1：最大径线 ≤4.0 cm 的浸润癌。

ⅡA2：最大径线 >4.0 cm 的浸润癌。

ⅡB：有宫旁浸润，但未扩展至盆壁。

Ⅲ：肿瘤扩展到骨盆壁和（或）累及阴道下 1/3 和（或）导致肾盂积水或肾无功能者和（或）侵犯盆腔和（或）腹主动脉旁淋巴结。

ⅢA：肿瘤累及阴道下 1/3，没有扩展到骨盆壁。

ⅢB：肿瘤扩展到骨盆壁和（或）引起肾盂积水或肾无功能。

ⅢC：侵犯盆腔和（或）腹主动脉旁淋巴结（包括微转移），无论肿瘤大小和范围（需标注 r 或 p，r 表示影像诊断，p 表示病理诊断）。

ⅢC1：仅有盆腔淋巴结转移。

ⅢC2：腹主动脉旁淋巴结转移。

Ⅳ：肿瘤侵犯膀胱或直肠黏膜（病理证实）或肿瘤播散超出真骨盆。泡状水肿不能分为Ⅳ期。

ⅣA：肿瘤侵犯膀胱或直肠黏膜。

ⅣB：肿瘤播散至远处器官。

目前国家卫健委《宫颈癌诊疗指南（2022 版）》采用的是 FIGO 2018 年会议修改的宫颈癌临床分期标准。由妇科检查确定临床分期。本版分期标准相对于上一版进行了比较大的改动，首先是在ⅠA 期诊断中，不再考虑水平间质浸润宽度，新版标准仅根据间质浸润深度来区分ⅠA1 期和ⅠA2 期，主要是考虑宽度可能会受人为因素的影响。其次是细化了ⅠB 期的亚分期，由原来的 2 个亚分期增加到 3 个亚分期，这样更有利于对患者术后辅助治疗选择和预后判断。最后一个重要的变化就是将淋巴结转移纳入分期系统，将淋巴结转移定义为ⅢC 期，而且增加了淋巴结转移的证据标注。

（三）病理类型

1. 病理改变（目观）

在发展为浸润癌前，肉眼观察无特殊异常，或类似一般宫颈糜烂。随着浸润癌的出现，宫颈可表现以下四种类型：

1）糜烂型：环绕宫颈外口，表面有粗糙的颗粒状糜烂区，或有不规则的溃破面、触及易出血。

2）外生型：又称增生型或菜花型。由息肉样或乳头状隆起，继而发展向阴道内突出的大小不等的菜花状赘生物，质脆易出血。

3）内生型：又称浸润型。癌组织宫颈深部组织浸润、宫颈肥大而硬，但表面仍光滑或仅有表浅溃疡。

4）溃疡型：不论外生型或内生型进一步发展后，癌组织坏死脱落，形成溃疡，甚至整个子宫颈为一大空洞所替代，因常有继发性感染，故有恶臭的分泌物排出。宫颈癌尤其是腺癌也可向颈管内生长，使子宫颈成桶状增大，这也是内生型的一种。

2. 病理改变（镜查）

1）不典型增生：不典型增生表现为底层细胞增生，底层细胞不但增生，而且有细胞排列紊乱及细胞核增大、浓染、染色质分布不均等核异质改变。

不典型增生可分为轻、中及重度：

（1）轻度不典型增生（间变Ⅰ级）：上皮细胞排列稍紊乱，细胞轻度异型性，异型上皮占据上皮层的下三分之一。

（2）中度不典型增生（间变Ⅱ级）：上皮细胞排列紊乱，异型性明显，异型上皮占据上皮层的下三分之二。

（3）重度非典型增生（间变Ⅲ级）：几乎全部上皮极性紊乱或极性消失，细胞显著异型性和原位癌已不易区别。

2）原位癌：原位癌又称上皮内癌。上皮全层极性消失，细胞显著异型，核大，深染，染色质分布不均，有核分裂象。但病变仍限于上皮层内，未穿透基底膜，无间质浸润。异型细胞还可沿着宫颈腺腔开口进入移行带区的宫颈腺体，致使腺体原有的柱状细胞为多层异型鳞状细胞所替代，但腺体基底膜仍保持完整，这种情况称为宫颈原位癌累及腺体。

3）镜下早期浸润癌：镜下早期浸润癌在原位癌基础上，偶然可发现有癌细胞小团已穿破基底膜，似泪滴状侵入基底膜附近的间质中，浸润的深度不超过 5 mm，宽不超过 7 mm，也无癌灶互相融合现象，也无侵犯间质内脉管迹象时，临床上无特征。

4）鳞状上皮浸润癌：当癌细胞穿透上皮基底膜，侵犯间质深度超过 5 mm，称为鳞状上皮浸润癌。在间质内可出现树枝状、条索状、弥漫状或团块状癌巢。

根据病理切片，癌细胞分化程度可以分为三级：

（1）Ⅰ级：分化好，癌巢中有相当数量的角化现象，可见明显的癌珠。

（2）Ⅱ级：中等分化（达宫颈中层细胞的分化程度），癌巢中无明显角化现象。

（3）Ⅲ级：未分化的小细胞（相当于宫颈底层的未分化细胞）。

5）腺癌：腺癌来源于被覆宫颈管表面和颈管内腺体的柱状上皮。镜检时，可见到腺体结构，甚至腺腔内有乳头状突起。腺上皮增生为多层，细胞低矮，异型性明显，可见核分裂象。如癌细胞充满腺腔，以致找不到原有腺体结构时，往往很难将腺癌与分化不良的鳞癌区别。如腺癌与鳞癌并存时称为宫颈腺、鳞癌。腺、鳞癌恶性程度高，转移早、预后差。

二、诊断

（一）临床表现

宫颈癌早期没有任何症状，随着病情进展，患者可出现异常阴道流血。由于年轻妇女处于性活跃期，雌激素水平和性交频率均较高，故更易以性交出血为首发症状。此外，白带增多也为宫颈癌常见症状，约80%的宫颈癌患者有此症状。

1. 一般症状

1）阴道出血：不规则阴道出血，尤其是接触性出血（即性生活后或妇科检查后出血）和绝经后阴道出血是宫颈癌患者的主要症状。菜花状宫颈癌出血现象较早，出血量较多。

2）阴道分泌物增多：白色稀薄，水样、米泔样或血性，有腥臭味。当癌组织破溃感染时，分泌物可为脓性，伴恶臭。

2. 早期症状

1）宫颈癌的早期主要局限于宫颈，还没有向周围其他组织蔓延时，宫颈癌患者往往没有症状。

2）很多宫颈癌患者有各种不同情况和程度的白带增多，稀薄似水样或米泔水样，有腥臭味。这是宫颈癌早期症状之一。

3）宫颈癌的早期症状：往往是性交后少量有出血或月经不规则或是绝经后又出现阴道出血。此时行妇科检查，宫颈癌患者会发现子宫颈表面光滑或呈糜烂状、质硬、触之易出血。

4）随着宫颈癌的病情的发展，肿瘤逐渐增大，患者有白带增多。如果癌组织坏死、感染，会排出较多混有血液的恶臭白带；宫颈癌晚期症状出血量增多，甚至因较大血管被侵蚀而引起致命的大出血。宫颈癌的肿瘤局部可呈菜花样、结节型或溃疡状，当肿瘤坏死脱落后则呈空洞状。

3. 晚期症状

1）疼痛是晚期宫颈癌的症状。癌瘤沿旁组织延伸，侵犯骨盆壁，压迫周围神经，临床表现为坐骨神经或一侧骶、髂部的持续性疼痛。肿瘤压迫或侵蚀输尿管，管道狭窄、阻塞导致肾盂积水，表现为一侧腰痛，甚至剧痛，进一步发展为肾功能衰竭，甚至尿毒症。淋巴系统受侵导致淋巴管阻塞，回流受阻而出现下肢浮肿和疼痛等症状。

2）宫颈癌晚期会出现全身症状。晚期患者因癌瘤组织的代谢，坏死组织的吸收或合并感染而引起发热，体温一般在38℃左右，少数可在39℃以上。由于出血、消耗而出现贫血、消瘦甚至恶病质。人参皂苷 Rh2 可以有效缓解宫颈癌晚期全身性并发症，提高患者的血小板、使患者白细胞数量恢复正常，全面提高患者生存质量，使患者始终保持正常的体力，顺利完成各项治疗，也使宫颈癌晚期患者预后大大改善。

3）宫颈癌晚期会出现转移症状，一般为癌瘤向前方扩散，可以侵犯到膀胱，患者出现尿频、尿急、尿痛、下坠和血尿，常被误诊为泌尿系统感染而延误诊断。严重的可形成膀胱阴道瘘。癌瘤向后蔓延可以侵犯直肠，而有下坠、排便困难、里急后重、便血等症状，进一步发展可出现直肠阴道瘘。病变晚期可出现远处转移。转移的部位不同，出现的症状也不同，较常见的是锁骨上淋巴结转移，在该部位出现结节或肿块。癌瘤浸润可以通过血管或淋巴系统扩散到远处器官而出现相应部位的转移灶及其相应症状。人参皂苷 Rh2 作为人参中最有效的抗癌成分，可以直接作用于癌细胞，控制癌细胞的进一步转移与扩散。

4）晚期宫颈癌代谢：晚期患者，癌瘤组织代谢、坏死物质吸收和感染导致机体发热，热型一般为低热，少数能超过39℃，出血和肿瘤消耗影响代谢，产生恶病质。

原位癌及微小浸润癌可无明显肉眼病灶，宫颈光滑或仅为柱状上皮异位。随病情发展可出现不同体征。外生型宫颈癌可见息肉状、菜花状赘生物，常伴感染，肿瘤质脆易出血；内生型宫颈癌表现为宫颈肥大、质硬、宫颈管膨大，晚期癌组织坏死脱落，形成溃疡或空洞伴恶臭。阴道壁受累时，可见赘生物生长于阴道壁或阴道壁变硬；宫旁组织受累时，双合诊、三合诊检查可扪及宫颈旁组织增厚、结节状、质硬或形成冰冻状盆腔。

（二）转移

主要为直接蔓延及淋巴转移，血行转移较少见。

1. 直接蔓延

直接蔓延最常见，癌组织局部浸润，向邻近器官及组织扩散。常向下累及阴道壁，极少向上由宫颈管累及宫腔；癌灶向两侧扩散可累及宫颈旁、阴道旁组织直至骨盆壁；癌灶压迫或侵及输尿管时，可引起输尿管阻塞及肾积水。晚期可向前、后蔓延侵及膀胱或直肠，形成膀胱阴道瘘或直肠阴道瘘。

2. 淋巴转移

癌灶局部浸润后侵入淋巴管形成瘤栓，随淋巴液引流进入局部淋巴结，在淋巴管内扩散。淋巴转移一级组包括宫旁、宫颈旁、闭孔、髂内、髂外、髂总、骶前淋巴结；二级组包括腹股沟深、浅淋巴结，腹主动脉旁淋巴结。

3. 血行转移

血行转移较少见，晚期可转移至肺、肝或骨骼等。

（三）检查方法

1. 子宫颈刮片细胞学检查

子宫颈刮片细胞学检查是发现宫颈癌前期病变和早期宫颈癌的主要方法。宫颈暴露在阴道顶端，易于观察和取材，所以目前在临床对凡已婚妇女，妇科检查或防癌普查时，都常规进行宫颈细胞刮片检查，作为筛查手段。使宫颈早期癌的诊断阳性率大大提高，可在90%以上。为了提高涂片诊断的准确率，特别注意要从宫颈癌好发部位即鳞状上皮与柱状上皮交界处取材。由于老年妇女鳞、柱状上皮交界区向颈管内上移，取材时除了从宫颈阴道处刮取涂片外，还应从宫颈管处取材涂片，以免漏诊。但是要注意取材部位正确及镜检仔细，可有5%～10%的假阴性率，因此，均应结合临床情况，并定期检查，以此方法做筛选。

宫颈刮片在多数医院仍采用分级诊断，临床常用巴氏分级分类法：

巴氏Ⅰ级：正常。

巴氏Ⅱ级：炎症，指个别细胞核异质明显，但不支持恶性。

巴氏Ⅲ级：可疑癌。

巴氏Ⅳ级：重度可疑癌。

巴氏Ⅴ级：癌。

由于巴氏5级分类法主观因素较多，各级之间无严格的客观标准，故目前正逐渐为

TBS 分类法替代,而后者需专业医生方可读懂。故目前国内许多医院常利用电子阴道镜局部放大 10~40 倍的功能,进行宫颈可疑部位的染色,从而重点取材,以提高病变的检出率。

2. 碘试验

正常宫颈或阴道鳞状上皮含有丰富的糖原,可被碘液染为棕色,而宫颈管柱状上皮、宫颈糜烂及异常鳞状上皮区(包括鳞状上皮化生、不典型增生、原位癌及浸润癌区)均无糖原存在,故不着色。临床上用阴道窥器暴露宫颈后,擦去表面黏液,将浓度为 2% 的碘溶液直接涂在子宫颈和阴道黏膜上,不着色处为阳性,如发现不正常碘阴性区即可在此区处取活检送病理检查。

3. 宫颈和宫颈管活检

宫颈在临床所进行的各项检查都是诊断的重要环节,但是活检是诊断宫颈癌最可靠的依据。在宫颈刮片细胞学检查为Ⅲ级以上涂片,但宫颈活检为阴性时,应在宫颈鳞一柱交界部的 6、9、12 和 3 点处取四点活检,或在碘试验不着色区及可疑癌变部位,取多处组织,并进行切片检查,或应用小刮匙搔刮宫颈管,将刮出物送病理检查。

4. 阴道镜检查

阴道镜不能直接诊断癌,但可协助选择活检的部位进行宫颈活检。据统计,如能在阴道镜检查的协助下取活检,早期宫颈癌的诊断准确率可达到 98%。阴道显微镜检查能放大 100~300 倍,宫颈涂以 1% 甲苯胺蓝染色,可以观察细胞结构,根据细胞的形态、排列、大小和核的大小、形态、着色深浅及毛细血管图像等进行分类诊断.但阴道镜检查不能代替刮片细胞学检查及活检,因为不能发现鳞柱交界或延伸宫颈管内病变。

5. 宫颈锥形切除术

在活检不能肯定有无浸润癌时,可进行宫颈锥形切除术。当宫颈细胞刮片检查多次为阳性,而多点活检及颈管刮术阴性,或已证明为原位癌,不能排除浸润癌者,可进行宫颈锥切术并送病理。因锥切术后有不同程度的并发症,目前在临床多不采用,如果作为治疗手术可以全子宫切除术取代。

6. 宫颈摄影

用 10 mm 显微镜附加 35 mm 相机及 50 mm 延伸圈组成摄影仪,将所获图像投射在宽 3.3 m 屏幕上,1 m 远处观察;鳞柱交界处全部显示,无异常为阴性,发现异常为可疑,未见鳞柱交界为不满意。据观察其诊断准确率为 93.1%,故为一种准确性高、成本低、便于应用的新方法。

7. 荧光检查法

利用癌组织与正常组织吸收荧光素多少不同而显示不同颜色的机理,诊断有无癌变。癌组织吸收荧光素多,产生的荧光比正常组织强而呈深黄色,正常组织为紫蓝色。

8. 肿瘤生化诊断

通过学者临床研究发现,在宫颈癌患者体内,乳酸脱氢酶、己糖激酶明显增高,尤其有浸润者更明显,有助于临床诊断。

（四）诊断要点

根据病史、症状、妇科检查和（或）阴道镜检查并进行宫颈组织活检可以确诊。

四、鉴别诊断

宫颈癌的鉴别诊断在临床上主要是将宫颈癌与以下疾病相鉴别：

1. 宫颈糜烂

可有月经间期出血，或接触性出血，阴道分泌物增多，检查时宫颈外口周围有鲜红色小颗粒，擦拭后也可以出血，故难以与早期宫颈癌鉴别。可行阴道脱落细胞学检查或活检以明确诊断。

2. 宫颈外翻

外翻的黏膜过度增生，表现也可呈现高低不平，容易出血。但外翻的宫颈黏膜弹性好，边缘较整齐。阴道脱落细胞学检查或活检可鉴别。

3. 宫颈湿疣

宫颈湿疣表现为宫颈赘生物，表面多凹凸不平，有时融合成菜花状，可进行活检以鉴别。

4. 子宫内膜癌

子宫内膜癌有阴道不规则出血，阴道分泌物增多。子宫内膜癌累及宫颈时，检查时颈管内可见到有癌组织堵塞，确诊须行分段刮宫送病理检查。

5. 子宫黏膜下肌瘤或内膜息肉

子宫黏膜下肌瘤或内膜息肉多表现为月经过多或经期延长，或出血同时可伴有阴道排液或血性分泌物，通过探宫腔、分段刮宫、子宫碘油造影，或宫腔镜检查可做出鉴别诊断。

6. 原发性输卵管癌

原发性输卵管癌有阴道排液、阴道流血和下腹痛，阴道涂片可能找到癌细胞。而输卵管癌宫内膜活检阴性，宫旁可扪及肿物。如包块小而触诊不到者，可通过腹腔镜检查确诊。

7. 老年性子宫内膜炎合并宫腔积脓

老年性子宫内膜炎合并宫腔积脓常表现阴道排液增多，浆液性、脓性或脓血性。子宫正常大或增大变软，扩张宫颈管及诊刮即可明确诊断。扩张宫颈管后即见脓液流出，刮出物见炎性细胞，无癌细胞，病理检查即能证实。但也要注意两者并存的可能。

8. 功能失调性子宫出血

更年期常发生月经紊乱，尤其子宫出血较频发者，不论子宫大小是否正常，必须首先做诊刮，明确性质后再进行治疗。

9. 其他

宫颈良性病变、子宫颈结核、阿米巴性宫颈炎等，可借助活检与宫颈癌鉴别。

五、治疗

一般的宫颈癌恶性程度高，70%的患者在确诊时已属晚期。宫颈癌治疗的方式包括外科手术切除、中医药、放射线治疗及化疗等方法。对Ⅱ、Ⅲ、Ⅳ期的患者均不宜手术治疗。手术后也容易转移或复发。治疗方案的制订与患者的年龄、一般情况、病灶的范围、有无合并症状存在及其性质有关。因此，治疗前必须对患者行全身检查，并结合各脏器及系统功能检查结果以及临床分期综合考虑后制订治疗方案。宫颈癌的治疗主要是手术及放疗。尤其是鳞癌对放疗较敏感。近年来，抗癌化学药物的迅猛发展，过去认为对宫颈癌无效的化疗，现已成为辅助治疗的常用方法，尤其在晚期或复发者。在手术或放疗前先用化疗，化疗后待癌灶萎缩或部分萎缩后再行手术或放疗，或者手术或化疗后再加用化疗，便可提高疗效。根据我们的经验，Ⅰ、Ⅱ期宫颈癌术前10~14天进行介入手术——双侧子宫动脉造影栓塞化疗术，可以减少术中出血，提高远期生存率。

（一）治疗原则

1. 不典型增生

活检如为轻度非典型增生者，暂按炎症处理，半年随访刮片和必要时再行活检。病变持续不变者可继续观察。诊断为中度不典型增生者，应适用激光、冷冻、电熨。对重度不典型增生，一般多主张行全子宫切除术。如迫切要求生育，也可在锥形切除后定期密切随访。

2. 原位癌

一般多主张行全子宫切除术，保留双侧卵巢；也有主张同时切除阴道1~2 cm者。近年来国内外有用激光治疗，但治疗后必须密切随访。

3. 镜下早期浸润癌

一般多主张行扩大全子宫切除术及切除1~2 cm的阴道组织。因镜下早期浸润癌淋巴转移的可能性极小，不需清除盆腔淋巴组织。

4. 浸润癌

治疗方法应根据临床期别、年龄和全身情况，以及设备条件。常用的治疗方法有放疗、手术治疗及化疗。一般而言，放疗可适用于各期患者；ⅠB~ⅡA期的手术疗效与放疗相近；宫颈腺癌对放疗敏感度稍差，应采取手术切除加放疗综合治疗。

（二）治疗方法

1. 手术治疗

采用广泛性子宫切除术和盆腔淋巴结清除。切除范围包括全子宫、双侧附件、阴道上段和阴道旁组织以及盆腔内各组淋巴结（子宫颈旁、闭孔、髂内、髂外、髂总下段淋巴结）。手术要求彻底、安全、严格掌握适应证、防止并发症。

1）手术并发症有术中出血、术后盆腔感染、淋巴囊肿、尿潴留、泌尿系统感染及输尿管阴道瘘等。

2）手术并发症的处理，近年来，由于手术方法和麻醉技术的改进，预防性抗生素的应用，以及术后采用腹膜外负压引流等措施，上述并发症的发生率已显著减少。

2. 放疗

放疗为宫颈癌的首选疗法，可应用于各期宫颈癌，放射范围包括子宫颈及受累的阴道、子宫体、宫旁组织及盆腔淋巴结。照射方法一般都采取内外照射结合，内照射主要针对宫颈原发灶及其邻近部位，包括子宫体、阴道上部及其邻近的宫旁组织（"A"）点。外照射则主要针对盆腔淋巴结分布的区域（"B"）点。内放射源采用腔内镭（Ra）或铯（^{137}Cs），主要针对宫颈原发病灶。外放射源采^{60}Co，主要针对原发病灶以外的转移灶，包括盆腔淋巴结引流区。剂量一般为 60 Gy。目前对早期宫颈癌多主张先行内照射。而对晚期癌，特别是局部瘤体巨大、出血活跃，或伴感染者则以先行外照射为宜。

3. 化疗

到目前为止，宫颈癌对大多数抗癌药物不敏感，化疗的有效率不超过 15%，晚期患者可采用化疗、放疗等综合治疗。化疗药物可采用 5－氟尿嘧啶、阿霉素等进行静脉或局部注射。

六、预防措施

（1）避免不洁性行为，由于宫颈癌大多是由 HPV 感染所引起，而 HPV 传播的最主要方式是通过性接触，因此，为了有效避免宫颈癌的发生，应首先避免不洁性行为。

（2）注射 HPV 疫苗，可以预防宫颈癌的发生。

（3）定期进行液基薄层细胞学检查（TCT）和 HPV 检测，建议 40 岁以上的女性每 3~4 年进行一次 TCT 和 HPV 检测。

七、护理措施

1）做到合理的休息，良好的生活环境可以给患者带来愉快的心情，减少忧愁。宫颈癌患者经过正规治疗后一般体质都比较差，因此，要使疲惫的身体迅速恢复，一定要保证充分的休息。但休息并不是整天卧床，而是要根据自身实际情况，劳逸结合，如散步、看书、下棋、钓鱼，做些轻松的家务等，这样有利于身心健康，有利于康复。

2）丰富自己的精神生活，在治疗阶段，患者往往处于一种紧张状态，生活单调。治疗结束后，患者若仍处于一种单调的精神生活中，经常去想"会不会好""还能活多久"等这一类问题，势必不利于治疗和康复。应根据自身的条件、兴趣和爱好，培养良好的情趣，如欣赏音乐、写诗作画、种花养鸟、下棋抚琴等，充实自己，精神上有所寄托，有所追求，从而振奋精神，饱满情绪，争取康复。

3）开展保健锻炼，生命在于运动，运动促进健康。宫颈癌康复期的患者，应根据机体的体质状况，适量参加一些体育活动，如散步、做保健操、太极拳等。这些保健锻炼可以增加食欲，恢复体力，增强体质，提高身体的免疫功能，达到防癌抗癌、机体康复的目的。

4）养成良好的饮食习惯，食用富有营养的高蛋白、高维生素的饮食和新鲜水果蔬菜，忌用烟酒、辛辣刺激食物和生冷、油腻厚味饮食，保持大便通畅。

5）宫颈癌晚期一定要做好饮食护理工作，这对患者的健康恢复有着重要的意义，对于宫颈癌晚期患者来说，治疗没有什么明显的效果，只有在饮食上下功夫，才能有效地缓解病情，从而使生命延长。这时宫颈癌患者应选高蛋白、高热量的食品，如牛奶、鸡蛋、牛肉、甲鱼、赤小豆、绿豆、鲜藕、菠菜、冬瓜、苹果等，宫颈癌晚期患者多吃这些食物，有利于患者的身体健康。

6）宫颈癌晚期患者出现阴道出血多时，宫颈癌晚期患者的饮食，可以以服用些补血、止血、抗癌的食品，如藕、薏苡仁、山楂、黑木耳、乌梅等。当宫颈癌晚期患者白带多呈水样时，应该滋补，如甲鱼、鸽蛋、鸡肉等，都适合宫颈癌晚期患者食用。

7）宫颈癌患者选择化疗时，宫颈癌晚期饮食调养应该以健脾补肾为主，宫颈癌晚期患者可用山药粉、薏米粥、动物肝、阿胶、甲鱼、木耳、枸杞、莲藕、香蕉等。出现消化道反应，如恶心、呕吐、食欲减退时，应以健脾和胃的膳食调治，如甘蔗汁、姜汁、乌梅、香蕉、金橘等。

8）心理安慰，对新入院患者要热情接待，为患者创造一个舒适、安静、整洁、和谐的环境。鼓励家属、亲友多接近患者，给予心理安慰，对患者要热心、和蔼、亲切，积极发挥语言的治疗作用，帮助患者克服不良心理，尽快减轻患者对疾病的恐惧，稳定患者的情绪，耐心解答患者疑问，鼓励患者树立战胜疾病的信心。

9）建立良好护患关系，取得患者的信任，对敏感、多疑的患者，护士在患者面前应表现为镇定、自如、得体。说话流利，决不含糊，随时了解患者的心理状态，及时调理，纠正患者不良状态。以微笑、周到、亲切的服务态度，适当、耐心、细致的解释说服，娴熟的护理技术，赢得患者的信赖，多与患者沟通，建立良好的护患关系，取得患者的信任。

10）耐心倾听患者诉说，对患者实施健康教育，使患者正确认识疾病，克服侥幸心理。让患者做到既来之，则安之。激发患者潜在的生存意识，调动积极主观能动性，让患者充满信心去战胜病魔。

11）随时调节患者家属的情绪，使其在与患者接触中，克制自己的感情，不恐惧、不悲伤、不厌烦、不淡漠，始终保持镇定、热情、耐心的良好心境。对患者细心照料、尽心尽责。医护人员要以乐观的态度感染患者，建立患者对医院的信赖。护士向患者讲解癌症并不是不治之症，介绍同类病友认识，介绍治愈病例。请同种疾病的康复者给患者说亲身感受和经验，鼓励患者树立战胜疾病的信心。

12）患者患病后情感特别脆弱，特别是作为女性患者，感情特别细腻，担心自己会丧失对家庭及社会的义务。护士对患者应多一份爱心，想患者之所想，急患者之所急。鼓励患者家属积极参与，尽可能满足患者的生理及心理需要。用良好的形象和行为去消除患者心理上和躯体上的疾病。

13）经常与患者交谈，了解患者的心理变化。术前做好解释工作，讲明尽早手术的目的，进行各项操作的目的，讲解手术的必要性及成功的范例。语言要带鼓励性，既表示出同情，又表示会给予积极的帮助和支持。为手术打下良好的心理基础，让患者对手术充满信心和希望。患者担心子宫切除后会影响性生活，应该在术前给予充分的解释和健康教育，认真倾听患者的一些想法，并给予"一样是女人"的保证，与患者共同讨论问题，解除其顾虑，缓解其不安情绪，使患者以最佳身心状态接受手术治疗，从而减少治疗期间的心理反应，提高机体免疫力，提高远期疗效。

14）术前护理

（1）执行妇科腹式手术前护理常规。

（2）手术前3天给1:5 000高锰酸钾溶液阴道冲洗，每天1~2次。

（3）手术前2天少渣饮食，手术前1天晚给流质饮食，手术日晨禁食。

（4）手术前1天晚肥皂水灌肠1次，手术日晨清洁灌肠。

（5）手术前1小时准备阴道，用肥皂水棉球擦洗阴道后，用温灭菌外用生理盐水冲洗，再以无菌干棉球擦干，宫颈及穹隆部涂1%甲紫，然后填塞纱布条，其末端露出阴道口外，便于术中取出。

（6）手术前在无菌操作下留置尿管，以无菌纱布包好尿管开口端并固定。

15）术后护理

（1）执行妇科腹式手术后护理常规。

（2）持续导尿5~7天，于第5天后开始行膀胱冲洗，每天1次，连续2~3天，保持尿管通畅，每天更换接管及尿袋，观察尿量及性质。

（3）拔尿管前2天改间断放尿，每2~3小时开放尿管1次，训练膀胱功能。

（4）拔尿管后，根据患者排尿情况适时测残余尿，残余尿量80 ml以下者，膀胱功能恢复正常。若残余尿超过100 ml者，需保留尿管给予间断放尿。

（5）注意保持腹腔负压引流管通畅，观察引流液量及性质，每6~8小时抽负压1次。48~72小时可拔出引流管。

（6）密切观察病情变化，观察体温、脉搏、呼吸及血压的变化。按医嘱给予抗生素。如发现异常，应及时通知医生给予处理。

16）放疗护理，放疗是女性生殖器官恶性肿瘤的主要治疗方法之一。放射线可直接作用于细胞的蛋白质分子，使之电离，并产生凝结现象，破坏其原有的形态和生理功能，造成细胞死亡，放射线也可使组织产生不正常的氧化过程，破坏细胞的主要生理功能。因此，放射线的作用主要在于使体内蛋白质合成受阻，酶系统受干扰，造成细胞功能障碍，导致其死亡。放射线在抑制和破坏肿瘤细胞的同时，也对正常组织产生不良影响。人体各个器官对放射线的敏感度不一样，卵巢属高度敏感，阴道与子宫颈中度敏感。

（1）放疗患者的心理支持：患者对放疗不了解，常误认为放疗是不治之症的姑息治疗。在放疗期间由于局部和全身的反应，往往难以完成疗程。护士在患者放疗期间除耐心细致地做好护理工作外，还要给患者以精神的支持，解除患者的思想顾虑。详细叙述放疗的原理和疗效，使患者明白放疗绝不是癌症晚期的姑息治疗，某些肿瘤经过几个疗程的治疗是可以治愈的，并要讲清放疗的效果与患者的身体和心理状态有关，放疗的一些不良反应是可以通过治疗和护理来预防和减轻的，说服患者坚持治疗。

（2）放疗患者的一般护理：放疗患者常出现乏力、疲劳、头晕等全身症状，应嘱患者多休息，有充足的睡眠。饮食上尽可能增加食量，给易消化食品，少食多餐，并辅以各种维生素。放疗患者全身抵抗力较低，易于感染，要保持清洁卫生的环境，所住房间应定时用紫外线消毒等。

（3）注意观察一些特殊症状：放疗引起患者血液系统的变化较多，主要因放射线抑制骨髓的造血功能，这与接受放疗的剂量、次数、照射面积有关。有白细胞下降、血小板下降、出凝血时间延长、毛细血管通透性增高，因此可以造成出血或大出血。要注意患者有无口腔、牙龈、鼻出血，注意大便颜色，有无皮下斑点或出血点。若有这些出血倾向，可以输成分血。当白细胞低于 $3.0 \times 10^9/L$ 或血小板低于 $50 \times 10^9/L$、血红蛋白降至 70 g/L 以下，以及其他全身反应严重时，应考虑暂停放疗，注射维生素 B_4、维生素 B_6、脱氧核苷酸，或口服利血生等。

也有的外照射后皮肤瘙痒，是为放射皮肤反应，可用无刺激软膏，严重的似灼伤，出现水疱，可将水疱刺破，但不要擦破水疱上皮肤，以防感染，涂以 10% 甲紫等，使其自愈。

（4）对放疗反应严重者，或晚期癌接受放疗时，应有特别护理，如助翻身防止压疮、照料饮食、床头护理、照顾生活等。

17）健康教育，宫颈癌发病率较高，但它是唯一可以预防的癌症，只要平时注意检查，就能远离风险。尽管宫颈癌的发生率不低，但只要平时注意检查，还是可以有效预防癌症的发生的。

（1）妇科普查不容忽视：宫颈癌虽然危险，但是也有它自己的"软肋"，最易早期发现早期治疗。从早期的炎症发展到恶性的癌变需要 10 年的时间，如果好好把握住这段时间，现代医学手段是完全可以把癌变检查出来，及时采取相应的措施，保证女性重新过上健康生活的。根据研究显示，宫颈癌最开始的一期状态，治愈率可以在 80% ~ 90%，二期时是 60% ~ 70%，进入三期还能有 40% ~ 50%，但发展到四期就只有 10% 了，所以，定期检查，及时治疗是非常重要的。

很多女性总觉得"我吃得多，睡得香，能有什么大毛病。"其实不然，宫颈癌在早期几乎没有身体上不适的感觉，但到有不规则出血的情况出现时，一般已到宫颈癌的二期了，危险性增大了很多。所以，女性朋友需要每年做一次妇科体检，尽早发现癌变的产生，为治疗争取时间。

按照美国的标准，有性生活的女性接受妇科体检的规律是：18 岁以后每年做一次宫颈防癌细胞学涂片检查，如果连续三年没有问题，可以每两年检查一次。目前，宫颈癌的早期发现技术已经成熟，成年妇女每年做一次检查，有没有病变就可以"一目了然"。如果发现病变，在这时采用手术及放疗等手段，不仅可以防止癌症的扩散，同时，减少癌变严重时需要切除子宫和卵巢对患者生存质量造成的影响，愈后的效果也很不错。

（2）远离宫颈癌的危险因素：宫颈癌发病率仅次于乳腺癌，在妇科恶性肿瘤中排名第二位。目前此病在发展中国家发病率高于发达国家，原因就在于前者妇女的保健意识较差，往往等到发病了才去检查，而这时肿瘤往往已经到了晚期。宫颈癌多发于 35岁以后的妇女，高峰期则为 45 ~ 59 岁，但目前发病年龄已经大大提前，很多得病的女孩只有 20 多岁。研究发现，不少性传播疾病都会引起宫颈癌，尤其是尖锐湿疣，更是与此病有密切联系，因此多性伴的女性是宫颈癌的高危人群。此外，性生活过早、营养不良、家族遗传、妇科检查器械造成的伤害也会增加宫颈癌发病的风险。有过以上经历的女性应特别重视宫颈癌的筛查工作。

（3）怀孕对宫颈癌来说是最危险的：对宫颈癌来说最危险的是怀孕，因为宫颈癌早期不会影响怀孕，如果在怀孕之前没有检查出来母体已经有宫颈癌，那么随着怀孕，子宫大量充血，母体输送来的营养不仅养了宝宝，同时会使癌变部位以极其迅速的速度增长。再加上身体因怀孕分泌的一些激素对癌症有促进作用，怀孕时身体免疫力下降，对抗癌细胞的作用起不到，而宫颈癌的一些征兆如出血等又会被认为是先兆流产的现象而被忽略，等到生完宝宝再发现时就晚了，预后很不好。所以孕妇在怀孕前，一定要做好各种检查，尤其是涂片，否则将引起严重的后果。

更严重的是有的妈妈在分娩之后仍然没有检查出自己已经患宫颈癌，相反把出血当成了正常的产后出血，还给孩子喂奶，癌变就更没法抑制，只能发展到医生束手无策的地步。

（4）提倡计划生育和晚婚晚育：推迟性生活的开始年龄，减少生育次数，均可降低宫颈癌的发病机会。

（5）普及卫生知识，加强妇女卫生保健：适当节制性生活，月经期和产褥期不宜性交，注意双方生殖器官的清洁卫生，性交时最好佩戴安全套，减少并杜绝多个性伴侣。

（6）重视宫颈慢性病的防治：男方有包茎或包皮过长者，应注意局部清洗，最好做包皮环切术，这样不仅能减少妻子患宫颈癌的危险，也能预防自身阴茎癌的发生。积极治疗宫颈癌前病变如宫颈糜烂、宫颈湿疣、宫颈不典型增生等疾病。

（7）专家建议：宫颈癌患者的年龄大约在 50 岁，不过从十几岁到九十岁都有病例分布。因此，未满 20 岁，已经有性行为的女性，也有接受筛检的必要。

一般子宫切除术后是不需要筛检的，除非原先是针对宫颈癌或癌前期病变做治疗。若仍保有宫颈者，则应筛检到 70 岁。

月经期间或是产后的 3~4 个月不适合做涂片检查，最好在月经结束 7 天之后进行。如果已经进入更年期，可挑个自己最容易记得的日子做检查。

提倡晚婚和少生、优生。推迟性生活的开始年龄，减少生育次数，均可降低宫颈癌的发病机会。

积极预防并治疗宫颈糜烂和慢性宫颈炎等症。分娩时注意避免宫颈裂伤，如有裂伤，应及时修补。

（郭丰霞）

第七节　子宫内膜癌

子宫内膜癌是妇科常见的恶性肿瘤，主要表现为阴道流血、阴道排液和下腹疼痛。
子宫内膜癌是起源于子宫内膜腺体的恶性肿瘤，又称宫体癌，绝大多数为腺癌。为女性生殖器三大恶性肿瘤之一，在我国子宫内膜癌远低于宫颈癌，但在一些西方发达国家，本病高于宫颈癌，位于妇科恶性肿瘤的首位，高发年龄为 58~61 岁，约占女性癌症总数的 7%，占生殖道恶性肿瘤的 20%~30%，近年发病率有上升趋势，与宫颈癌比较，已趋于接近甚至超过，与长期持续的雌激素刺激、肥胖、高血压、糖尿病、不孕或不育及绝经等体质因素及遗传因素有关。

子宫内膜癌可发生于任何年龄，平均年龄 55 岁，发病高峰年龄为 55~60 岁，50%~70% 在绝经后发病。子宫内膜癌的真正发病原因迄今不明，多发生于未婚、未育及少育者，可能与子宫内膜接受雌激素刺激时间较长有关。

一、病因

子宫内膜癌的病因不十分清楚。多数学者认为子宫内膜癌有两种类型，可能有两种发病机制。一类较年轻些，在无孕酮拮抗的雌激素长期作用下，子宫内膜发生增生性改变，最后导致癌变，但肿瘤分化较好；另一类发病机制不清楚，可能与基因变异有关，多见于绝经后老年人、体型瘦、雌激素水平不高者。在癌灶周围可以是萎缩的子宫内膜，肿瘤恶性度高，分化差，预后不良。前一类占子宫内膜癌的大多数，长期的无孕酮拮抗的雌激素刺激可能是主要发病因素。许多年前，人们就知道，给实验动物雌激素，观察到子宫内膜细胞有丝分裂增多，可引起子宫内膜由增生过长到内膜癌的演变，而给予孕激素则可减少内膜细胞的有丝分裂。子宫内膜癌多见于以下高危因素：

（一）无排卵

如伴有无排卵型或黄体功能不良的功能性子宫出血者，长期月经紊乱，使子宫内膜持续受雌激素刺激，无孕酮对抗或孕酮不足，子宫内膜缺少周期性改变，而长期处于增生状态。

（二）不育

不育，尤其是卵巢不排卵引起的不育，患子宫内膜癌的危险性明显升高。在子宫内膜癌患者中，15%~20% 的患者有不育史。这些患者因不排卵或少排卵，导致孕酮缺乏或不足，使子宫内膜受到雌激素持续性刺激。妊娠期间胎盘产生雌、孕激素，使子宫内膜发生相应的妊娠期改变；哺乳期，由于下丘脑和垂体的作用，使卵巢功能暂时处于抑制状态，使子宫内膜免于受雌激素刺激。而不孕者，尤其是因无排卵引起的不孕，使子宫内膜长期处于增生状态。

（三）肥胖

肥胖，尤其是绝经后的肥胖，明显地增加了子宫内膜癌的危险性。绝经后卵巢功能衰退，而肾上腺分泌的雄烯二酮可在脂肪组织内经芳香化酶作用转化为雌酮，脂肪组织越多，转化能力越强，血浆中雌酮水平也越高。雌酮是绝经后妇女身体中主要的雌激素，子宫内膜是雌激素的靶器官，子宫内膜长期受到无孕激素拮抗的雌酮的影响，可导致内膜由增生到癌变。某些基础研究也指出，如增加了雄烯二酮到雌酮的转换，也就增加了内膜由增生到癌变的发生率。有人统计,按标准体重,超重 9 ~ 23 kg,患内膜癌的危险性增加了 3 倍,如超重 > 23 kg,则危险性增加 10 倍。

一般将肥胖、高血压、糖尿病,称为子宫内膜癌三联征。北京医科大学第一附属医院妇产科收治以手术为主要治疗方法的子宫内膜癌患者 153 例,其中 20% 伴肥胖,44.4% 患高血压,11.1% 患糖尿病。其实,高血压与糖尿病与子宫内膜癌并无直接关系。肥胖、高血压和糖尿病可能都是因为下丘脑—垂体—肾上腺功能失调或代谢异常所造成的后果。同时,垂体促性腺功能也可能不正常,造成尤排卵、无孕激素分泌,使子宫内膜长期受到雌激素的持续刺激。有人认为,绝经前的肥胖,尤其从年轻时就肥胖者也是子宫内膜癌的高危因素,因为肥胖者常伴有相对的黄体期孕激素分泌不足,或同时伴有月经不调甚至闭经。

(四) 晚绝经

据有关报道,绝经年龄 > 52 岁者子宫内膜癌的危险性是 45 岁以前绝经者的 1.5 ~ 2.5 倍。晚绝经者后几年并无排卵,只是延长了雌激素作用时间。

二、分型

根据目前国际妇产科联盟（FIGO）分类,分为 I 型子宫内膜癌、II 型子宫内膜癌两类。具体情况如下:

I 型子宫内膜癌:为激素依赖型子宫内膜癌,常见于长期使用雌激素,或高血压、糖尿病、不孕不育人群,临床常见,相对而言,疾病预后较好。

II 型子宫内膜癌:为非激素依赖型子宫内膜癌,相对预后较差,临床病例少见。

一般像比较常见的种类有内膜样癌、透明细胞癌、浆液性腺癌、鳞癌、混合性癌、未分化癌等。

三、诊断

(一) 临床表现

极早期无明显症状,以后出现阴道流血、阴道排液、疼痛等。

1. 阴道流血

主要表现为绝经后阴道流血,量一般不多。尚未绝经者可表现为月经增多、经期延长或月经紊乱。

2. 阴道排液

多为血性液体或浆液性分泌物,合并感染则有脓血性排液,恶臭。因阴道排液异常就诊者约占 25%。

3. 下腹疼痛及其他

若癌肿累及宫颈内口,可引起宫腔积脓,出现下腹胀痛及痉挛样疼痛,晚期浸润周围组织或压迫神经可引起下腹及腰骶部疼痛。晚期可出现贫血、消瘦及恶病质等相应症状。

早期子宫内膜癌妇科检查可无异常发现。晚期可有子宫明显增大，合并宫腔积脓时可有明显触痛，宫颈管内偶有癌组织脱出，触之易出血。癌灶浸润周围组织时，子宫固定或在宫旁扪及不规则结节状物。

（二）蔓延与转移

1. 转移方式

首先就是直接蔓延，最初的时候那么癌灶沿着子宫内膜蔓延生长，向上经宫颈角或者输卵管进行蔓延，向下的可以蔓延至宫颈管并继续蔓延至阴道，也可以经过肌层浸润至子宫浆膜面而延至输卵管、卵巢，并且可以广泛地种植在患者的盆腔腹膜、直肠子宫陷凹以及大网膜。

2. 转移途径

转移途径就是淋巴转移，淋巴转移是子宫内膜癌主要的转移途径，当癌肿浸润至或升级成或者扩散至宫颈管的时候或者癌组织分化不良的时候，特别容易发生引发的转移，转移途径与癌灶的生长部位有关，宫底部的癌灶沿阔韧带上部的淋巴管网经骨盆漏斗韧带转移到卵巢向上至腹主动脉旁淋巴结。

（三）实验室检查

1. 细胞学检查

子宫颈刮片、阴道后穹隆涂片及宫颈管吸片取材做细胞学检查辅助诊断子宫内膜癌的阳性率不高，分别为 50%，65% 及 75%。老年妇女宫颈管狭窄致使内膜脱落细胞较难排除宫颈，且易溶解变性。近年来在细胞学取材方法上有新的进展，如内膜冲洗、锦纶网内膜刮取及宫腔吸引涂片法等，后者准确率可达 90%，但操作较复杂，阳性也仅有筛选检查的作用，不能作为确诊依据，故临床检查应用价值有限。

2. 病理组织学检查

子宫内膜病理组织学检查是确诊内膜癌的依据，也是了解病理类型、细胞分化程度唯一方法。组织标本采取是影响病理组织学检查准确性的重要问题。常用的子宫内膜标本采取方法：①子宫内膜活检；②宫颈管搔刮；③分段诊刮。以分段诊刮为最常用和有价值的方法。消毒铺巾后，首先用宫颈小刮匙搔刮颈管取宫颈管组织；再用探条，探测宫腔深度，最后进行宫腔全面搔刮。应将宫颈管及宫腔刮出的全部组织固定后分送病理组织学检查。分段诊刮的优点是可鉴别子宫内膜癌和宫颈管腺癌，也可明确宫内膜癌是否累及宫颈管，协助临床分期（Ⅰ，Ⅱ期），为治疗方案的制订提供依据。临床医生应注意严格遵守手术操作步骤，避免宫颈管内和宫腔刮出物流漏及混杂。在协助分期方面，子宫内膜癌诊刮标本诊断宫颈癌有无受累有一定困难。妇产科病理医生的临检水平及经验在一定程度上将会影响分段诊断的准确性。国内有学者报道 69 例内膜癌分段诊断病理标本与术后子宫切除标本病理比较，在诊断宫颈有无受累，假阳性率为 34.5%，假阴性率为 12.68%（总误差率为 47.2%）。对宫腔内有明显病灶者则以宫腔活检（吸刮）及宫颈管搔刮为最简便，门诊可行之。

（四）其他辅助检查

1. 宫腔镜检查

目前宫腔镜检查已较广泛地用于子宫内膜病变的诊断，国内以纤维宫腔镜应用最广泛。经绝后阴道流血患者中约20%为子宫内膜癌，应用宫腔镜可直接观察宫颈管及宫腔情况，发现病灶并准确取活检，可提高活检确诊率，避免常规诊刮漏诊，并可提供病变范围、宫颈管有无受累等信息，协助术前正确进行临床分期。但因宫腔镜检查时多要注入膨宫液，有可能经输卵管流入盆腔内，导致癌细胞扩散，影响预后，此点应引起注意。

2. 膀胱镜、直肠镜检查

对有无肿瘤侵犯有重要意义，但应有活检证实，才能确诊为膀胱或直肠受累。

3. 淋巴造影、CT 及 MRI

淋巴转移为子宫内膜癌主要播散途径。文献报道 I 期子宫内膜癌淋巴转移率为 10.6%，II 期为 36.5%。淋巴造影可用在术前检查预测淋巴结有无转移，但操作较复杂，穿刺困难，临床上较难以推广应用。自 1989 年 FIGO 新手术—病理分期应用后，由手术病理检查确定淋巴结有无转移，能准确判断预后，淋巴造影选用范围已比以前更小。CT、MRI 等主要用于了解宫腔、宫颈病变，肌层浸润深度、淋巴结有无长大（2 cm 以上）等，由于其费用昂贵，尚未作为常规检查使用。目前认为 MRI 从影像学上提供子宫肌层浸润、腹膜后淋巴结有无转移等价值较大，可用以指导治疗。

4. B 超检查

近年来 B 超检查发展较快，特别是经阴道 B 超检查的广泛应用于妇科临床，在辅助诊断子宫内膜病变方面有一定的进展。经阴道 B 超检查可了解子宫大小、宫腔形状、宫腔内有无赘生物、子宫内膜厚度、肌层有无浸润及深度，为临床诊断及病理取材（宫腔活检或诊刮）提供参考。经绝后妇女子宫出血，可根据经阴道 B 超检查结果选择进一步确诊方法。

据国内外学者报道，绝经后妇女经阴道测定萎缩性子宫内膜平均厚度为 3.4 mm ± 1.2 mm，内膜癌为 18.2 mm ± 6.2 mm，并认为绝经后出血患者，若经阴道 B 超检查内膜厚度 <5 mm 者，可不行诊断性刮宫。若 B 超检查确定局部小赘生物可选用宫腔镜下活检，若显示宫腔内有大量赘生物，内膜边界不清，不完整，或肌层明显变薄或变形，则以简单宫腔内膜活检为宜。近 10 年大量的临床研究已表明，以往认为子宫内膜癌是简单、易治的看法是错误的。若按分期比较，同期别子宫内膜癌与卵巢癌同样难治，同样需要妇科肿瘤专业医生严谨统一的规范治疗。对高危人群如 Lynch 综合征患者行宫腔镜检查或活检有助于早期诊断外，目前尚无有效的筛查方法。Karlsson 等报道对 1 168 例妇女行经阴道 B 超检查与诊刮及子宫内膜活检结果比较，子宫内膜厚度以 5 mm 厚度为阈值，其阴道预测为 96%，阳性预测值 87%，敏感性 100%，且有无创、简便之优点，已广泛应用。

（五）诊断要点

子宫内膜癌的诊断主要通过以下方法：

1. 脱落细胞学检查

子宫内膜细胞平时不易脱落，一旦脱落又往往发生退化、变形、溶解等一系列变化而难于辨认，因此应用细胞学诊断子宫内膜癌的阳性率一般不高，为50%左右。

2. 子宫内膜组织学检查

组织学检查为诊断的最后依据。内膜的获得有活体采取和刮宫两种方式，活体采取简便而创伤较少，阳性率较高，为88.4%。由于活检只能反应部分内膜情况，故阴性时不能排除子宫内膜癌存在。须行全面刮宫。利用活检与刮宫相结合的方法，阳性率达94.0%。

为了弄清病变是否累及颈管，采取"分段刮宫"，即先刮取宫颈管组织，再探宫腔，必要时扩宫颈，后刮取宫体及宫底组织，标明刮出组织部位，分别送病理检查，以免互相污染或混淆。

3. 宫腔镜检

在过去的20余年里，宫腔镜检查及操作得到了广泛的应用，对于宫腔内膜病变的诊断尤其有帮助。子宫内膜癌可以在镜下表现为息肉型、结节型、乳头型、溃疡型和弥散型，镜下对可疑部位的活检则能确定诊断，避免了常规诊刮的误漏。

4. 影像学检查

术前应用阴道B超检查，以预测癌瘤浸润肌层的深度。有报道肌层浸润≥33%者，阴道超声显示率达100%。术前超声检查判断有无深肌层浸润与术后病理诊断符合率为92%；MRI及CT主要用于观察宫腔、宫颈病变，特别是肌层浸润的深度及淋巴结转移等。因MRI对软组织分辨率强，在子宫病变诊断方面，MRI更优于CT检查。

5. 淋巴造影

淋巴造影用以术前发现淋巴转移。子宫内膜癌的淋巴转移越来越受到重视和认识，根据其淋巴引流和转移途径，癌细胞可直接到达骶前和腹主动脉旁淋巴结，也可经圆韧带转移至腹股沟淋巴结。如肿瘤已侵犯宫颈管，则其转移途径和原发宫颈癌一样，在侵入淋巴结后，向髂淋巴结扩散。

6. 肿瘤标志物

子宫内膜癌无特异敏感的标志物，近年发现子宫内膜癌患者血清CA125水平可升高，但阳性范围较大，为11%~90%，CA125因腺体成分而存在，肿瘤因腺体减少而使CA125不高。部分患者CEA、CA19-9可有轻度升高。

四、鉴别诊断

绝经后及围绝经期阴道流血为子宫内膜癌最常见的症状，故子宫内膜癌应与引起阴道流血的各种疾病鉴别。妇科检查应排除外阴、阴道、宫颈出血及由损伤感染等引起出血及排液。应注意子宫大小、形状、活动度、质地软硬、子宫颈、宫旁组织软硬度有无变化，对附件有无包块及增厚等均应有仔细全面检查。

1. 绝经过渡期功血

以月经紊乱，如经量增多、经期延长及不规则阴道流血为主要表现。妇科检查无异常发现，应行分段诊刮活检确诊。

2. 老年性阴道炎

主要表现为血性白带，检查时可见阴道黏膜变薄、充血或有出血点、分泌物增加等表现，治疗后可好转，必要时可先行抗感染治疗后再行诊断性刮宫排除子宫内膜癌。

3. 子宫黏膜下肌瘤或内膜息肉

有月经过多或经期延长症状，可行 B 超检查，宫腔镜及分段诊刮确定诊断。

4. 宫颈管癌、子宫肉瘤及输卵管癌

均可有阴道排液增多，或不规则流血；宫颈管癌因癌灶位于宫颈管内，宫颈管变粗、硬或呈桶状。子宫肉瘤可有子宫明显增大、质软。输卵管癌以间歇性阴道排液、阴道流血、下腹隐痛为主要症状，可有附件包块。分段诊刮及 B 超可协助鉴别诊断。

五、治疗

子宫内膜癌是妇科常见的恶性肿瘤，该病的治疗应根据子宫大小、肌层是否被癌浸润、宫颈管是否累及、癌细胞分化程度及患者全身情况等而定。主要的治疗为手术、放疗及药物治疗，可单用或综合应用。

（一）手术治疗

手术治疗为首选的治疗方法，尤其对早期病例。Ⅰ期患者应行子宫次根治术及双侧附件切除术，具有以下情况之一者，应行盆腔及腹主动脉旁淋巴结取样和（或）清扫术：①病理类型为透明细胞癌、浆液性癌、鳞癌或 G_3 的内膜样癌；②侵犯肌层深度≥1/2；③肿瘤直径>2 cm。Ⅱ期应行广泛子宫切除术及双侧盆腔淋巴结清扫与腹主动脉旁淋巴结清扫术。当进入腹腔后应立即取腹水，若无腹水则注入生理盐水 200 ml 冲洗腹腔，取腹水或腹腔冲洗液离心沉淀后找癌细胞。

Ⅰ期患者腹水中找到癌细胞或深肌层已有癌浸润，淋巴结可疑或已有转移，手术后均需加用放疗，^{60}Co 或直线加速器外照射。Ⅲ、Ⅳ期患者根据病灶大小，可在术前加用腔内照射或体外照射。腔内放疗结束后 1~2 周进行手术。体外照射结束 4 周后进行手术。

（二）放射治疗

腺癌虽对放射线不敏感，但在老年或有严重并发症不能耐受手术与Ⅲ、Ⅳ期病例不宜手术者均可考虑放疗，仍有一定效果。放疗应包括腔内照射及体外照射。腔内照射多用 ^{137}Cs、^{60}Co 等，体外照射多用 ^{60}Co 及直线加速器。Ra 已废弃不用。

（三）化学治疗

晚期不能手术或治疗后复发者可考虑使用化疗，常用的化疗药物有阿霉素、5 - 氟尿嘧啶、环磷酰胺、丝裂霉素等，可以单独应用，也可几种药物联合应用，也可与孕激素合并应用。

（四）孕激素治疗

对晚期或复发癌患者、不能手术切除或年轻、早期、要求保留生育功能者，均可考虑孕激素治疗。各种人工合成的孕激素制剂如甲羟孕酮、己酸孕酮等均可应用。用药剂量要大，甲羟孕酮 200 ~ 400 mg/d；己酸孕酮 500 mg，每周 2 次，至少用 10 ~ 12 周才能评价有无效果。其作用机制可能是直接作用于癌细胞，延缓 DNA 和 RNA 的复制，从而抑制癌细胞的生长。对分化好、生长缓慢、雌孕激素受体含量高的子宫内膜癌，孕酮治疗效果较好。副反应较轻，可引起水钠潴留、浮肿、药物性肝炎等，停药后逐渐好转。

（五）抗雌激素制剂治疗

三苯氧胺为一种非甾体类抗雌激素药物，并有微弱的雌激素作用。也可用以治疗子宫内膜癌。其适应证与孕激素治疗相同。一般剂量为 10 ~ 20 mg，每日口服 2 次，长期或分疗程应用。三苯氧胺有促使孕激素受体水平升高的作用，受体水平低的患者可先服三苯氧胺使孕激素受体含量上升后，再用孕激素治疗或两者同时应用可望提高疗效。副反应有潮热、畏寒、急躁等类似围绝经期综合征的表现；骨髓抑制表现为白细胞、血小板计数下降；其他副反应可有头晕、恶心、呕吐、不规则阴道少量流血、闭经等。

六、护理措施

（一）一般护理

治疗结束后应定期随访。术后 2 年内，每 3 ~ 6 个月 1 次；术后 3 ~ 5 年内，每 6 ~ 12 个月 1 次。预防及早期发现子宫内膜癌的措施，普及防癌知识，定期进行防癌检查；正确掌握使用雌激素的指征；绝经过渡期妇女月经紊乱或不规则流血者，应先除外子宫内膜癌；绝经后妇女出现阴道流血者警惕子宫内膜癌的可能；注意高危因素，重视高危患者。

（二）心理护理

帮助子宫内膜癌患者熟悉医院环境，为患者提供安静、舒适的休息环境。告知患者子宫内膜癌的病程发展慢，是女性生殖系统恶性肿瘤预后较好的一种，以缓解或消除心理压力，增强治病的信心。

（三）对症护理

对于采用不同治疗方法的子宫内膜癌患者，实施相应的护理措施。子宫内膜癌患者注意术后病情观察，记录阴道残端出血的情况，指导患者适度地活动。孕激素治疗过程中注意药物的副作用，指导患者坚持用药。化疗患者要注意骨髓抑制现象，做好支持护理。

(四) 术前护理

做好常规准备，包括内脏功能检查及皮肤准备。应告诚患者，手术治疗是首选的治疗方法，只要子宫内膜癌患者全身情况能耐受，无手术禁忌证，均应行剖腹探查。早期患者一般行全子宫切除及双侧附件切除术。Ⅱ期应行广泛性全子宫切除术及双侧盆腔淋巴结清除术。对Ⅰa期患者腹水中找到癌细胞或深肌层有癌浸润，淋巴结转移可疑或阳性，手术后均应加用体外照射，用^{60}Co或直线加速器外照射。

(五) 饮食护理

(1) 进食不宜过早，一般在肛门排气后开始喝少量水，如无不适，可吃流食，如米汤、菜汤等，以后逐渐过渡到软食和普通食物。

(2) 子宫内膜癌手术后饮食不宜过于精细，在日常，大部分人常以高蛋白质、高热量的饮食为主，忽略了维生素的摄入，而机体的修复是需要各种营养的，尤其是粗纤维食物。对于术后卧床的患者，吃粗纤维食物能起到增进胃肠活动，保持大便通畅的作用。

(3) 忌食辣椒、花椒、生葱、生蒜、白酒等刺激性食物及饮料。常吃富有营养的干果类食物，如花生、芝麻、瓜子等。多食瘦肉、鸡肉、鸡蛋、鹌鹑蛋、鲫鱼、甲鱼、白鱼、白菜、芦笋、芹菜、菠菜、黄瓜、冬瓜、香菇、豆腐、海带、紫菜、水果等。

(4) 饮食宜清淡，不食羊肉、虾、蟹、鳗鱼、咸鱼、黑鱼等发物。饮食定时定量，不能暴饮暴食。坚持低脂肪饮食，多吃瘦肉、鸡蛋、绿色蔬菜、水果等。多吃五谷杂粮如玉米、豆类等。

七、健康教育

(1) 普及防癌知识。
(2) 重视绝经后妇女阴道流血和围绝经期妇女月经紊乱的诊治。
(3) 正确掌握雌激素应用指征及方法。
(4) 对有高危因素的人群应密切随访或监测：子宫内膜癌患者在治疗后应密切定期随访，争取及早发现有无复发，75%~95%复发是在术后2~3年。常规随访应包括详细病史（包括任何新的症状）、盆腔的检查、阴道细胞学涂片、X线胸片、血清CA125检测及血常规、血生化检查等，必要时可行CT及MRI检查。一般术后2~3年每3个月随访1次，3年后可每6个月1次，5年后1年1次。95%复发病例均可经临床检查、阴道细胞学涂片检查及血清CA125检查发现。

（郭丰霞）

第十二章　眼科疾病

第一节 青光眼

老年人常见的青光眼多为闭角型青光眼，发病年龄在40岁以上，尤以50~70岁多见。本病多与遗传有关，冬季发病率较高。发病时患者典型症状为剧烈眼痛伴有同侧头痛、视力下降、恶心、呕吐等症状。经药物治疗眼压可下降，如不及时手术治疗会经常复发，最后导致失明。

一、病因和发病机制

闭角型青光眼患者的前房浅、房角窄，虹膜周边部机械性堵塞了房角，阻断了房水的出路而使眼压升高。

由于老年人晶状体的改变增大与前移，使虹膜根部向前推，阻塞房角。老年人的小梁含色素细胞较多，易堵塞房角；加之巩膜弹力下降，致使眼压升高。

眼压升高早期主要表现为角膜水肿，虹膜睫状体充血水肿，前房角狭窄或关闭，虹膜根部接触小梁发生周边前粘连，视乳头充血水肿，视神经受损害，筛板后陷呈筛网状陷凹。晚期表现为组织变性和萎缩，角膜变性导致大疱性角膜炎和血管翳，虹膜睫状体萎缩及色素沉着，视网膜视神经萎缩乃至典型的视乳头凹陷等。

二、诊断

(一) 临床表现

闭角型青光眼可分为3型：急性闭角型青光眼、慢性闭角型青光眼及恶性青光眼。本章主要讲述老年人常见的急性闭角型青光眼。

急性闭角型青光眼临床病程可分为六期。

1. 临床前期

如一眼曾有急性发作史，另眼虽从未发作，但具有浅前房和房角狭窄的解剖学特点，则迟早都有发作的可能，这样的眼睛可认为处于临床前期，需要经常严密观察。有急性闭角型青光眼家族史，具有浅前房和窄房角的眼睛，虽没有青光眼发作史，但激发试验阳性者均属临床前期。

2. 前驱期

由于疲劳或情绪波动，或夜间瞳孔散大的情况下，出现轻微症状，如轻度眼痛、虹视，并伴有同侧偏头痛、眼眶酸痛、恶心等症状。发作时间短暂而间隔时间较长，通常在1~2小时或数小时后，症状可自行缓解。发作时眼部检查可有轻度睫状充血，角膜透明稍减退，前房稍变浅，瞳孔略开大和眼压轻度增高。其中虹视是闭角型青光眼的一种特殊的自觉症状。

3. 急性发作期

起病急，眼压突然升高，患者有剧烈眼痛，视力极度下降及同侧偏头痛，伴有恶心、呕吐。眼部检查：球结膜充血并有水肿，角膜水肿呈毛玻璃状，角膜后壁有棕色沉着物。前房浅，房水可见丁道尔现象。虹膜水肿，持续高眼压可致虹膜扇形萎缩。瞳孔散大，晶状体前囊下可见灰白色点状、条状和斑块状混浊，称青光眼斑。虹膜扇形萎缩，角膜后壁的色素沉着及晶状体的青光眼斑，是青光眼急性发作的"三联征"，这也是青光眼发作的标志。由于角膜水肿，在滴甘油后才能看清眼底，视乳头充血，轻度水肿有动脉搏动，视网膜静脉扩张，偶见小片状视网膜出血，房角镜下可见虹膜周边部与小梁紧相贴附，房角关闭。眼压下降后房角可重新开放，有局限性粘连，小梁上有色素沉着。房水流畅系数明显下降。

4. 间歇期

青光眼急性发作后自然缓解或经药物治疗症状缓解，停药后房角重新开放，眼压和C值恢复正常，使病情得到暂时的缓解，称为间歇期。如果青光眼病理改变尚未解除，以后还会复发。此期是青光眼择期手术的最好时机。

5. 慢性期

是由急性发作期症状没有完全缓解迁延而来，由于房角关闭过久，房角周围1/2～2/3发生粘连，房水排出受阻，眼压继续升高。早期可有轻微的自觉症状，发展到晚期无自觉症状，充血消退，可遗留青光眼"三联征"，视乳头出现病理性凹陷，视野出现病理性改变，最后导致失明而进入绝对期。

6. 绝对期

患眼完全失明，严重者可出现巩膜葡萄肿、大疱性角膜炎、眼球萎缩。

(二) 实验室及其他检查

1. 暗室试验

让患者先在明亮室内测眼压，然后进入暗室停留1～2小时于弱光下再测眼压。如眼压上升≥1.06 kPa或顶压达3.99 kPa者即为阳性反应。上升0.8～0.9 kPa者为可疑。升高<0.8 kPa者为阴性，同时与弱光下检查房角，房角变窄或关闭者为阳性。

2. 俯卧试验

试验前先测眼压，让患者俯卧于检查台上，额部垫枕头，不能压迫眼球，1小时后迅速转为仰卧，再次测量眼压，眼压上升≥1.06 kPa者为阳性。

3. 暗室加俯卧试验

在暗室内做俯卧试验，1小时后在弱光下测眼压，眼压升高1.06 kPa为阳性，上升0.8～0.9 kPa为可疑，上升<0.8 kPa为阴性。

(三) 诊断要点

根据年龄在50岁以上，女性较多，视力迅速下降，有剧烈偏头痛、眼胀痛、恶心、呕吐等症状。球结膜混浊充血、角膜急性期水肿，前房浅，房角多见关闭，瞳孔散大，眼底晚期是视神经萎缩，眼压可突然升高到6.65 kPa以上，C值明显低下，激发试验多为阳性可做诊断。

三、鉴别诊断

应与开角型青光眼相鉴别。

四、治疗

（一）药物治疗

目的在于降低眼压及缓解瞳孔阻滞。

1. 缩瞳剂

主要为 1%～2% 毛果云香碱眼药水。只有当急性闭角型青光眼高眼压状态缓解后，局部滴缩瞳剂才能发挥作用。开始每 5 分钟滴 1 次，共 30～60 分钟，以后每日 4 次即可。在紧急处理时还可加用 0.25% 毒扁豆碱眼药水，此药缩瞳作用较强，刺激性也较大，不宜长期使用。注意每次滴药后应用棉球压迫泪囊区数分钟，以免药物被鼻黏膜吸收而引起全身中毒症状。

2. 碳酸酐酶抑制剂

常用醋氮酰胺，一般首次剂量 0.5 g，以后每日 2～4 次，每次 0.25 g。应用时口服氯化钾及同等量的碳酸氢钠片，可减少药物的不良反应。该药能抑制房水的产生，并有利尿作用，故可降低眼压。常见的不良反应有：四肢及口唇麻木、食欲缺乏、尿路结石、肾绞痛、血小板减少等；严重者可发生剥脱性皮炎及过敏性肾炎，故应慎用，不宜长期口服。

3. β 受体阻滞剂

常用药为 0.25%～0.5% 噻吗心安眼药水，每日 1～2 次滴眼。与醋氮酰胺或毛果云香碱合用可加强疗效，单独使用对急性闭角型青光眼作用有限。该药无缩瞳作用，对心动过缓、心功能不良、支气管哮喘等患者忌用。

4. 高渗剂

20% 甘露醇 250～500 ml，快速静脉滴注，该药因直接渗透作用及间接渗透作用而影响血—房水渗透压梯度，使眼压下降。

5. 辅助用药

若患者烦躁不安，疼痛剧烈，可给予鲁米那或冬眠灵使其充分休息。便秘者可给予缓泻剂。此外，术前可局部滴用 0.5% 吲哚美辛悬液或 0.03% 欧可芬滴眼液，对减轻术后反应及降低眼压均有一定作用。

（二）手术治疗

急性闭角型青光眼在间歇期施行虹膜周边切除术或滤过性手术。对侧眼应施行预防性的虹膜周边切除术。

（三）医用激光治疗

根据不同病期选用激光虹膜切开术、激光虹膜成形术、激光房角小梁成形术。

五、预防

对前房浅和有青光眼家族史者须重点随访，或可为青光眼可疑者进行检查。老年人平时应陶冶情操，调节情绪，加强锻炼，注意用眼卫生。忌用阿托品等散瞳剂，以防恶化。

六、护理措施

（一）一般护理

（1）患者入院后，热情接待，详细介绍病房环境、规章制度等。测量体温、脉搏、呼吸，每日2次。

（2）在手术前，一般情况下应做好血常规、尿常规及出凝血时间的检查。遵医嘱及时滴消炎药，使结膜囊清洁，以预防感染。

（3）术前1天做好个人卫生，淋浴及洗发。做好心理护理，消除患者紧张、恐惧情绪。

（二）病情观察与护理

（1）密切观察眼压的变化，发现异常及时报告医生。

（2）该病多为双眼发病，若一眼已有急性发作，而健眼因解剖原因具有潜在发作危险，虽无青光眼症状，也应用缩瞳剂预防，并及早做预防性周边虹膜切除术。

（3）如果患者需要反复输入甘露醇，要注意患者是否出现低血钾症状，必要时可以静脉或口服补钾。

（4）在用药过程中，应密切注意不同药物反应。严禁缩瞳药与阿托品混放，切不可用错，要按时点药，确保抢救及时。

（5）应告诫患者，不可擅自停药和改变用药方式；睡眠要充分，情绪要稳定，看电视电影时间不宜过久；每次饮水喝茶不超过500 ml；因腹痛、胃痛就诊时，告诉有关医生禁用山莨菪碱、莨菪碱类和阿托品等。

（三）手术前、后护理

1. 术前准备

（1）对急性发作期患者，入院后应立即报告医生，并即刻使用缩瞳剂、碳酸酐酶抑制剂、β受体阻滞剂及高渗剂，迅速降低眼压，使闭塞房角开放。要严格按照医嘱按时用药。

（2）加强心理护理，说明该症发作与情绪激动有密切关系，要求患者有自控能力。

（3）注意观察体温及大便情况，保持大便通畅，以防大便用力。

（4）如有眼痛、眼胀等症状及时通知医生。

（5）执行眼科手术前一般护理。

（6）按时给术前镇静及降低眼压药物。术前 1 小时按医嘱服乙酰唑胺 0.5 g 或静脉滴注 20% 甘露醇 250 ml。

（7）患眼局部滴用抗生素眼液，并剪睫毛，进行结膜囊冲洗等一切术前准备工作。

2. 术后护理

（1）手术当日给予易消化半流质饮食，第 2 大叮改为普食。

（2）手术后 1~3 天一级护理，以后根据病情可改为二级护理。按医嘱应用抗生素眼药水点眼。

（3）术后平卧休息。

（4）注意包扎敷料有无移位和松脱。

（5）观察是否前房形成，前房形成良好者，拆线后可做眼球按摩，促进引流通畅。

（6）注意前房积血。如出血不多可半卧位，如前房充满积血应与医生联系进行处理。

（7）患者出院时嘱其情绪稳定、保持大便通畅、适当休息等。

（黄冠南）

第二节　老年性白内障

白内障是晶状体变混浊，失去透明性，以致引起视力障碍的一种疾病，65 岁以上的老年人大多数都患有不同程度的白内障。

一、病因和发病机制

老年性白内障以单纯老年性白内障为主，主要病因是由于晶状体衰老，其细胞代谢降低，加上体内外一些因素的影响使其代谢紊乱而形成混浊。目前，对于造成晶状体蛋白质成分含量比例改变的原因还不清楚，故对白内障形成的机制不完全明了，有关理论研究认为老年人白内障是人体衰老的一部分。老年性白内障的病理过程可分 4 期：①初发期：晶状体皮质内有楔形混浊；②肿胀期：晶状体水分增加，肿胀，前房变浅；③成熟期：整个晶状体混浊，前房恢复正常；④过熟期：晶状体液化成乳状，核沉于囊底。

二、诊断

（一）临床表现

主要为无痛性视力逐渐下降，早期患者觉得眼睛容易疲劳，视物似有一层云雾遮挡或眼前有暗影飘动。随着病程的进展，患者视力逐渐下降，可能有视物变形，单眼复视等症状，最后视力下降仅见眼前手动或是光感。

老年性的白内障临床过程可分为四期：

1. 初发期

此期患者视力下降不明显，仅有视疲劳或眼前黑影等症状。在裂隙灯下检查可发现晶状体皮质混浊，多起始于周边皮质部呈楔形，尖端指向晶状体中心，形成辐射状混浊。作眼底检查可在红光反射中浮现车辐状暗影。斜照法做虹膜投影检查呈阳性。

2. 肿胀期

晶状体混浊继续扩大，晶状体的水分增加而致晶状体肿胀，前房变浅。此期患者视力明显呈逐渐下降趋势。虹膜投影检查仍为阳性，由于晶状体肿胀，前房角变窄，可使少数人引起青光眼发作。

3. 成熟期

晶状体全部变成乳白色混浊，虹膜投影消失。此期视力仅有眼前手动或光感，但光定位良好。此时是白内障摘除术最合适的时期。

4. 过熟期

经过成熟期后若不能施行白内障摘除术，混浊的晶状体纤维分解溶化成乳白色液体，发黄的硬核沉到底部，称为莫干白内障。此时由于晶状体核移位而导致睫状体炎或继发性青光眼。如果晶状体囊膜破裂，晶状体皮质流入前房可引起晶状体过敏性眼内炎。皮质长久存留在前房可引起小梁阻塞而产生继发性青光眼。

（二）实验室及其他检查

1. 裂隙灯检查

裂隙灯检查早期即可发现晶状体皮质的辐射状混浊，随着病情的发展可判断晶状体的混浊程度以及白内障的性质、核硬化情况等，对于选择合适的手术时机非常重要。

2. 斜照法

根据虹膜投影的宽窄来判断白内障成熟的程度，白内障早期虹膜投影宽，随着晶状体混浊加重，虹膜投影变窄，至白内障成熟期时虹膜投影消失，斜照法是判断白内障摘除手术时机的最简单有效的方法。

3. 其他检查

在决定施行白内障摘除手术时应做术前常规检查，包括血常规、血糖、肝肾功能及心电图、胸透等检查。

（三）诊断要点

根据一般年龄在50岁以上，有无痛性视力逐渐下降病史，发展缓慢，多为双眼先后发生，视力下降逐渐加重。晶状体混浊呈灰白色均匀一般，光学密度增强等特点，可做诊断。

三、鉴别诊断

应与并发性白内障、先天性白内障等相鉴别。

四、治疗

（一）药物治疗

多年来，人们对白内障的病因和发生机制进行了大量研究，针对不同的病因学说应用药物治疗白内障。

1. 辅助营养类药物

发生白内障的晶状体多有游离氨基酸、某些微量元素如钙、镁、钾、硒等以及多种维生素营养障碍。治疗药物包括一些无机盐配方、游离氨基酸配方和维生素 C、维生素 E 等。

2. 醌型学说药物

如卡他灵、法可林、卡他灵等滴眼剂的使用可阻止醌型物质的氧化作用。

3. 抗氧化损伤药物

由于已知正常晶状体中谷胱甘肽的含量很高，在年龄相关性白内障时其含量明显下降，而实验性白内障则可因为谷胱甘肽的含量增加而使晶状体趋于透明，因此谷胱甘肽滴眼剂常用于早期白内障的治疗。

4. 其他药物

醛糖还原酶抑制剂用于糖尿病性白内障和半乳糖性白内障治疗。

5. 中药

石斛夜光丸、障眼明、麝珠明目液等。

（二）手术治疗

由于药物治疗不能逆转晶状体的混浊，而手术治疗是白内障患者复明的有效手段，由于显微手术技术的发展，显微手术器械设备质量的提高和人工晶体的应用，以人工晶体植入为代表的白内障手术技术得到了突破性的进展。

1. 手术适应证

1）视力的原因：当白内障引起的视力下降影响到患者工作、学习和生活时，即可进行手术。由于不同的患者对视力的需求明显的不同，因此很难确定一个视力标准作为白内障手术的适应证。由于矫正视力低于 0.3 时，该眼就属于低视力眼，因此进行手术是有理由的。无论何时决定进行白内障手术时，应当考虑患者的利益和技术条件。

2）医疗的原因：因白内障引起眼部其他病变，如晶状体源性青光眼时，或影响其他眼病，如糖尿病性视网膜病变的治疗时，应进行白内障手术。

3）美容的原因：虽然患眼已丧失视力，但成熟或过熟的白内障使瞳孔区变成白色影响美容时。

2. 术前检查

1）全身：①血压。应控制在正常或接近正常范围。②血糖。对于糖尿病患者应控制在 8.3 mmol/L 以下。③进行心电图、胸部 X 线片和肝功能等检查，除外严重的心、肺和肝疾病。④血常规、尿常规及凝血功能检查。

2）视力检查及小孔视力检查：视力常常是决定白内障手术的主要依据，白内障患者术前应详查视力，包括远近视力，以估计白内障损害视力的程度。术者应仔细检查晶状体混浊程度是否与视力损害相一致。晶状体后极部为光学的结点，此处发生轻度混浊，远近视力均可明显下降，有后囊下白内障和核性白内障的患者，在暗处的视力明显好于明亮处的视力。对于核性白内障，虽然远视力明显下降，仍可保持相当好的近视力。当视力下降与白内障的发生程度不相符时，宜仔细检查矫正视力。如仍有疑问，则需查找视力损害的其他原因。如果患者在患病前视力良好，而晶状体混浊与视力下降相适应，则术后视力多数良好。

检查小孔视力时，仅利用角膜、晶状体等屈光间质的很小一部分，可去除这些屈光间质可能影响视力的一些因素，如角膜散光、混浊晶状体可使光线散射等。检查的结果常较不用小孔检查时所得的结果好。在白内障的情况下，用小孔检查视力使光线更容易透过尚透明的晶状体部分到达黄斑，小孔视力更直接地检查了黄斑功能，在一定程度上反映了白内障手术可能获得的视力。但由于患者通过小孔看视力表时，光线通过小孔到达黄斑的光线量相对不足，使在标准照明度的情况下可能看到的一些目标，因照明度不足而显得模糊，白内障时混浊的晶状体也可以阻止光线通过。因此，小孔视力并不能完全代表黄斑功能。

3）视觉分辨检查：视觉分辨检查主要包括光感、光定位及色觉检查。光感、光定位检查是术前分析患者视功能的先决条件。如光感消失，则无手术价值。如有光觉而光定位不准，说明视神经或视网膜仅存在极有限的功能，术后改善视力的希望较小；如光定位各象限准确，说明眼底没有严重的病变。但光定位好并不完全代表黄斑的功能正常。色觉异常常因黄斑变性、青光眼性视神经萎缩、严重的玻璃体视网膜病变所致。色觉实验良好虽大致说明黄斑的功能不同程度地存在，但并非绝对如此，仍可能不具备正常的黄斑功能。

4）固视（视力）性质分析法：中心固视是用中心凹注视物体的功能，若病眼不能用中心凹注视目标，而用中心外视网膜一点注视目标，则叫中心外固视或偏心固视，二者的区别在于是否存在中心凹功能。固视性质分析可判定黄斑功能的有无，偏心固视意味着中心凹无功能，主要为视神经病、黄斑病和弱视，矫正视力多在 0.2 之下。常用角膜荧光检查法。

5）视网膜视力（激光干涉视力）检查：利用激光的相干性，将两束 He－Na 波长为 633 nm 的激光，聚焦于眼的结点，这两束激光通过眼的屈光介质时，因有光程差的存在，到达视网膜上便形成红、黑相间的干涉条纹，当调节这两束激光束间的距离，干涉条纹的粗细及数量也发生变化。视网膜分辨率是指每度视角能分辨的条纹数，将视网膜分辨力转换成视网膜视力。此检查不受屈光状态的影响，激光束均能在视网膜上形成干涉条纹，对一定程度的屈光介质混浊，激光束仍能通过，测定方法简便。

6）Lotmar 视力计：1935 年，Legrand 首先提出在视网膜上形成干扰光栅测量视网膜功能。Lotmar 发明了以白光测量视网膜功能的无色干扰仪。白光被发射为两个可以旋转的相等光栅，形成 moire 条纹，此条纹分裂为单一的连续光，由其光学部分从两点光源处产生两束连续光，两束光在视网膜重合处形成干扰条纹。在视网膜某一点处，当两束光位于同一相位时，可见最大的明亮的白色或红色线条，若两束光不在同一相位，则见最小的黑色线条。当改变两点光源之间的分离时，光栅频率随之改变，小的分离产生低条纹频率。Lotmar 视力计的频率变化范围，从每视角 30 个条带到 3 个条带。研究表明，尽管 Lotmar 视力计对白内障成熟或接近成熟时，术前预计术后视力不可靠，但对不成熟白内障的估计是满意的，并能判断是否患有黄斑病变。

7）眼压：术前检查眼压，有助于了解白内障是否并发有原发性青光眼、原有青光眼术后或用药下眼压的控制情况、是否继发膨胀期青光眼、晶状体溶解性青光眼等，这对选择术式、了解预后等有帮助。同时，由于白内障术前需散瞳检查，术前测眼压可以减少发生医源性青光眼的危险。

8）裂隙灯检查

（1）结膜：检查结膜是否存在感染性炎症，青光眼滤过泡情况，若有遮盖瞳孔区的胬肉影响手术时，宜先行胬肉切除术。

（2）角膜：了解角膜透明度有助于评价术后视力效果，有无角膜的混浊存在及其部位、大小和程度，有无角膜的炎症、瘢痕、新生血管、变性和营养不良，角膜的病变不但会影响手术的正常操作，也关系到手术的预后。

（3）前房：房水的闪辉提示葡萄膜炎症的存在，浅前房应意识到有否闭角性青光眼的存在。

（4）瞳孔和虹膜：正常瞳孔应是双侧大小基本相等，圆形，直径 3 mm 左右，在光线直接照射下，迅速缩小（瞳孔直接对光反射），光线照射同侧瞳孔缩小的同时，对侧瞳孔也缩小（瞳孔间接对光反射）。白内障的存在不应影响到正常的瞳孔反射，如检查时发现患眼静止时瞳孔异常，如双眼瞳孔大小不等，又没有外伤或手术史可造成双眼瞳孔大小不等的情况，或发现瞳孔对光反射的异常，说明患眼视力下降的原因除白内障外，很可能有其他疾病。瞳孔若能充分散大，手术较容易进行，只能中度散开时，手术即有困难。不能散大的瞳孔，如长期用缩瞳药的青光眼患者，葡萄膜炎的虹膜后粘连，术中要做瞳孔开大术。但是，瞳孔对光反射并不能针对性检查黄斑功能，即在黄斑不严重损伤的情况下，静态瞳孔及瞳孔对光反射都可以完全正常。

检查虹膜是否有新生血管，如有，提示有虹膜睫状体炎、视网膜中央静脉阻塞、糖尿病或眼底广泛性出血的可能性。虹膜震颤提示晶状体的异位或脱位。观察晶状体前和虹膜上是否有白色的碎屑，除外基底膜剥脱综合征，以防手术中悬韧带断离而出现手术并发症。

（5）晶状体：术前宜散瞳检查晶状体，检查的内容包括晶状体混浊的部位与程度，晶状体囊膜情况以及有无晶状体脱位等。检查过程中要注意晶状体核的硬度，软核和轻度硬化的核，可安全地进行晶状体乳化术，对于硬核和过熟的核则增加手术的难度。

9）检眼镜检查：检眼镜检查是指利用直接检眼镜及间接检眼镜，检查未成熟白内障时混浊晶状体对患眼视力的影响程度，并判断除白内障外，有无其他眼底疾病可引起患眼视力下降。

10）超声波、X 线、CT 检查及荧光眼底造影：超声波检查特别是 B 超检查，测量眼解剖结构上的改变，可大概判断视杯大小、黄斑区有无隆起、眼球轴长及大小，视网膜脱离及眼内肿瘤。眶 X 线检查，眶 CT 检查及头颅 CT 检查，常可以帮助排除一些对视力损害较大的疾病，如脑部肿瘤等，对粗略地判断成熟期白内障手术的预后有一定的意义。当检眼镜及三面镜检查后仍不能确定病变性质时，或需要更准确地确定血管性疾病的范围时，或患者有糖尿病病史或其他疾病史可能影响到视网膜脉络膜血供时，做荧光血管造影检查可帮助判断这些疾病对患眼视力的影响。眼底荧光造影还可作为对患眼疾病研究的档案资料，在手术后重复荧光造影检查时，确定疾病有无进展。并不是每个患者都要常规地进行这些检查，只有当病史或体征提示有上述疾病的可能时，才选用有关的检查。

11）角膜曲率和眼轴长度的测量：角膜曲率和眼轴长度对于人工晶体度数的计算是不可缺少的参数，可从曲率计或眼部 A 超检查中获得。

12）角膜内皮镜检查：眼前部手术都有不同程度的内皮细胞丧失，而白内障手术的特殊解剖学基础，手术时间、术中的器械机械刺激，低质量灌注液和黏弹性物质的化学刺激和某些非专门为眼内手术而设计的制剂的应用等，都可加重角膜内皮细胞的丧失，角膜内皮严重损伤的直接结果是导致角膜的失代偿，因此，白内障手术前例行角膜内皮镜检查角膜内皮，对于了解其生理储备能力，判断手术预后是极为重要的。

新生儿角膜内皮细胞计数高达 7 500 个/ mm^2，青年人的细胞计数因人而异可在 4 500 ~ 2 500 个/ mm^2，而老年人则可在 2 750 ~ 1 500 个/ mm^2 之间波动。导致失代偿的角膜内皮细胞临界密度计数为正常的 10% ~ 15%，即只有 300 ~ 500 个/ mm^2。在这个水平以下时，角膜因内皮细胞失代偿而产生水肿。

13）眼电生理检查：黄斑部视网膜功能、视网膜遗传性变性疾病和视网膜脱离等使用视网膜电图（ERG）检查具有重要的临床意义。

3. 手术方法

（1）白内障囊内摘除术（ICCE）：将包括囊膜在内的晶状体完整摘除，可不用显微手术镜完成手术，操作较简单。术后瞳孔区透明，不会发生后发性白内障。但发生玻璃体脱出和视网膜脱离等并发症的机会较其他手术多，有时可发生玻璃体疝、继发性青光眼或角膜损伤。

（2）白内障囊外摘除术（ECCE）：除白内障，但保留晶状体后囊膜，可减少眼内结构的颤动，减少玻璃体脱出、视网膜脱离和黄斑囊样水肿等并发症，避免术后发生玻璃体疝、玻璃体与角膜内皮层接触所致的角膜内皮损伤。并为后房型 IOL 的植入准备了条件。现代 ECCE 应在手术显微镜下、用显微手术器械完成。既往采用较大的手术切口完成，现在多采用 7 mm 以下的小切口。术后发生后发性白内障的可能性较大。

（3）超声乳化白内障吸除术：采用角巩膜小切口进行手术，应用超声乳化仪将硬的晶状体核粉碎成乳糜状后吸出。由于手术切口小，伤口愈合快，视力恢复迅速。

（4）激光乳化白内障吸除术：是近年发展起来的一项手术技术，应用激光对混浊的晶状体核和皮质进行切割，然后吸除。目前已有 Nd：YAG 激光、Nd：YLF 激光、Er：YAG 激光等激光乳化仪的研制，并已初步应用于临床。激光乳化白内障同样可以在小切口下完成，与超声乳化相比，尚具有切口更小、对眼内组织损伤更少、更安全有效等优点。

（5）人工晶体植入术：Ⅰ期（白内障摘出后立即进行）或Ⅱ期植入人工晶体用于矫正无晶状体眼或屈光不正。人工晶体（IOL）按植入眼内的位置主要可分为前房型和后房型两种；按其制造材料可分为硬质和软性（可折叠）两种，均为高分子聚合物，具有良好的光学物理性能和组织相容性。折叠式人工晶体可通过 3 mm 左右的小切口植入眼内，通过"记忆"恢复形状，因此手术切口较植入硬质人工晶体减小一半。

人工晶体植入后可迅速恢复视力，具有物像放大倍率小、周边视野正常等优点，但人工晶体无调节能力，不能适应人眼叫同时视远、视近的要求。多焦点人工晶体能为患者提供良好的远视力、近视力。保留前、后囊膜的注入式人工晶体将保留人眼的调节力，最接近人体的生理自然，是人工晶体研制的方向。

五、护理措施

1. 术前准备

（1）执行眼科疾病术前一般护理常规。

（2）注意体温、脉搏、呼吸、血压、咳嗽、心电图的变化以及有无腹泻、便秘和其他疾病。

（3）冲洗泪道，如有泪囊炎症，应待炎症控制后再行手术。

（4）协助医生做术前全身及眼部检查。

（5）术前 1 天患侧剃除鬓发。

（6）术前 1 天晚及术日晨各服乙酰唑胺 0.5 g，或术前 1 小时给予 20% 甘露醇 250 ml，静脉快速滴注，降低眼压。

2. 术后护理

（1）执行眼科疾病术后一般监护常规。

（2）绝对卧床 3~5 天，并嘱患者勿移动头部。

（3）观察伤口渗液性质、颜色、气味。如分泌物多、渗血、眼痛剧烈，应通知医生。

（4）保持大便通畅，大便时避免用力。

（5）拆线后戴保护眼罩，嘱患者勿揉眼，勿猛烈地瞬目。

（6）有前房积血时取半卧位，双眼包扎。

六、健康教育

老年人应树立乐观积极的生活态度，生活规律，起居有常，运动健身，经常活动，打太极拳、练医疗气功等。积极治疗一些相关的全身疾病，如糖尿病、高脂血症、高血压、肺心病等。戒烟酒对预防白内障的发生是有益的，烟草中的有害物质对人的视神经和视网膜有直接的损害作用，乙醇可降低人体对毒物质的解毒作用，影响人体的正常代谢活动，所以老年人应戒除烟酒。在饮食方面，应注意适当增加营养，常食易消化而营养丰富的食品，避免饮食太咸和摄入太多的糖类，多食富含维生素 E、维生素 C、维生素 B$_1$、维生素 B$_2$ 及微量元素硒和锌的食物，如新鲜的水果、蔬菜、海味、蛋类、牛奶、核桃、赤小豆粥、莲子粥、猪肝、羊肝、鸡肝等。避免阳光直射眼睛，在阳光下最好戴防护眼镜，以保护晶状体，预防发生白内障。平时应注意眼睛的保养，不过分使眼睛劳累，可经常进行眼部的保健按摩。老年人发现眼睛有异常情况时，应及时去医院诊治，手术前要进行必要的全身检查，如有糖尿病要把血糖控制到正常水平，以免增加术后感染的机会，影响切口的愈合。手术后 3～7 天要少活动多平卧，避免头部的震动和碰撞眼睛，避免用力咳嗽，保持大便通畅，手术后若有眼部疼痛进行性加重或视力突然减退等情况，要及时请医生检查及处理。

（黄冠南）